**Münchner
Perinatal-Studie
1975-1977**

Beteiligte geburtshilfliche Kliniken

München:

Frauenklinik des Klinikums r. d. Isar der TU München (Prof. Dr. Waidl)
I. Frauenklinik der LMU München (Prof. Dr. Zander)
II. Frauenklinik der LMU München (Prof. Dr. Richter)
Gynäkologisch-geburtshilfliche Abteilung des Städt. Krankenhauses Schwabing (Dr. Keller)
Gynäkologisch-geburtshilfliche Abteilung des Städt. Krankenhauses Harlaching (Prof. Dr. Döring)
Gynäkologisch-geburtshilfliche Abteilung des Städt. Krankenhauses Neuperlach (Dr. Mehring)
Gynäkologisch-geburtshilfliche Abteilung des Kreiskrankenhauses Pasing (Prof. Dr. Zimmer)
Gynäkologisch-geburtshilfliche Abteilung des Krankenhauses des Dritten Ordens (Dr. Brunner)
Gynäkologisch-geburtshilfliche Abteilung am Krankenhaus Rotes Kreuz I (Prof. Dr. Schuck)
Frauenklinik vom Roten Kreuz (Prof. Dr. Breitner)
Klinik Dr. Haas (Dr. Weber)
Gynäkologisch-geburtshilfliche Abteilung der Klinik Dr. Krecke (Frau Dr. Hartmann)
Privatklinik Dr. Spreng (Dr. Spreng)
Frauenklinik Dr. Krüsmann (Dr. Krüsmann)
Privatklinik Dr. Geisenhofer (Dr. Geisenhofer)
Privat-Frauenklinik Bogenhausen (Dr. Boruth)

Oberbayern:

Gynäkologisch-geburtshilfliche Abteilung des Kreiskrankenhauses Dachau (Dr. Erdmann)
Frauenklinik Dr. Koschade, Dachau (Dr. Koschade)
Gynäkologisch-geburtshilfliche Abteilung des Kreiskrankenhauses Freising (Dr. Thalmair)
Gynäkologisch-geburtshilfliche Abteilung des Kreiskrankenhauses Fürstenfeldbruck (Dr. Keck)
Gynäkologisch-geburtshilfliche Abteilung des Kreiskrankenhauses Landsberg (Dr. Weiß)
Gynäkologisch-geburtshilfliche Abteilung des Kreiskrankenhauses Tegernsee (Dr. Berleb)
Gynäkologisch-geburtshilfliche Abteilung des Kreiskrankenhauses Wolfratshausen (Dr. Kornhas)
Privat-Frauenklinik Dr. Vogel, Furth (Dr. Vogel)
Gynäkologisch-geburtshilfliche Abteilung der Klinik Dr. Wolfart (Dr. Bachmann)

Oberpfalz:

Gynäkologisch-geburtshilfliche Abteilung des Städt. Marienkrankenhauses Amberg (Prof. Dr. Berg)

Münchner Perinatal-Studie 1975-1977

Daten, Ergebnisse, Perspektiven

durchgeführt von:

- sechsundzwanzig Kliniken
- Perinatologische Arbeitsgemeinschaft München
- Kassenärztliche Vereinigung Bayerns, München
- Institut für med. Informationsverarbeitung, Statistik und Biomathematik der Ludwig-Maximilians-Universität, München

gefördert von:

- Zentralinstitut für die kassenärztliche Versorgung in der Bundesrepublik Deutschland, Köln
- Bayerische Landesärztekammer, München
- Berufsverband der Frauenärzte, Landesgruppe Bayern

bearbeitet und herausgegeben von:

- **H. K. Selbmann**
  unter Mitarbeit von
- **M. Brach, H. Elser, K. Holzmann, J. Johannigmann und K. Riegel**

Redaktionsausschuß:

- F. Conrad, W. Erdmann, K. Fürst, B. Groebl, M. Haehl, P. Heubeck, P. Koch, E. Koschade, P. Lackner, B. Müller, W. Münnich, K. Scheppe, F. W. Schwartz, K. Stordeur, H. Welsch, V. Zahn und J. Zander

Deutscher Ärzte-Verlag GmbH · 1980

Wissenschaftliche Reihe des
Zentralinstituts für die kassenärztliche Versorgung
in der Bundesrepublik Deutschland, Band 17

Verantwortlich für die Redaktion:
Dr. F. W. Schwartz
Dipl.-Kfm. G. Brenner

ISBN 3-7691-8013-5

Jeglicher Nachdruck, jegliche Wiedergabe, Vervielfältigung und Verbreitung (gleich welcher Art), auch von Teilen des Werkes oder von Abbildungen, jegliche Abschrift, Übersetzung, auch auf fotomechanischem oder ähnlichem Wege oder im Magnettonverfahren, in Vortrag, Funk, Fernsehsendung, Telefonübertragung sowie Speicherung in Datenverarbeitungsanlagen bedarf der ausdrücklichen Genehmigung des Verlages.

Copyright © by Deutscher Ärzte-Verlag GmbH, Köln-Lövenich, 1980

Gesamtherstellung: Deutscher Ärzte-Verlag GmbH, Köln-Lövenich

Inhaltsverzeichnis

		Seite
Vorwort des Herausgebers		9
1	**Zusammenfassung**	11
2	**Ziele der Münchner Perinatal-Studie**	26
3	**Organisationsrahmen und Durchführung der Studie**	28
3.1	Organisation	28
3.2	Teilnehmende Kliniken und erfaßte Geburten	29
3.3	Der perinatologische Erhebungsbogen	32
3.4	Dokumentationsprobleme	33
3.5	Methodik der Auswertung	36
4	**Die perinatologische Situation in der Region München**	38
4.1	Medizinalstatistiken und perinatologische Aktivitäten	38
4.2	Zeitliche Veränderung des Schwangerenkollektivs, des geburtshilflichen Angebots und der kindlichen Ergebnisse	40
4.3	Ansätze zur Regionalisierung	45
4.4	Externe Klinik- und Kliniktypenvergleiche	52
5	**Maßnahmen während der Schwangerschaft und unter der Geburt**	64
5.1	Schwangerenüberwachung	64
5.1.1	Ort der Schwangerenüberwachung	65
5.1.2	Frühzeitigkeit der Schwangerenüberwachung	68
5.1.3	Intensität der Schwangerenüberwachung	69
5.1.4	Bewertung der Schwangerenüberwachung	73
5.1.5	Die Einschätzung von Schwangerschafts- und Geburtsrisiken bei der Schwangerenüberwachung	78
5.1.6	Folgerungen	79
5.2	Die Entbindung	80
5.2.1	Häufigkeiten der Entbindungsarten im zeitlichen Verlauf	80
5.2.2	Indirekte Definition der primären Sectio	83
5.2.3	Soziale, anamnestische und befundete Risiken im Zusammenhang mit dem Entbindungsmodus	84
5.2.4	Beckenendlagen und Untergewichtigkeit	87
5.2.5	Geburtsverlauf	88
5.2.6	Kindliche Ergebnisse nach primärer und sekundärer Sectio	91
5.2.7	Mütterliche Morbidität und Mortalität	93

6	**Schwangerschafts- und Geburtsrisiken**	95
6.1	Häufigkeit von Schwangerschafts- und Geburtsrisiken in Abhängigkeit von Nationalität, sozialem Status und Geburtsjahrgang	95
6.2	Chronologische Struktur des Risikogefüges	100
6.2.1	Zeitlicher Aufbau des Risikogefüges	100
6.2.2	Entbindungsmodus, kindliche „Morbidität" und perinatale Mortalität der 8 Geburtenkollektive	102
6.3	Anamnestische Risiken und Sectiofrequenz	104
6.4	Geburtsrisiken und vaginal operative Entbindungen	105
6.5	Die Kombination von Befund- und Geburtsrisiken und die davon ausgehende perinatale Mortalität	106
6.6	Einordnung der Einzelrisiken in das chronologische Risikogefüge	107
6.6.1	Wertung der anamnestischen Risiken	109
6.6.2	Wertung der befundeten Risiken	111
6.6.3	Wertung der Geburtsrisiken	114
6.6.3.1	Geburtsrisiken als Konsequenz von Risikoschwangerschaften	116
6.6.3.2	Der Einfluß nicht vorhersehbarer Geburtsrisiken auf die perinatale Mortalität	117
6.6.3.3	Frühgeburt, Lage-Anomalien, Notfall- und Überwachungsrisiken	117
6.7	Folgerungen	118
7	**Das Kind**	120
7.1	Geburtszeiten – Zufälliges und Nichtzufälliges	120
7.2	Intrauterines Wachstum und dessen Gefährdung	123
7.2.1	Benutzte Parameter	123
7.2.2	Gewichtswachstumskurven für Knaben und Mädchen	124
7.2.3	Tragzeit/Gewichtsklassen und perinatale Mortalität	124
7.2.4	Tragzeit/Gewichtsklassen und Risikohäufungen	126
7.2.5	Tragzeit/Gewichtsklassen, Verlegungsraten und Verlegungsgründe	129
7.3	Geschlecht und Perinatalrisiken	129
7.4	Totgeburten und Frühsterblichkeit	132
7.4.1	Probleme der Definition	132
7.4.2	Soziodemographische Merkmale	133
7.4.3	Schwangerschafts- und Geburtsrisiken	135
7.4.4	Tragzeit und Geburtsgewicht	138
7.4.5	Totgeburten und Frühverstorbene unter Berücksichtigung des Geburtsgewichts	140
7.4.6	Folgerungen	140
7.5	Neonatale „Morbidität"	142

7.5.1	Neonatale „Morbidität" und ihre Beziehung zu Schwangerschafts- und Geburtsrisiken	142
7.5.2	Neonatale „Morbidität" in Abhängigkeit von Kindslage, Tragzeit und Entbindungsmodus	145
7.6	Folgerungen	147
8	**Schlußbetrachtungen und Ausblicke**	151
9	**Klinik- und Mitarbeiterverzeichnis**	154
10	**Schlagwortregister**	157
11	**Anhang**	161
11.1	Übersichtsauswertung ausgewählter Daten des perinatologischen Erhebungsbogens nach Alter und Parität	161
11.2	Herausklappbarer Erhebungsbogen der Münchner Perinatal-Studie 1975–1977 einschließlich der Risikokataloge	233
11.3	Perinatologischer Basis-Erhebungsbogen der Bayerischen Perinatologischen Erhebung ab 1978	239

Vorwort des Herausgebers

Das Beobachten der perinatalogischen Landschaft über eine längere Zeit ist eines, wenn nicht das Hauptziel der Münchner Perinatal-Studie. In den beteiligten 26 Kliniken der Studie wurden dazu zwischen 1975 und 1977 über 55 000 Schwangerschaften und Geburten dokumentiert, und dies im Routineablauf der geburtshilflichen Abteilungen. Diesem enormen Aufwand des Dokumentierens, Sammelns und Korrigierens der Daten mußte eine adäquate Auswertung folgen. Der vorliegende Band will als Teil dieser Auswertung ein Bild der perinatologischen Situation vermitteln und einem größeren Interessentenkreis zugänglich machen.

Von zwei Zielen haben wir uns dabei leiten lassen: An ausgewählten Punkten der perinatalogischen Landschaft wurde von uns die Lupe angesetzt, um aktuelle Sachverhalte näher heranzuholen, in Details aufzulösen und, wo nötig, Fragen aufzuwerfen. Daß dabei andere Areale zunächst unscharf bleiben müssen, ist verständlich. Ein Datenmaterial dieser Größenordnung und Bedeutung läßt sich ohnehin nie abschließend auswerten. Wir wollen mit unseren Analysen nur Unterlagen liefern, die Ausgangspunkte von neuen Diskussionen und Studien sein können.

Das zweite Ziel der Auswertung war trotz der zugegeben begrenzten Verallgemeinerungsfähigkeit der Münchner Situation das Bereitstellen einer Informationsquelle, der der interessierte Leser Referenzdaten für seinen Bedarf entnehmen kann. In einer Zeit, in der das Führen und Lesen von Klinikstatistiken üblich wird, haben wir bewußt darauf verzichtet, jede einzelne mitgeteilte Zahl oder Tabelle vollständig zu interpretieren. Daten, Ergebnisse, Perspektiven – diese Reihenfolge spiegelt in etwa unsere Gewichtung des Inhalts wider.

Editor's Preface

Observing the perinatal scene over a long period of time is one of the objectives, perhaps the main one, of the Munich Perinatal Study. Between 1975 and 1977, more than 55,000 pregnancies and births were documented in the 26 hospitals participating in the Study. This documentation took place in the course of the routine work in the obstetrical departments. This enormous expenditure of time on documenting, collecting and correcting of data had to be followed by an adequate evaluation. As part of this evaluation, the present volume tries to give a picture of the perinatal situation and to make it available to a larger group of interested persons.

We allowed ourselves to be guided by two objectives: we selected some interesting points of the perinatal situation, resolve them into their component parts and raise questions where necessary. Of course, this must result in an incomplete picture of the perinatal situation. However, a data collection of this size and relevance can never be evaluated conclusively. Our results can only be the starting point of new discussions and studies.

Although we concede that only a restricted generalization of the Munich situation can be made, the second objective of the evaluation was to provide an information source from which the interested reader can draw reference data for his requirements. At a time when collection and study of clinical statistics is becoming common, we have deliberately avoided a complete interpretation of each individual figure or table presented. Data, results, perspectives – this sequence roughly reflects our arrangement of the contents according to relevance.

Genau wie die Datensammlung aus einem gemeinsamen Anliegen hervorgegangen ist, wurde auch die Datenauswertung von vielen getragen. Unterstützt von einem Redaktionsausschuß, in den alle beteiligten Kliniken ihre Vertreter entsenden konnten, hatte eine kleine Auswertungsgruppe die Aufgabe übernommen, die Daten aufzubereiten und zu analysieren.

K. Holzmann führte die Feder zum Kapitel über die Schwangerenüberwachung und die Entbindung, H. Elser zum Kapitel über die Schwangerschafts- und Geburtsrisiken und K. Riegel als Pädiater zum Kapitel „Das Kind", das M. Brach mit dem Thema „Totgeburten und Frühsterblichkeit" ergänzte. Diesen Mitarbeitern, die neben ihrer klinischen Tätigkeit sich dem zunächst ungewohnten Metier eines Statistikers widmeten, ihren Heimatkliniken und den Mitgliedern des Redaktionsausschusses gilt unser besonderer Dank.

Wir hoffen, daß es uns mit dem vorliegenden Auswertungsband gelingt, einen Teil der Gedanken und Ideen, die wir uns beim Umgang mit den Daten erarbeitet haben, an den interessierten Leser weiterzugeben.

In the same way as the data collection resulted from a joint effort, the data evaluation was also carried out by a large number of people. A small evaluation group took over the task of processing and analysing the data supported by an editorial committee, to which all clinics participating were able to delegate representatives.

K. Holzmann was responsible for the chapter on prenatal care and delivery. H. Elser analysed the risks in pregnancy and birth, and K. Riegel, as a pediatrician, took charge of the chapter „The Infant", which was supplemented by M. Brach with the subject „Stillbirth and Neonatal Mortality". We owe special thanks to them who, apart from their clinical activities, devoted themselves to the business of statistics, and also to their home hospitals, and to the editorial board.

We hope that the present volume succeeds in conveying to the interested reader part of the thoughts and ideas which we worked out when dealing with the data.

1 Zusammenfassung

Ziele der Münchner Perinatal-Studie

In den Jahren 1970 bis 1972 lag die perinatale Mortalität im Großraum München über der des bayerischen Landesdurchschnitts. Engagierte Geburtshelfer und Pädiater wollten den Gründen dafür nachgehen und formulierten im Jahre 1974 fünf Ziele für die Münchner Perinatalstudie:

1. Die Erprobung einer dem Klinikpersonal zumutbaren Erhebungsform aller Geburten der beteiligten Kliniken.
2. Die Beobachtung der perinatologischen Situation einer begrenzten Region in ihrer räumlichen und zeitlichen Entwicklung.
3. Die Unterstützung der internen Selbstkontrolle und die Schaffung von differenzierten Vergleichsmöglichkeiten zur externen Selbstkontrolle der teilnehmenden Kliniken.
4. Die Gewinnung statistischer Unterlagen für die Beantwortung gegenwärtiger und zukünftiger perinatologischer Fragestellungen und
5. die Erstellung einer Datenbasis für spätere Einzelfallanalysen.

Akzeptanz des Erhebungsbogens

55 608 ausgefüllte Erhebungsbogen von Neugeborenen, die in den Jahren 1975 bis 1977 in den insgesamt 26 Kliniken der Studie zur Welt kamen, sprechen für die Akzeptanz des Erhebungsbogens. 2 kleinere Kliniken hörten im Verlauf der 3 Jahre auf zu dokumentieren bzw. zu existieren. Das zunehmend bessere Ausfüllen der Bogen und die steigende Repräsentanz (1975: 92,8 %, 1977: 96,4 % aller Münchner Kinder) deuten darauf hin, daß eine solche gemeinsame Aktion bei allen Beteiligten einen längerfristigen Lerneffekt bewirkt hat. Die Erfahrungen aus dieser Studie gin-

1 Summary

Objectives of the Munich Perinatal Study

In the years 1970–1972 the perinatal mortality within the Munich area was increased as compared to the average of the rest of the Bavarian country. Obstetricians and pediatricians highly engaged in this special field started to investigate this problem. In 1974 they set up five objectives for the projected Munich Perinatal Study.

These objectives were:

1. to test to what extent the clinical staff could be expected to document all deliveries in the participating hospitals;
2. to observe the change of the perinatal situation in limited space and time;
3. to assist the quality assurance within the hospitals and to provide differentiated comparative references for their external self-control;
4. to collect sufficient statistical data to answer present and future perinatal problems;
5. to set up a fundamental data base for individual case analyses at a later date.

Acceptance of the questionnaire

55,608 completed questionnaires about newborns, which were born during 1975 to 1977 in one of the 26 participating women hospitals point out the very high acceptance of the questionnaire. Two smaller hospitals ceased documentation, one of them ceased to exist. A more complete documentation as well as a better representation of all delivered newborns in the Study were noticed (1975: 92.8 %, 1977: 96.4 % of all Munich newborns were registered in the Study). This indicates that such a joint action causes a long-term training effect in all participating hospitals. The experiences of

gen in die Entwicklung des neuen Erhebungsbogens ein, der 1978 noch in den 24 Kliniken der Münchener Studie, ab Anfang 1979 in ganz Bayern eingesetzt wird.

Veränderungen der perinatologischen Versorgung zwischen 1975–1977

Für die Beobachtung der perinatologischen Situation über eine längere Zeit erwiesen sich die Jahre 1975 – 77 als bestens geeignet, da in ihnen von allen Seiten Anstrengungen unternommen wurden, die perinatale Mortalität und die Säuglingssterblichkeit zu senken. Die Daten der Studie dokumentieren in eindrucksvoller Weise diese Bemühungen und in Grenzen auch ihre Erfolge (perinatale Mortalität in München 1975: 17,1‰, 1977: 12,6‰; in der Bundesrepublik Deutschland 1975: 19,3‰, 1977: 14,9‰).

So wurde seit dem Inkrafttreten der geänderten Mutterschaftsrichtlinien im April 1975 die **Schwangerenüberwachung** ständig intensiviert. Nicht nur die Schwangeren nahmen häufiger an ihr teil und kamen früher. Auch die von den Ärzten mitbestimmte Engmaschigkeit der Überwachung nahm im Durchschnitt um eine halbe Untersuchung pro Schwangerschaft ebenso zu wie die Häufigkeit der Ultraschalluntersuchungen und der CTG-Überwachungen ante partum. Die in den Mutterschaftsrichtlinien für alle Schwangeren geforderten Untersuchungen der Blutgruppe, des Antikörpers, der LSR und des Rötelntiters erreichten erst 1977 zufriedenstellende Häufigkeiten über 93 %.

Parallel zur intensiveren Schwangerenüberwachung wurde auch die **Geburt** stärker **überwacht** und enger geführt. Hier ist es insbesonders die Kardiotokographie, die sich mit Ausnahme von 4 Kliniken, langsam in allen Kliniken den 100 % nähert. Der verstärkte Einsatz von Wehenmittel sub partu (1975: 54,1 %, 1977: 62,2 %) und das geringfügig vermehrte operative Eingreifen bei vaginalen Entbindungen (1975: 14,0 %, 1977: 15,0 %) lassen die Geburts-

this Study have led to a new questionnaire introduced 1978 to the 24 hospitals of the Munich Perinatal Study and since the beginning of 1979 to hospitals of the whole Bavarian country.

Changes in the perinatal care over the years 1975–1977

Retrospectively the years 1975–1977 seemed to be extremely appropriate for a long-term observation of the perinatal situation since remarkable efforts were made from all sides to lower the perinatal and infant mortality rates. Our data show very impressively these efforts as well as, within limits, their successes (perinatal mortality rate in Munich 1975: 17.1 ‰, 1977: 12.6 ‰; in the Federal Republic of Germany 1975: 19.3 ‰, 1977: 14.9 ‰).

Since the introduction of the new guidelines for prenatal care by law in April 1975 the **supervision of the pregnancies** has been intensified. Pregnant women went to prenatal care more often and earlier. Also the frequency of visits, recommended by the doctors, increased on average by one half prenatal visit per pregnancy together with the frequency of ultrasonographic and cardiotocographic examinations. According to the guidelines for prenatal care the blood typing, the antibody testing, the VDRL screening, and the rubella test reached a satisfactory frequency of about 93 % in 1977.

In parallel to a more intensive prenatal care the **actual delivery** was more closely observed and controlled. In particular, CTG was performed in all hospitals (except 4) almost up to 100 %. The augmented use of oxytocic drugs sub partu (1975: 54.1 %, 1977: 62.2 %) has to be noticed as well as a minimal increase in vaginal operative procedures (1975: 14.0 %, 1977: 15.0 %). This shortened the length of delivery and diminished often the strain on both mother and child.

Newborn care increased as well. The rate of fetal blood sampling climbed from 16.4 % in 1975 to 27.6 % in 1977. The first

dauer kürzer und oft die Belastung von Mutter und Kind geringer werden.

Die **Betreuung der Neugeborenen** nahm ebenfalls zu. Die durchgeführten Fötalblutanalysen stiegen von 16,4 % (1975) auf 27,6 % (1977) an, die kinderärztlichen Untersuchungen der ersten 7 Tage wurden früher und häufiger durchgeführt. Allein die Pufferung der Neugeborenen sank im Beobachtungszeitraum als einzige dokumentierte perinatale Maßnahme um 4,7 % auf 12,8 % in 1977, wohl aus der mehrheitlichen Einsicht heraus, daß hier weniger mehr wäre.

Den an vielen Stellen nachweisbaren Bemühungen der Geburtshelfer und Pädiater standen Verbesserungen der **kindlichen Ergebnisse** gegenüber. Hier wird jedoch das Fehlen eines praktikablen Morbiditätsmaßes für Neugeborene offensichtlich. Zwar sank die Totgeburtenrate der Studie im Beobachtungszeitraum um 1,1 ‰ (entsprechend 20 Kinder) und auch die von der WHO für internationale Vergleiche empfohlene perinatale Mortalität der Kinder über 1000 g um 3,8 ‰ (entsprechend 69 Kinder), insgesamt erscheinen aber die Mortalitätsraten ungeeignet, die Ergebnisse der vielfältigen Bemühungen adäquat zu messen. Andererseits zeigen vorhandene Maße einige methodische Mängel (Apgar-Werte: unvergleichbar über Kliniken, Tragzeit: zu oft keine Angabe) oder sie werden von anderen Faktoren mitbeeinflußt (z. B. Verlegungsrate, Intubation, Nabelkatheterisierung). Die Rate der untergewichtigen Kinder (<2 500 g) sinkt bekanntlich mit einem langfristigen Trend, der in Jahr-zu-Jahr-Schwankungen kaum sichtbar wird. Alle dokumentierten Maße zusammen unterstützen jedoch die Behauptung der Pädiater, sie bekämen von den Geburtshelfern zunehmend „bessere" Kinder, insbesondere „bessere" untergewichtige zugewiesen.

Regionalisierung

An zwei Punkten läßt die Münchner Perinatal-Studie Schlüsse auf eine Regionalisierung der Geburtshilfe zu:

pediatric examination of the newborns was performed earlier and more often. During the time of the Study only buffering decreased by 4.7 % to 12.8 % in 1977, according to a general feeling that doing less could be more.

A better **perinatal outcome** was the result of increased efforts of both obstetricians and pediatricians. At this point, however, the missing of a manageable measure of newborn morbidity becomes obvious. It is true that the rate of stillborns in the Study decreased during the time of observation by 1.1 ‰ (corresponding to 20 babies) and also the perinatal mortality in newborns $\geq$ 1000 gram by 3.8 ‰ (corresponding to 69 babies). But in general the mortality rates seem to be unsuitable to measure the results of the multiple efforts in an adequate way. On the other hand available measures (as APGAR index: non comparable between different hospitals, length of gestation: very often unknown) show methodological deficiencies or they are influenced by other factors (e. g. rate of transfer to children's hospitals, intubation or umbilical catheterization). It is also well known that the declination of the rate of underweight newborns (< 2500 gram) follows a long-term tendency and will not be seen in a year-to-year variation. All documented measures together support, however, the impression of the pediatricians that they would get „better" newborns from the obstetricians, especially „better" prematures.

Regionalization

In two aspects the results of the Munich Perinatal Study point out some indications for a centralization in obstetrics:

- im ambulanten Bereich der Schwangerenüberwachung und
- im stationären Bereich bei der Entbindung.

Die Studie zeigt einen zunehmenden Trend der Frauen, zur **Schwangerenüberwachung** häufiger zum niedergelassenen Frauenarzt oder zum Belegarzt als zum Allgemeinarzt oder direkt in die Klinikambulanz zu gehen. Schwerwiegende Risiken wie die chronische Nierenerkrankung, der Harnweginfekt, der Diabetes und auch die typischen Frühgeburtsrisiken sind in den Klinikambulanzen überrepräsentiert. Die deutlichste Regionalisierung findet beim Z.n. Sterilitätsbehandlung (Klinik und Belegarzt) und beim Diabetes statt. Erfreulicherweise waren im Durchschnitt 3 von 4 Frauen (ca. 72 %) vor der Entbindung in der Geburtsklinik schon bekannt.

Betrachtet man die **Entbindungsorte,** so sind alle Schwangerschaftsrisiken in den Universitätskliniken überdurchschnittlich häufig vertreten. An der Spitze liegen die behandlungsbedürftigen Herzerkrankungen (2,6 mal häufiger als im Durchschnitt), der Harnwegsinfekt (2,4), der Diabetes (2,4) und die chronische Nierenerkrankung (2,2). Erwähnenswert ist bei den Geburtsrisiken die zunehmende Dezentralisierung der Beckenendlagen, die 1977 als breit über alle Kliniktypen gestreut angesehen werden müssen.

Trotz einiger Risiken mit zweifelhafter Reliabilität kann man eine gewisse Regionalisierung feststellen. Die Diskussion darüber, ob diese ausreicht, muß an Hand der erstmals in dieser Breite vorgelegten Daten ausführlich geführt werden.

Interne und externe Selbstkontrolle

Drittes Ziel der Münchner Perinatal-Studie war die Unterstützung der internen und externen Selbstkontrolle der beteiligten Kliniken, die alle von der zentralen Organisationsstelle jährlich eine klinikspezifische Statistik erhielten. Für mehrere Häuser war dies die erste ausgedehnte klinikeigene Statistik, an Hand derer sich jede Klinik in-

- in the outpatient field of prenatal care and
- in the inpatient area of the delivery.

The Study shows an increasing trend for women to consult during **pregnancy** more frequently a gynecologist or an attending physician than a general practitioner or a hospital's outpatient department. At the outpatient departments of the hospitals high-risk patients with chronic renal diseases, urinary tract infections, diabetes as well as those with typical risks for prematurity are overrepresented. The most obvious centralization is found in dealing with the status after treated infertility and diabetes (outpatient departments and attending physicians). Fortunately, 3 out of 4 pregnant women (about 72 %) were known to the women hospitals before delivery.

Looking at the **delivery hospitals** all pregnancy risks are overrepresented at the university hospitals. At the top one can find the risk of treated heart diseases (2.6 times more frequent than on average), urinary tract infections (2.4), diabetes (2.4), and chronic renal diseases (2.2). Among the birth risks the increased decentralization of breech presentations is remarkable which must be regarded in 1977 as evenly distributed between all types of hospitals.

Despite a debatable reliability of some risks, a certain regionalization can be noticed. The discussion of whether this is sufficient has now to be started based on the data published for the first time in detail here.

Internal and external quality assurance

The third objective of the Munich Perinatal Study was the assistance in internal and external quality assurance of the participating hospitals which each received hospital-specific statistics each year from the central organization of the Study. For several hospitals this was the first statistical report

tern über die eigene zeitliche Entwicklung Rechenschaft ablegen konnte.

Der **externe Klinikvergleich** leidet unter einigen methodischen Schwierigkeiten wie zu kleinen Geburtenzahlen, Beobachtungsungleichheiten und unterschiedlichen Schwangerenkollektiven. Trotz dieser Einschränkungen lassen sich größere Kliniksunterschiede in der perinatologischen Versorgung erkennen. Sie finden sich in der Reihenfolge des Ausmaßes der Unterschiede bei der CTG-Überwachung (0,0 – 98,3 %), der Fötalblutanalyse (0,0 – 97,6 %), der Liegezeit (länger als 9 Tage nach vaginaler Entbindung 9,0 – 81,1 %) und der Pufferung (0,0 – 62,0 %). Erwähnenswert sind auch erhebliche Unterschiede in der Operationsfrequenz (9,1 – 47,1 %) und der Verlegungsrate der Kinder (4,8 – 18,3 %).

Die Analyse führte zu statistischen Variationsbreiten, an Hand derer Kliniken mit nicht zu extremem Patientengut ihre Position beurteilen können. Ob sie dies tun und welche Konsequenzen die Kliniken selbst darausziehen werden, muß abgewartet werden. Die Münchner Perinatal-Studie kann und möchte hierzu durch vermehrte Information ihren Beitrag leisten. Ein gezieltes Ansprechen der Kliniken ist wegen der gegebenen Anonymitätsgarantie nicht möglich.

Schwangerenüberwachung

98,9 % aller Schwangeren haben zwar an der Schwangerenüberwachung teilgenommen, aber weniger als die Hälfte (1975: 36,0 %, 1977: 44,8 %) der Patientinnen wiesen – den Mutterschaftsrichtlinien entsprechend – 10 und mehr Untersuchungen auf. Insgesamt waren 1975 nur 47,8 % aller Schwangeren erstmals vor der 13. Schwangerschaftswoche untersucht worden, 1977 dagegen schon 56,4 %. Hier beeinflussen der Sozialstatus der Schwangeren, ihre Legitimität, Nationalität und Parität das **frühzeitige Einsetzen** der Schwangerschaftsüberwachung derart stark, daß vergleichweise bis zur 17. Schwanger-

of their own data with which they could analyse their internal development over the years.

The **external comparisons** between hospitals suffer from some methodological difficulties such as too small birth numbers per hospital, differences in observation, and heterogenous patient group samples. Despite these restrictions differences in perinatal care between hospitals have to be noticed. The largest differences (ranged by the amount of the differences) belong to the fetal heart rate monitoring during the delivery (0.0 to 98.3 %), fetal blood sampling (0.0 to 97.6 %), length of stay (more than 9 days after vaginal delivery: 9.0 to 81.1 %), and buffering (0.0 to 62.0 %). The great differences in the frequency of operations (9.1 to 47.1 %) and the transferal rate to children's hospitals (4.8 to 18.3 %) are also worth to be mentioned.

The analysis of the hospital-specific data showed intervals of statistical variations. Therefore hospitals without great variety of patients could check their own position. If the hospitals will compare themselves with these intervals and which conclusions they will draw must be awaited. A definitive request to particular hospitals is not possible because of the guaratee of anonymity.

Prenatal care

98.9 % of all pregnant women went to a doctor for at least one prenatal visit, but only less than half of them (1975: 36.0 %, 1977: 44.8 %) had 10 or more check-ups – according to the guidelines of prenatal care. Altogether, in 1975 only 47.8 % of all pregnant women went for their first prenatal visit before the onset of the 13th week of pregnancy. This changed to 56.4 % in 1977. The **early beginning** of prenatal supervision was so strongly affected by the social status of the mother, the legitimacy, her nationality and parity that in comparison until the 17th week of pregnancy scarcely half of the single primiparae with low social status

schaftswoche erst knapp die Hälfte der alleinstehenden Erstgebärenden mit niederem Sozialstatus das erste Mal zur Schwangerenvorsorge gegangen waren, während im gleichen Zeitraum bereits 90 % aller verheirateten, deutschen Erstgebärenden mit gehobenem Sozialstatus ihre Erstuntersuchung hinter sich hatten. Bei niederem Sozialstatus kommen Mehrgebärende – vergleicht man sie mit den Erstgebärenden – durchschnittlich 2–3 Wochen später zur Erstuntersuchung, während bei den sozial höher Gestellten dieser Zeitunterschied auf eine Woche zusammenschrumpft.

Auch die **Intensität** der Schwangerenüberwachung, gemessen an der Anzahl der Untersuchungen bezogen auf Erstuntersuchungswoche und Tragzeit und verglichen mit den Mutterschaftsrichtlinien hat sich im Berichtszeitraum verbessert (1975: 29,1 %, 1977: 32,3 %). Jedoch haben davon alle sozialen Gruppierungen gleichmäßig profitiert, so daß nach wie vor die Schwangeren der sozial schlechter gestellten Gruppen einen großen Nachholbedarf aufweisen. Die Intensität der Schwangerenüberwachung beim Allgemeinarzt (5,8 %) und Frauenarzt (15,6 %) war unabhängig von der Risikobelastung wesentlich geringer als etwa in den Klinikambulanzen (37,8 %).

Anhand einer **Bewertungsskala**, die Frühzeitigkeit und die Intensität der Schwangerenüberwachung zusammenfaßt, läßt sich eine Verbesserung der Qualität der Schwangerenüberwachung beobachten (1975: 37,3 %, 1977: 48,5 %). Insgesamt erfuhren nur 47,7 % der Erstgebärenden und 40,1 % der Mehrgebärenden eine gute bis sehr gute Überwachung. So sind z. B. Sterilitätsbehandelte oder Erstgebärende über 34 Jahre offensichtlich gut motiviert: Sie suchen den Arzt früh auf (74,3 bzw. 60,0 % im ersten Trimenon) und lassen sich dann auch entsprechend intensiv weiter betreuen (48,8 % bzw. 40,2 %). Im Gegensatz dazu gehen Alleinstehende (33,7 % im ersten Trimenon), Ausländerinnen (40,8 %) und Vielgebärende (26,8 %) sowie Schwangere unter 16 Jahren (21,4 %) nicht nur relativ spät erstmals zum Arzt, sie nehmen zudem auch im weiteren Verlauf ent-

have had their first check-up while at the same time already 90 % of all German married primiparae with higher social status have had their first examination. In the lower social status groups the multiparae – if compared to the primiparae – came on average 2 to 3 weeks later for their first examination. This delay is very much shorter (one week) for the women of higher social status.

The **intensity of prenatal care** – number of prenatal visits related to the time of the first visit and the gestational age and compared to the guidelines of prenatal care – has been improved during the time of the Study (1975: 29.1 %, 1977: 32.3 %). All social groups, however, profited by this in the same way so that still as usual the pregnant women of the lower social groups are those who had the greatest lag. Prenatal care was delivered less intensively in the general practitioner's office (5.8 %) and in the gynecologist's office (15.6 %) – independent from the amount of risks – than in the outpatient departments of the hospitals (37.8 %).

According to a **grading scale** which includes the time of the first prenatal visit and the intensity of prenatal visits, an improvement of the quality of prenatal supervision can be observed (1975: 37.3 %, 1977: 48.5 %). Only 47.7 % of all primiparae and 40.1 % of all multiparae received a good or a very good prenatal care. There seems to exist a good motivation for prenatal care in primiparae older than 34 years and in women after treated infertility: these groups went for the prenatal supervision very early (74.3 % respectively 60.0 % in first trimester) and they followed a very intensive prenatal care program (48.8 % respectively 40.2 %). Contrary to this, single pregnant women (33.7 % during the first trimester), foreign women (40.8 %), and pluriparae (26.8 %) as well as pregnant women under 16 years (21.4 %) did not only consult the doctor for the first time relatively late, but they did not continue in the further time as they are supposed. Parallel to the increase in prenatal supervision an enormous increase in ultrasonographic (1975: 53.4 %, 1977: 76.6 %) and cardiotocographic

sprechend lasch an der Schwangerenüberwachung teil. Parallel zur Zunahme der Engmaschigkeit sind gleichzeitig beachtliche Steigerungen der Ultraschall- (1975: 53,4 % – 1977: 76,6 %) und der CTG-Überwachung (1975: 29,7 % – 1977: 42,8 %) zu verzeichnen. Dadurch war eine höhere Anzahl Risikograviditäten zu erfassen, die sich an den großen Kliniken überproportional sammelten.

Der statistisch auffällige Zusammenhang zwischen schlechter Schwangerenüberwachung und schlechten kindlichen Ergebnissen wird in der Hauptsache von jenen Schwangeren getragen, die sehr spät oder gar nicht zur Vorsorge kommen. Sie zeichnen für eine große Zahl von untergewichtigen Kindern (13,7 %) mit erhöhter Morbidität und Mortalität (41,0 ‰) verantwortlich.

(1975: 29.7 %. 1977: 42.8 %) examinations can be shown at the same time. Thus a higher amount of risk pregnancies could be identified which are concentrated in the larger hospitals.

The observed correlation between poor prenatal care and poor fetal outcome is mainly accomplished by those pregnant women who came late or never for prenatal supervision. They are responsible for a large number of underweight newborns (13.7 %) with increased neonatal morbidity and perinatal mortality (41.0 ‰).

Entbindung

Von den 55 608 Neugeborenen der Studie wurden 72,2 % spontan, 14,6 % vaginal operativ und 13,2 % durch Kaiserschnitt entbunden. In den 3 Beobachtungsjahren stieg die Sectiofrequenz um 1,3 % auf 14,0 % in 1977 an. Wesentlichen Anteil daran hatte die primäre Sectio, insbesondere bei Beckenendlagen (1975: 41,8 %, 1977: 50,4 %). Das im Erhebungsbogen nicht aufgeführte Merkmal „primäre Sectio" wurde dabei durch ein Ausschlußverfahren ermittelt. Danach wurden 7,8 % der Patienten durch primäre und 5,4 % durch sekundäre Sectio entbunden. Die Rate der Spontanentbindungen von Schädellagen-Einlingen ging zwischen 1975 und 1977 in den Belegkliniken bis 300 Geburten um 8,4 %, in den Universitätskliniken um 3,8 % und in den Belegkliniken bis 1000 Geburten um 2,8 % zurück. Verantwortlich hierfür war überwiegend die Zunahme der vaginal operativen Entbindungen.

Ein Vergleich der Raten der **primären und sekundären Sectio** ergibt für das anamnestische Risiko „Z.n. Operation am Uterus" ein Verhältnis von 48,8 % zu 15,2 %, für das „geschädigte Kind in der Anamnese" von

Delivery

From the 55,608 newborns of the Study 72.2 % were delivered spontaneously, 14.6 % by vaginal operative procedures, and 13.2 % by caesarean section. During the three years of observation the caesarean section rate increased by 1.3 % to 14.0 % in 1977. An important part in this increase had the primary caesarean section especially in breech presentations (1975: 41.8 %, 1977: 50.4 %). The item „primary caesarean section" not specified in the questionnaire was defined by an excluding procedure. Concerning that 7.8 % of all patients were delivered by primary and 5.4 % by secondary caesarean section. The rate of spontaneous deliveries of singleton vertex presentations decreased between 1975 and 1977 by 8,4 % in the private hospitals up to 300 births per year, in the university hospitals by 3.8 %, and in the private hospitals up to 1,000 births per year by 2.8 %. Responsible for this was mainly the increase of vaginal operative procedures.

A comparison between the rates of **primary and secondary caesarean sections** shows a proportion from 48.8 % to 15.2 % for the anamnestic risk „previous uterine surge-

14,6 % zu 5,2 %, für das „tote Kind in der Anamnese" von 13,7 % zu 7,1 % und für die komplizierte vorangegangene Geburt ein Verhältnis von 18,4 % zu 6,9 %. In der Gruppe der befundeten Risiken waren wie erwartet pathologische Kindslagen (79,0 %), das Uterusmißverhältnis (59,0 %) sowie der Diabetes mellitus (49,7 %) durch vergleichsweise hohe operative Entbindungsraten gekennzeichnet. Bei den Geburtsrisiken dominierte nicht unerwartet zahlenmäßig die primäre Schnittentbindung bei folgenden Risiken: Beckenendlage (43,6 % primäre zu 10,6 % sekundäre Sectiones), Blutungen sub partu (31,0 % zu 12,1 %) und Frühgeburt (11,7 % zu 4,6 %). Es verwundert, daß beim hohen Gradstand in knapp einem Drittel der Fälle (29,8 %) eine primäre Schnittentbindung vorgenommen wurde.

4,0 % der Einlinge – darunter 17,4 % Frühgeborene – wurden aus einer **Beckenendlage** geboren. Bei den erstgebärenden Müttern, die von einem Kind über 2 500 g entbunden wurden, lag die Sectiofrequenz bei 77,3 %. Bei den Mehrgebärenden immerhin noch bei 40,2 %. Das Verhältnis primärer zu sekundärer Sectio betrug hier für die Erstgebärenden 4,4 zu 1, für die Mehrgebärenden 3,8 zu 1.

Die Frühgeborenenrate der aus **Schädellage** geborenen Einlinge erreichte 5,1 %. Wider Erwarten wurden im Vergleich zu den Mehrgebärenden, wo sich die gesamte operative Entbindungsfrequenz bei Kindern unter 2 500 g mit 16,3 % und bei Kindern über 2 500 g mit 15,5 % in etwa die Waage halten, die Erstgebärenden mit Kindern unter 2 500 g deutlich weniger oft (24,5 %) operativ entbunden als mit Kindern über 2 500 g (33,1 %).

Zwei Drittel (66,2 %) aller dokumentierten Geburten wurden **kardiotokographisch** überwacht. Dabei ist im 3-Jahresverlauf sowohl die Frequenz der externen (1975: 50,0 %, 1977: 58,1 %) als auch die der internen Überwachung (1975: 31,2 %, 1977: 47,7 %) deutlich angestiegen. Bemerkenswerterweise blieb die Mikroblutuntersuchung in diesem 3-Jahreszeitraum mit 2,2 % aller Geburten relativ konstant.

ry", for the risk „injured baby in the history" from 14.6 % to 5.2 %, for the risk „dead baby in the history" from 13.7 % to 7.1 %, and for the risk „previous delivery with complications" from 18.4 % to 6.9 %. In the group of risks related to the actual pregnancy „abnormalities in presentation" (79.0 %), „disproportion between size of uterus or fetus and length of gestation" (59.0 %) as well as diabetes (49.7 %) were expectedly marked by comparably high rates of operative procedures. In the group of risks sub partu the primary caesarean section rate predominated not unexpectedly with the following risks: breech presentation (43.6 % primary to 10.6 % secondary caesarean section), hemorrhage sub partu (31,0 % to 12.1 %) and prematurity (11.7 % to 4.6 %). It is astonishing that nearly every third delivery with the risk „occipito-posterior/anterior positions with arrest at the brim" (29.8 %) was performed by a primary caesarean section.

4.0 % of the singletons – among these 17.4 % prematures – were born out of a **breech presentation.** Newborns over 2,500 gram of primiparae had been delivered by caesarean section in 77.3 % whereas in multiparae this rate was 40.2 %. A proportion between primary and secondary caesarean section for breech presentations could be found in primiparae with 4.4 to 1 and in multiparae with 3.8 to 1.

The rate of prematures of singleton **vertex presentations** reached 5.1 % in our Study. In the multiparae the rate of operative deliveries with newborns < 2,500 gram and with newborns > 2,500 gram were counterbalanced (16.3 % respectively 15.5 %). Compared to this, the primiparae with newborns < 2,500 gram were obviously less often delivered operatively (24.5 %) than those with newborns > 2,500 gram (33.1 %).

Two third (66.2 %) of all deliveries of the Study were monitored by a **cardiotocograph.** During the three years of observation the frequency of the external fetal heart rate monitoring was increased (1975: 50.0 %, 1977: 58.1 %) as well as the internal monitoring (1975: 31.2 %, 1977: 47.7 %). It

Eine **medikamentöse Einleitung** wurde mit einer durchschnittlichen Häufigkeit von 23,2 % bei einer Schwankungsbreite zwischen den Kliniken von 8 – 65 % vorgenommen. Bei den Mehrgebärenden wurden 4 von 5 medikamentös eingeleiteten Patientinnen spontan, bei den Erstgebärenden fast jede zweite operativ entbunden. 14,0 % der medikamentös eingeleiteten Geburten endeten durch Kaiserschnitt, 16,9 % vaginal operativ.

Die **perinatale Mortalität** der Kinder über 2 500 g, die aus einer Schädellage geboren wurden, liegt bei 4,7 ‰. In dieser Gruppe schneiden die Spontanentbindungen im Vergleich zu allen operativen Entbindungen mit einer perinatalen Mortalität von 3,7 ‰ am besten ab. Die Frage, warum die perinatale Mortalität z. B. in der primären Kaiserschnittgruppe (8,8 ‰) ungünstiger liegt, ist offen. Die perinatale Mortalität (143,1 ‰) der Schädellagen-Einlinge unter 2 500 g ist im Vergleich zu den Kindern über 2 500 g etwa 30mal höher. Erwartungsgemäß finden sich bei Frühgeborenen auch 12mal höhere Verlegungsraten. Bei den Beckenendlagenkindern über 2 500 g wurde eine perinatale Mortalität von 10,5 ‰ ermittelt. Die günstige perinatale Mortalität von 1,1 ‰ bei primärer Schnittentbindung fällt hier im Vergleich zu den vergleichbaren Schädellagen-Einlingen besonders auf. Mit 274,9 ‰ haben die Beckenendlagenkinder unter 2 500 g eine doppelt so hohe perinatale Mortalität, vergleicht man sie mit den Untergewichtigen aus Schädellage.

In unserer Studie betrug die mütterliche **Sectiomortalität** 2,2 ‰.

is noteworthy that the frequency of the fetal scalp blood sampling remained relatively constant at 2.2 % over the three years.

The **induction of labour** by oxytocic drugs was carried out with an average frequency of 23.2 % varying between the participating hospitals from 8 to 65 %. 4 out of 5 multiparae induced by oxytocic drugs were delivered spontaneously, among the primiparae it was very second one. 14.0 % of all deliveries after induced labour were terminated by a caesarean section, 16,9 % by a vaginal operative procedure.

The **perinatal mortality** rate of the newborns with a birth weight over 2,500 gram born from a vertex presentation was 4.7 ‰. In this group the spontaneously born babies had the best outcome (3.7 ‰) compared to all operatively born. The question of why the the perinatal mortality rate of the babies delivered by caesarean section is less favourable (8.8 ‰) is unanswered. The perinatal mortality rate of the singleton vertex presentations < 2,500 gram was nearly 30 times higher (143.1 ‰) than that of babies > 2,500 gram. Expectedly 12 times higher rates of transfer to children's hospitals could be found for prematures. In breech presentations > 2,500 gram a perinatal mortality rate of 10.5 ‰ was discovered. The very low perinatal mortality rate of 1.1 ‰ with primary caesarean section became obvious compared to the singleton vertex presentations delivered by primary caesarean section. Breech presented babies < 2,500 gram showed a two times higher perinatal mortality rate (274.9 ‰) than the underweight vertex presentations.

In our Study the **mortality rate of the mothers** delivered by caesarean section was 2.2 ‰.

Schwangerschafts- und Geburtsrisiken

Bei den Schwangerschafts- und Geburtsrisiken finden sich die längst bekannten Häufigkeiten. Am häufigsten trifft man auf die Risiken „unklarer Termin" (12,4 %),

Risks during pregnancy and delivery

The well-known frequencies of pregnancy and birth risks are to be found in our Study. The most frequent risks are „insecurity about the expected date of confinement or prolongation of gestation" (12.4 %), „pre-

„vorzeitige Wehentätigkeit" (10,4 %) und „Frühgeburt" (8,9 %). „Terminirrtum/Überschreitung des ET", „Vielgebärende mit mehr als 4 Kindern" und „Anämien" wurden vermehrt bei Ausländerinnen registriert, die „Cervixinsuffizienz", „EPH-Gestose" und „Erstgebärende über 34 Jahre" deutlich häufiger bei deutschen Müttern.

Zwischen 1975 bis 1977 ist die Zahl der **Risikoschwangerschaften** von 46,4 % auf 48,1 % angestiegen, hauptsächlich verursacht durch die Einzelrisiken „vorzeitige Wehentätigkeit" (9,2 – 11,0 %), „Cervixsuffizienz" (6,3 – 7,9 %) und „pathologische Lage/Mehrlinge" (3,7 – 5,3 %). Bei den **Geburtsrisiken** fällt besonders die deutliche Zunahme der operativen Entbindung (26,9 – 29,2 %) und der Herztonalterationen (8,1 – 9,8 %) auf. Seltener geworden sind u. a. vorausgegangene Frühgeburten, Harnwegsinfekte, Anämien, überlange Geburtsdauer, RR-Anstiege und Acidosen.

Interessante Aspekte vermittelt die **chronologische Betrachtungsweise** der Risiken. Die anamnestischen Risiken können am Beginn, theoretisch sogar vor der zu betreuenden Schwangerschaft, für jede Patientin definiert werden. Bei jeder 5. Geburt (20,9 %) lag mindestens ein anamnestisches Schwangerschaftsrisiko vor. Während die anamnestischen Risiken über den gesamten Verlauf der Schwangerschaft und Geburt bestehen bleiben, verhalten sich die befundeten Schwangerschaftsrisiken, sowohl was den Zeitpunkt ihres Auftretens als auch ihre Dauer betrifft, variabel. Sie sind teilweise behandelbar und können unter Umständen ohne jegliche Konsequenz für die Geburt sein. Leider erlaubt die Studie nicht, den tatsächlichen Risikostatus unmittelbar ante partum festzustellen. Versucht man das zeitliche Auftreten der Risiken graphisch darzustellen, so ergibt sich eine Baumstruktur mit beachtenswerter Gesetzmäßigkeit: Jede zweite der anamnestisch belasteten Schwangeren erwirbt zusätzlich während der Schwangerschaft Befundrisiken, von den anamnestisch Unbelasteten nur jede dritte. Geburtsrisiken – die operative Ent-

mature labour prior to the 38th week" (10.4 %), and prematurity (8.9 %). „Insecurity about the EDC or prolongation of gestation", „pluriparae with more than 4 children", and „anemia" have to be more often registered with foreign women. Contrary to that the risks „incompetent cervical os", „toxemia", and „primiparae older than 34 years" are obviously more frequent in German pregnant women.

During 1975 and 1977 the number of **risk pregnancies** increased from 46.4 % to 48.1 %. Mainly responsible for that were the single risks „premature labour prior to the 38th week" (9.2 to 11,0 %), „incompetent cervical os" (6.3 to 7.9 %), and „abnormalities in presentation or multiple pregnancy" (3.7 to 5.3 %). In the group of **risk sub partu** the increase in operative deliveries (26.9 to 29.2 %) and in fetal heart rate alterations (8.1 to 9.8 %) are remarkable. Among others the risks „prior prematurity", „urinary tract infection", „anemia", „duration of the delivery more than 12 hours", „increasing blood pressure during delivery", and „acidosis" became less frequent.

The **chronological observation** of the risks shows interesting aspects. The anamnestic risks can be defined for the patient at the beginning of the pregnancy, theoretically even before the woman is pregnant. In every fifth pregnancy (20.9 %) at least one anamnestic risk was present. While the anamnestic risks are remaining during the whole period of the pregnancy and delivery, the risks related to the actual pregnancy remain variably concerning the moment of their occurence as well as their continuance. They can be treated in part, and sometimes they are without any consequences for the delivery. Unfortunately, the Study does not allow to determine the actual risk status immediately ante partum. Trying to demonstrate the chronological occurence of the risks graphically, a tree structure with a remarkable legality can be proved. Each second of the anamnestically burdened pregnant women additionally gains risks during the pregnancy, only each third of the anamnestically unburdened. Risks sub partu – except the risk „operative

bindung ausgenommen – stellen sich nur bei jeder dritten während der Schwangerschaft risikofreien Patientin ein. Sind bereits Schwangerschaftsrisiken vorhanden, so kommt es bei mehr als 50 % aller Schwangeren zu einer Risikogeburt. Kombiniert man die 3 Risikogruppen (anamnestische, befundete und Geburtsrisiken) miteinander, so ergeben sich 8 Geburtenkollektive. Nur 37,4 % aller Neugeborenen kommen ohne Risiken während der Schwangerschaft oder unter der Geburt zur Welt.

In den 4 Gruppen mit **anamnestischen Schwangerschaftsrisiken** ist die Sectiofrequenz hoch (im Durchschnitt 27,8 %), gleichzeitig aber die kindliche Verlegungsrate und die perinatale Mortalität relativ niedrig. Für die hohe Sectiorate dieser 4 Gruppen sind einzelne anamnestische Risiken verantwortlich zu machen. So werden von den Schwangeren mit den Risiken „Z. n. Operation am Uterus" 64,0 %, „Erstgebärende über 34 Jahren" 31,3 % und „Z.n. Sterilitätsbehandlung" 29,4 % durch Schnitt entbunden.

Beim Vorliegen von **Geburtsrisiken** steigt die Inzidenz der vaginal operativen Entbindung sprunghaft an (24,2 %). Dabei führen wiederum einzelne Risiken wie „Herztonalteration" (49,7 %), „Acidose sub partu" (43,6 %) und „Vorderhauptslage" (36,7 %) zu diesem plausiblen Ergebnis.

Die perinatale Mortalität und die kindliche Verlegungsrate konzentrieren sich in den beiden Geburtenkollektiven mit **Befund- und Geburtsrisiken** bzw. mit anamnestischen, Befund- und Geburtsrisiken. 85,1 % der perinatal verstorbenen Kinder kommen aus den beiden Gruppen, die zusammen jedoch nur 18,1 % des Gesamtkollektivs ausmachen. Der Anteil der Frühgeburten beträgt in diesen Gruppen 40,3 % und korreliert mit der hohen perinatalen Mortalität von 60,3 ‰.

Die Tatsache, daß die **Frühgeburten** sich auf die beiden Gruppen mit Befund- und Geburtsrisiken konzentrieren, kommt durch das befundete Schwangerschaftsrisiko „vorzeitige Wehentätigkeit" zustande. Das Risiko Frühgeburt ist damit überwie-

delivery" – only occur with each third of the patients showing no risks at all during pregnancy. In more than 50 % of all patients at least one risk sub partu will follow if risks during the pregnancy already exist. Combining the three risk groups (anamnestic, actual and sub partu) 8 birth-collectives result from this. Only 37.4 % of all newborns were born without any risk during pregnancy and delivery.

The caesarean section rate is rather high (on average 27.8 %) in the 4 groups with **anamnestic risks of pregnancy.** At the same time the transferal rate to children's hospitals and the perinatal mortality rate are relatively low. Different anamnestic risks of pregnancy can be made responsible for the high caesarean section rate counted for these 4 groups. Thus, 64.0 % of all pregnant women with the risk „previous uterine surgery" are delivered by caesarean section, 31.3 % with the risk „primiparae older than 34 years", and 29.4 % with the risk „status after treated infertility".

Risks sub partu being existent the frequency of vaginal operative deliveries increased by leaps and bounds (24.2 %). In this case some risks like fetal heart rate alterations (49.7 %), acidosis sub partu (43.6 %), and different deflexion attitudes of the fetus (36.7 %) led to this plausible result.

The rates of perinatal mortality and transfers to children's hospitals are concentrated in the two birth-collectives with **risks related to the actual pregnancy and sub partu** respectively with all three types of risks. 85.1 % of the perinatal loss derived from those two groups who, however, account for only 18.1 % of all deliveries. The rate of prematures in these groups was 40.3 % and explains to some extent the very high rate of perinatal mortality (60.3 ‰).

The fact that **prematures** are found in a great number in these two groups with risks related to the actual pregnancy and sub partu derives from the actual risk „premature labour prior to the 38th week". Thus, the prematurity is to be considered as the main consequence of a burden, which had been existent already during pregnancy.

gend Folge einer Belastung, die schon während der Schwangerschaft vorhanden war. 64,8 % der Frühgeburten kamen nach vorzeitigen Wehen zur Welt, während nur 53,8 % der Schwangerschaften mit vorzeitigen Wehen zu einer Frühgeburt führten.

Wenn ein **Befundrisiko ohne Geburtsrisiko** dokumentiert wurde, betrug die perinatale Mortalität mit 6,5 ‰ ein Zehntel der der Risikogruppen mit Befund- und Geburtsrisiko. Das befundete Schwangerschaftsrisiko wird sozusagen als „Hypothek" in die Geburt mitgeführt. Eine Senkung der perinatalen Mortalität und der kindlichen Morbidität läßt sich daher zuverlässig nur über eine Beseitigung bzw. Verringerung des Befundrisiko erreichen, denn Geburtsrisiken mit hoher perinataler Mortalität sind weitgehend vorhersehbar und erlauben dem Geburtshelfer häufig prospektive Maßnahmen wie die Verlegung in eine Schwerpunktklinik mit optimaler perinataler Versorgung.

Nach jeder 3. **risikofreien Schwangerschaft** (31,3 %) traten unter der Geburt noch Risiken auf. Es handelte sich dabei um in der Regel nicht oder nur bedingt vorhersehbare Risiken wie z. B. Haltungsanomalien und überlange Geburtsdauer. Die perinatale Mortalität dieses Geburtenkollektivs mit ausschließlich Geburtsrisiken lag mit 7,2 ‰ etwa in der Höhe der perinatalen Mortalität der Geburtenkollektive mit befundeten Schwangerschaftsrisiken ohne ein Geburtsrisiko.

Faßt man die Geburtsrisiken zu übergeordneten **Komplexen** zusammen, so haben Frühgeburten (118,4 ‰) und Notfallrisiken (80,0 ‰) die höchsten perinatalen Mortalitätsraten im Vergleich zu Anomalien von Verlauf und Haltung (27,1 ‰) und zu „Überwachungsrisiken" (21,9 ‰). Die Sectiofrequenz korreliert mit der Aktualität des Ereignisses, ist also bei Notfallrisiken am höchsten (36,7 %), gefolgt von den Überwachungsrisiken (23,8 %). Das Risiko Frühgeburt weist mit 16,2 % die niedrigste Sectiorate dieser 4 Komplexe von Geburtsrisiken auf.

64.8 % of the prematures were born after premature labour prior to the 38th week, while only 53.8 % of the pregnancies having produced premature labour prior to the 38th week resulted in premature births.

If only **risks related to the actual pregnancy and no risks sub partu** had been documented the perinatal mortality rate (6.5 ‰) make up only one tenth of that of the risk groups comprising actual pregnancy risks and risks sub partu. The risks related to the actual pregnancy can be considered as a sort of mortgage introduced into the delivery. A decrease of neonatal morbidity and perinatal mortality can only be reached by elimination or reduction of the actual pregnancy risks. Risks sub partu with high perinatal mortality rates are to some extent forseeable and often therefore the doctor may undertake actions like transfering the pregnant women to a hospital with optimal perinatal care in advance.

Each third **pregnancy free of any risk** (31.3 %) had been complicated by a further risk during delivery. These were risks not or only in part forseeable like abnormalities in presentation or prolonged labour. The perinatal mortality rate of this birth-collective representing only risks sub partu was with 7.2 ‰ nearly as high as the perinatal mortality rate of the birth-collective representing risks related to the actual pregnancy without risks sub partu.

After clustering the risks sub partu into **comprehensive groups** the risks of prematurity (118.4 ‰) and of emergency (80.0 ‰) showed the highest perinatal mortality rate as compared to abnormalities of the birth process and fetal presentation (27.1 ‰) and of fetal distress (21.9 ‰). The caesarean section rate is correlated to the actuality of the event. Therefore it is highest after risks of emergency (36.7 %), followed by the risks of fetal distress (23.8 %) while the risks of prematurity represent the lowest caesarean section rate (16.2 %).

Das Kind

Relativ gleichmäßig über die **Monate** verteilt – etwas häufiger zwischen März und September – kamen die Neugeborenen der Studie zur Welt. Die medikamentöse Einleitung, die CTG-Überwachung der Geburt und die operative Entbindung nahmen über das Jahr zwar linear zu. Dies ist jedoch auf den bekannten, über Jahre andauernden Trend zurückzuführen. Ohne daß sich Gründe finden ließen, lag die Frühsterblichkeit in den Wintermonaten Dezember bis April (10,8 ‰) über dem Erwartungswert von 8,9 ‰. Im Gegensatz zu den geringen monatlichen Schwankungen wurden erhebliche inhomogene Verteilungen über die Woche und den Tag beobachtet. Auffällig niedrige Entbindungs- (83,0 %, Durchschnitt 100 %), Einleitungs- (16,1 %, Durchschnitt 23,2 %) und Sectiofrequenzen (9,5 %, Durchschnitt 13,2 %) ergaben sich für das **Wochenende.** Die relativ höhere Frühsterblichkeit (11,0 ‰) der am Sonntag Geborenen dürfte weniger auf eine schlechtere Versorgung als vielmehr darauf zurückzuführen sein, daß die nicht oder weniger problembeladenen Geburten vornehmlich wochentags erfolgten. Auffällig niedrige Entbindungs- (74,1 %, Durchschnitt 100 %), Einleitungs- (13,5 %, Durchschnitt 23,2 %) und Sectiofrequenzen (8,8 %, Durchschnitt 13,2 %) ergaben sich auch für die **Nacht** (18 bis 6 Uhr). Die relativ höhere Frühsterblichkeit der zwischen 18 Uhr und Mitternacht Geborenen (12,4 ‰) kann vorerst nicht erklärt werden, verdient aber, sofern der Befund sich in den kommenden Jahren bestätigen würde, gewiß weitergehende Analysen.

Intrauterine Wachstumskurven wurden für Knaben und Mädchen aufgestellt, sofern von diesen Tragzeit und Geburtsgewicht bekannt waren. Die gesamte Tragzeit / Gewicht – Ebene wurde an Hand dieser Wachstumskurven nach 3 Tragzeitklassen (unter 30, 30 – 36 und über 36 Wochen) sowie 3 Gewichtsklassen (unter der 10. Perzentile = zu leicht, 10.–90. Perzentile = angemessen, über 90. Perzentile = zu schwer für die jeweilige Tragzeit) untergliedert. Auf die dabei entstandenen Tragzeit/Ge-

The infant

The babies of our Study were born relatively uniformly distributed over the **months** – a bit more often between March and September. The induction of labour by oxytocic drugs, the fetal heart rate monitoring and the deliveries by operative procedures increased linearly during the year. This can be explained by the well-known trend lasting for years. Early neonatal mortality rates were found above the expected mean (8.9 ‰) during the winter season (December through April, on average 10.8 ‰) without apparent reasons. Contrary to the small variation between the months remarkably inhomogenous distributions were observed within a week or day. For the **week-end** there are to be reported considerably lower rates of deliveries (83.0 % as compared to the average of 100 %), inductions (16.1 %, average = 23.2 %), and caesarean sections (9.5 %, average = 13.2 %). The relatively higher neonatal mortality rate of babies born at Sunday (11.0 ‰) reflect rather ,,normal" risk distribution of the remaining cases, which could not be delivered electively, than worse care. There were considerably lower rates of deliveries (74.1 % as compared to the average of 100 %), inductions (13.5 %, average = 23.2 %), and caesarean sections (8.8 %, average = 13.2 %) during the **night hours** (6 p.m. to 6 a.m.) than during day time. The relatively higher neonatal mortality rate of babies born between 6 p.m. and midnight (12.4 ‰) cannot be explained at the moment, but certainly deserves further going analyses, as far as the result would be attested in the years to come.

Intrauterine growth curves were constructed for boys and girls with known gestational age and birth weight. The whole plane formed by the variables gestational age and birth weight was subdivided according to gestational age periods (before 30, 30 to 36, 37 weeks and more) and to birth weight (small for gestational age: below the 10th percentile, appropriate for gestational age: 10th to 90th percentile, large for gestational age: over 90th percentile). For these new constructed gestational-age/birth-weight

wichtsklassen wurden Mortalitäts- und Verlegungsraten sowie Einzelrisiken projiziert, wenn sie sich statistisch auffällig von der Referenzpopulation (Termingeborene, 10. – 90. Perzentile) unterschieden. Dabei ergaben sich typische Muster von Risikohäufungen für Frühgeburtlichkeit und intrauterine Mangelentwicklung. Diese Risiko-„karten" könnten sich als nützlich bei der Selektion von Schwangeren erweisen, um diese der ihren Bedürfnissen angemessenen Behandlung zuzuführen.

Im Gegensatz zu Literaturangaben überwogen Knaben weder unter den Tot- noch unter den frühverstorbenen Lebendgeborenen. Auch bei den anamnestischen und befundeten Schwangerschaftsrisiken finden sich keine auffälligen Unterschiede, sieht man einmal von der bekannten Tatsache ab, daß **Mädchen** (4,9 %) häufiger aus einer Beckenendlage geboren werden als **Knaben** (3,9 %). Von den Geburtsrisiken traten der hohe Gradstand, Herztonalterationen und die operative Entbindung (29,2 % zu 26,4 %) vermehrt bei Knaben auf. Schließlich wurden Knaben (10,7 %) häufiger verlegt als Mädchen (9,6 %), wobei als Verlegungsgründe öfters die Ateminsuffizienz und die Cyanose angegeben wurden.

Da in der Münchener Perinatal-Studie vorrangig die Hintergründe der perinatalen Mortalität untersucht werden sollten, sind allenfalls anhand indirekter Maße wie der kindlichen Verlegung (durchschnittliche Häufigkeit 10,1 %), der Intubation (2,0 %) oder der auffälligen Befunde anläßlich der kinderärztlichen U2-Basisuntersuchung (15,5 %) grobe Umschreibungen der **neonatalen Morbidität** möglich. Der Apgar-Index als Morbiditätsmaß ist wegen seiner mangelhaften Vergleichbarkeit wenig geeignet. So variierte die Häufigkeit des Apgar-Wertes 10 nach 1 Minute zwischen den Kliniken zwischen 1 und 96 %. Geburtshilfliche Risiken korrelieren nicht nur mit der Mortalität, sondern auch mit der Verlegung, nicht jedoch mit auffälligen Befunden in der U2-Basisuntersuchung.

Das einzige Risiko, nach dem es häufiger zur **Totgeburtlichkeit** als zu einem Früh-

classes the rates of perinatal mortality and of transfer to children's hospitals were calculated as well as relative weights of risks in comparison to the reference group: appropriate for gestational age and born at term. The results are typical clusters of risks associated with prematurity and intrauterine growth retardation. These „risk maps" could prove helpful in selecting patients for the appropriate level of care.

In contrast to literature males did not predominate among stillborns and early neonatal deaths. In anamnestic and actual risks of pregnancy **sex differences** cannot be found either, not considering the wellknown fact that girls (4.9 %) are born more often out of a breech presentation than boys (3.9 %). In the risks sub partu the occipito-posterior/anterior positions with arrest at the brim, fetal heart rate alterations, and operative procedures (29.2 to 26.4 %) occured more frequently among the boys. Again, boys were more often transfered to children's hospitals (10.7 %) than girls (9.6 %) because the respiratory distress and the cyanosis are named more frequently for them as reasons of transfer.

The Munich Perinatal Study was primarily designed to illuminate the background of perinatal mortality. Thus, we can present only rough estimates of **neonatal morbidity** using indirect measures such as the transfer to children's hospitals (average frequency 10.1 %), the intubation (2.0 %), or abnormal findings at the pediatric examination on days 4 to 10 (15.5 %). The APGAR index is unsuitable for measuring the neonatal morbidity due to its deficient comparability. The frequency of an APGAR value of 10 after 1 minute varied between the hospitals from 1 to 96 %. The incidences of obstetrical risks are correlated with the perinatal mortality as well as the transferal rate to children's hospitals but not with the abnormal findings of the pediatrician.

The only risk after which a **stillbirth** is more frequent than an early neonatal death is the toxemia. After the typical risks of prematurity such as the premature labour prior to the 38th week, the incompetent cervical os, and the prior prematurity the early neonatal

versterben des Kindes kommt, ist die EPH-Gestose. Nach den typischen Frühgeburtsrisiken wie den vorzeitigen Wehen, der Cervixinsuffizienz oder der vorausgegangenen Frühgeburt überwiegen dagegen auffällig die frühverstorbenen Kinder.

26,4 % der lebendgeborenen, aber innerhalb der ersten Woche verstorbenen Kinder starben in den Geburtskliniken. Der größte Teil davon waren im Kreißsaal verstorbene Frühgeborene. 3 von 4 Frühgeborenen wurden in die **Kinderklinik verlegt,** über 95 % davon noch am ersten Lebenstag, während bei den am Termin Geborenen die Verlegung zu 65,3 % auch nach dem ersten Tag stattfand. Die Frühsterblichkeit der am 1. Tag verlegten Kinder lag bei 82,8 ‰, die der am 2. Tag verlegten immer noch bei 36,8 ‰.

deaths predominate considerably the stillborns.

26.4 % of the lifeborns who died during the first week died in the women hospitals. The greater part of these died in the deliveryroom. 3 out of 4 prematures were **transfered to the children's hospitals,** more than 95 % of them at the first day of their life. Compared to this 65.3 % of the babies born at term were transfered – when necessary – after the first day. The early neonatal mortality rate of those babies being transfered at the first day was at 82.8 ‰, the rate for those transfered at the second day still at 36.8 ‰.

Schlußbemerkung

Der größte Teil der Ziele, die sich die Münchner Perinatologische Arbeitsgemeinschaft gesetzt hatte, wurde erreicht, auch das fünfte Ziel, die Erstellung einer Datenbasis für Einzelfallanalysen, die wegen der dafür notwendigen Brechung der Klinikanonymität jedoch noch nicht in Anspruch genommen wurde. Sicher kann man nicht beweisen, daß durch die Münchner Perinatal-Studie die perinatale Mortalität in der Region München gesenkt wurde. Dennoch sind wir der Meinung, daß der Umgang mit dem Erhebungsformular, die Interpretation der eigenen Klinikstatistik und der Vergleich mit anderen, die Beschäftigung mit den mitgeteilten Ergebnissen und die von der Studie ausgehenden Denkanstöße dazu beigetragen haben.

Final remarks

The greater part of the objectives drafted by the Munich Perinatal Study Group in 1974 has been reached; the fifth objective too, the set-up of a fundamental data base for individual case analyses which, however, has not been used until now. For this the anonymity of the hospitals has to be replaced by the confidentiality. Surely, we cannot prove that the perinatal mortality within the Munich area has been reduced by the efforts of the Munich Perinatal Study. However, according to our opinion the handling of the questionnaire, the interpretation of the own hospital-specific statistics and the comparison with the statistics of other hospitals, the discussion of the reported results, and the conclusions to be drawn have contributed to this.

2 Ziele der Münchner Perinatal-Studie

Vor nunmehr fast 10 Jahren begannen interessierte und engagierte Pädiater und Geburtshelfer aus dem Großraum München einen Dialog, der es zustande brachte, ein anfänglich sicher auf beiden Seiten vorhandenes Mißtrauen abzubauen und zu einer fruchtbaren Zusammenarbeit zu kommen. Die Initialzündung für diesen in Gang gekommenen Dialog waren die in der Öffentlichkeit immer lauter werdenden Stimmen, die pauschal feststellten, daß die Perinatal- und Säuglingssterblichkeit in der Region München zu hoch sei. Dieser Kreis war und ist bunt gemischt. Die „Mitglieder" der perinatologischen Arbeitsgemeinschaft München kamen und kommen aus den verschiedensten Klinik- und Praxisstrukturen. Nicht verwunderlich war es daher, daß gerade in den Anfangsjahren die Motivation zur Mitarbeit unterschiedliche Ursachen hatte. Diese wurden aber bald durch das gemeinsame Bestreben ersetzt, ein vergleichbares Zahlenmaterial der verschieden strukturierten geburtshilflichen Abteilungen zu erhalten. Gleichzeitig war damit die Erwartung verbunden, Ansatzpunkte für eine Senkung der Perinatal- und Säuglingssterblichkeit zu finden.

Aus der damaligen Situation heraus war es allen Beteiligten klar, daß man die geburtshilflichen Kliniken zu einem Austausch ihrer Daten im größeren Stil nur bewegen konnte, wenn sich ein Weg finden ließ, der den beteiligten Kliniken die Anonymität absolut sicherte und sie sicher sein konnten, daß ihnen aus der Beteiligung keine Nachteile erwuchsen. Daß die Bayerische Landesärztekammer und die Kassenärztliche Vereinigung Bayerns sehr früh die Wichtigkeit des Vorhabens erkannten und ihre Datenverarbeitungsanlagen zur Speicherung der gewonnenen Daten zur Verfügung stellten, war sicher ein großer Schritt auf dem Weg zum Erfolg. Die organisatorische Unterstützung und Federführung des Berufsverbandes der Frauenärzte, Landesgruppe Bayern, taten ein übriges, wie auch die wissenschaftliche Auswertung ohne die kompetente Federführung des Institutes für medizinische Informationsverarbeitung, Statistik und Biomathematik der Universität München uns vor unlösbare Probleme gestellt hätte. Wir glauben heute, daß wir die wesentlichen Ziele, die wir uns zu Beginn der Münchner Perinatal-Studie gestellt hatten, erreicht haben:

1. Die Erprobung einer mit vertretbarem Arbeitsaufwand, aber doch effektiven und dem Personal der beteiligten Kliniken zumutbaren Erhebungsform aller Geburten.

2. Die Sammlung relevanter perinatalmedizinischer Daten und deren wissenschaftliche Auswertung mit der Möglichkeit, die „Perinatalmedizinische Landschaft" des Großraums Münchens zu beschreiben.

3. Der Anstoß und die Unterstützung der internen Selbstkontrolle und daraus sich entwickelnd die Weckung des Interesses für die externe Selbstkontrolle der beteiligten Kliniken.

4. Die Gewinnung brauchbarer statistischer Unterlagen, insbesondere zur Beantwortung perinatologischer Fragestellungen, die nur an einem großen Datenmaterial möglich sind und

5. die Erstellung einer Datenbasis für spätere Einzelfallanalysen.

Sicher ist das Erreichte in den einzelnen Punkten unterschiedlich zu bewerten. Gerade das in Gang gekommene Gespräch der Kliniken untereinander – die freiwillige externe Selbstkontrolle – läßt es geboten erscheinen, auf die Einzelfallanalyse derzeit zu verzichten, da diese nur unter Brechung der den Kliniken zugesicherten Anonymität möglich wäre.

Obwohl die an der Auswertung der Daten des Jahres 1975 Beteiligten frühzeitig erkannt hatten, daß eine Änderung des Erfassungsbogens notwendig wäre, um einige der gesteckten Ziele besser erreichen zu können, haben wir dieser Versuchung widerstanden und den Erhebungsbogen des Jahres 1975 bis 1977 einschließlich verwendet. Nach der Landschaftsbeschreibung, wie wir sie mit der Studie des Jahres 1975 vorgelegt hatten, war es unser Ziel, in den folgenden Jahren durch Beobachtung der Schwankungen im Verlauf der 3 Jahre sozusagen die Landschaft zu „vermessen". Nur so ist es möglich zu beobachten, ob z. B. die die Schwangerenüberwachung durchführenden Ärzte und die Entbindungskliniken bereit waren, aus den internen und externen Vergleichen Schlußfolgerungen zu ziehen.

Durch die Weiterverwendung des Bogens aus Kontinuitätsgründen blieben verschiedene Wünsche mit der Studie 1975–77 unerfüllbar. So können wir auch mit dem vorliegenden Auswertungsband zur „Morbidität der Neugeborenen" nur wenig sagen, da wir die „Mortalität" in unserer Fragestellung überbewertet hatten.

In der Überzeugung, auf dem richtigen Weg zu sein, wurde die Erfassung der Daten ab 1978 mit einem veränderten Erfassungsbogen vorgenommen – wir fragen jetzt z. B. auch nach den Indikationen für geburtshilfliche Maßnahmen oder nach den Verlegungsgründen bzw. Todesursachen eines Neugeborenen –. Wir freuen uns besonders, daß wir durch die seit Beginn 1979 auf Bayern ausgedehnte Studie und die hohe Resonanz, die dieses Vorhaben fand – 70 % aller geburtshilflichen Kliniken in Bayern haben sich bisher zur Teilnahme bereit erklärt –, unser Ziel näher gerückt sehen, ein allgemein brauchbares Modell für die Erfassung perinatalmedizinischer Daten und der dadurch möglichen internen und externen Selbstkontrolle geburtshilflicher Arbeit vorzulegen. Wir hoffen auch, daß ärztliche Eigeninitiative – unterstützt von den ärztlichen Körperschaften – es möglich macht, ohne Verletzung der Intimsphäre wissenschaftlich brauchbares Datenmaterial vorzulegen. Wir hoffen weiter, daß die Beschäftigung mit der Erfassung und Auswertung dieser Daten und die Interpretation der Ergebnisse einen Beitrag zur weiteren Senkung der Säuglingssterblichkeit liefern wird.

3 Organisationsrahmen und Durchführung der Studie

3.1 Organisation

Eine multizentrische Studie mit 26 geburtshilflichen und 7 Kinderkliniken, über 18 000 Erhebungsbögen pro Jahr und einer möglichst zeitnahen Erfassung läßt sich nicht ohne eine **zentrale Organisationsstelle** abwickeln. Diese zentrale Stelle, die die gesamte Organisation des Versandes und der Sammlung der Erhebungsbögen, die Koordination der beteiligten Kliniken bei der Datenerhebung und die Datenerfassung zu übernehmen hat, bildete die Zentrale EDV der Kassenärztlichen Vereinigung Bayerns (Leitung Dipl.-Kfm. B. Müller), die einschließlich ihrer Verwaltungseinrichtungen der Studie, ohne die beträchtlichen Kosten in Rechnung zu stellen, zur Verfügung stand. Federführend für die Studie war im Namen der Perinatologischen Arbeitsgemeinschaft München der Berufsverband der Frauenärzte, Landesgruppe Bayern (Drs. F. Conrad und E. Koschade).

Auf Grund der erheblichen Eigenleistungen der beteiligten ärztlichen Organisationen – hier ist ganz besonders auch der von den Kliniken getragene Erhebungsaufwand zu nennen – war es möglich, die Studie mit einem Minimum an Fremdleistungen wie den Druckkosten für die Erhebungsbogen oder den Personalkosten für eine speziell für die Studie eingestellte Ärztin zu realisieren. Die notwendigen **finanziellen Mittel** hierzu stellte über alle 3 Jahre Das Zentralinstitut für die kassenärztliche Versorgung in der Bundesrepublik Deutschland zur Verfügung. Die Betrachtung des Dreijahreszeitraumes ermöglicht nunmehr realistische Kostenberechnungen für die Höhe der Gesamtaufwendungen. Diese bildeten die Grundlage für die Ermittlung des Finanzbedarfs für eine „Perinatologische Erhebung" aller Geburten in Bayern, bei der mit einem Kostensatz von DM 5,– pro Geburt zu rechnen ist.

Der **organisatorische Ablauf** der Datenerhebungsaktion hatte im wesentlichen folgendes Aussehen:

Die Erhebungsbogen wurden auf Anforderung der beteiligten Kliniken von der zentralen Organisationsstelle zur Verfügung gestellt. Insgesamt kamen auf einen ausgefüllten Bogen 1,7 Leerformulare. Die Zurücksendung der ausgefüllten Erhebungsbogen von den Kliniken erfolgte zum Teil monatlich, im wesentlichen aber erst nach Ansammlung einer größeren Anzahl. Dadurch konnte der ursprünglich geplante kontinuierliche Arbeitsanfall für die Nachprüfung und die technische Datenerfassung nicht erreicht werden. Als Folge davon lagen für 1975 die ersten summarischen Auswertungen erst Mitte 1976 vor. An dieser Verspätung hat sich trotz ständiger Bemühungen der zentralen Organisationsstelle auch in den Jahren 1976 und 1977 nichts geändert.

Im nächsten Schritt wurden in der zentralen Organisationsstelle die eingegangenen Erhebungsbogen von der für die Studie angestellten Ärztin mit Hilfe einer Schablone auf Vollständigkeit, Plausibilität und systematische Fehler kontrolliert. Zu korrigierende Erhebungsbogen wurden mit einem Begleitschreiben an die Kontaktärzte der jeweiligen Kliniken zurückgeschickt. Anfänglich mußten aufgrund von unscharf formulierten Fragen, wie etwa das Mitzählen oder Nichtmitzählen der stattfindenden Entbindung bei der Angabe der Parität, bis zu 40% der Auswertungsbogen zurückgegeben werden. Am Ende des Jahres 1975 waren es mit Ausnahme von 2 Kliniken nur noch höchstens 10%. In den folgenden Jahren 1976 und 1977 reduzierte sich diese Zahl auf 4 bis 5% mit schwerwiegenden Dokumentationsmängeln behaftete Erhebungsbogen, die ein Rückfragen in den geburtshilflichen Kliniken notwendig machten. Die von den Kliniken, zum Teil anhand der Geburtenjournale korrigierten Erhebungsbogen wurden in der zentralen Organisationsstelle ein zweites Mal kontrolliert und dann zur weiteren Datenverarbeitung gegeben.

Leider konnten 1975 1,7%, 1976 0,2% und 1977 0,4% aller Geburten aus den beteiligten Häusern nicht mit in die Analyse eingehen, da von ihnen kein Erhebungsbogen vorlag. Dennoch zeigen diese Zahlen ebenso wie die rückläufige Zahl der notwendigen Korrekturaktionen, daß die Einführung einer von einer freiwilligen Kooperation getragenen Breitenstudie wie der Münchner Perinatal-Studie ein Projekt ist, das längere Zeit in Anspruch nimmt und nicht übers Knie gebrochen werden darf.

Die ärztlich überprüften und korrigierten, anonymisierten Erhebungsbogen wurden auf maschinell lesbare Datenträger (3 Lochkarten pro Bogen) übertragen. Stichproben haben gezeigt, daß die Fehlerrate bei der Datenübertragung im Normalbereich lag, daß diese Rate jedoch für wesentliche Daten der Statistik durch nachgeschaltete Plausibilitätsprogramme weiter gesenkt werden mußte. Unter Einsatz eines Aufbereitungs- und Prüfprogrammes wurden die Lochkarten auf Magnetband gespeichert, das die Daten aller Geburten des Untersuchungszeitraumes enthält. Dabei festgestellte Fehler konnten in Abstimmung mit den betroffenen Kliniken noch korrigiert werden.

Mit Hilfe eines Statistikprogramms erstellte das Rechenzentrum der Kassenärztlichen Vereinigung Bayerns auf einer SIEMENS 4004-150 **Summenstatistiken,** die im wesentlichen eindimensionale Auszählungen aller Erhebungsbogenmerkmale enthielten. Die Summenstatistik jeder einzelnen Klinik wurden dieser, die Gesamtstatistik aller Kliniken wurde jeder beteiligten Klinik zur Verfügung gestellt. Zur wissenschaftlichen Auswertung erhielt schließlich das Institut für medizinische Informationsverarbeitung, Statistik und Biomathematik der Universität München (Leiter Prof. Dr. K. Überla) ein Magnetband mit anonymisierten Daten.

Darüber hinaus konnte jede beteiligte Klinik auf Anforderung die Daten ihrer Geburten auf Magnetband für eigene Auswertungen erhalten.

Wie bei der Bearbeitung des Geburtenjahrganges 1975 hat sich auch 1976 und 1977 gezeigt, daß zur Sicherstellung einer genügend hohen Datenqualität die gründliche Überprüfung der eingesandten Auswertungsbogen sowohl inhaltlich als auch formal nötig ist. Obwohl bis zur Erstellung der Klinikstatistik zwei Bearbeitungsstufen zur Überprüfung vorgeschaltet waren (ärztliche Bearbeitung und Plausibilitätsprüfung über EDV-Programm), war es notwendig, an Hand der Klinikstatistiken – insbesondere bei den wesentlichen Daten „Totgeburten" und „Verstorbene Kinder" – einzelne Angaben zu korrigieren. Dies zeigt die Notwendigkeit, bei der Durchführung einer „Perinatologischen Erhebung" als Dauereinrichtung unbedingt **zeitnah** zu arbeiten. Das bedeutet, daß die Erhebungsbogen **monatlich** eingesandt werden müssen und Ergebnisse – erweiterte Klinikstatistiken – möglichst vierteljährlich den beteiligten Kliniken zur Verfügung gestellt werden. Durch zeitnahe Reaktion ist es dann auch für die einzelne Klinik leichter, aufgrund ihrer Unterlagen die Daten zu überprüfen und gegebenenfalls für die Jahresabschlußstatistik zu korrigieren.

3.2 Teilnehmende Kliniken und erfaßte Geburten

1974 nahmen 10 Münchner Kliniken an der Vorstudie zur Münchner Perinatal-Studie teil. Zu Beginn der Hauptstudie, am 1.1. 1975 waren schließlich 26 **geburtshilfliche Kliniken** bereit, auf freiwilliger Basis für jedes neugeborene Kind einen Erhebungsbogen auszufüllen. Von diesen geburtshilflichen Kliniken (siehe Kapitel 9.1) liegen

16 in München,
 9 in einem Umkreis von 50 km um München herum und
 1 in der Oberpfalz.

Insbesondere für München verfügt die Studie über eine hohe Repräsentativität (16 von 21 Kliniken mit ca. 95% der Münchner

Geburten). Bereits Mitte 1975 beendete eine kleinere Klinik aus der Umgebung von München ihre Teilnahme, da die Ärzte dort wegen Arbeitsüberlastung nicht zum Ausfüllen der Bogen kamen. 1977 hörte eine kleine, an der Studie beteiligte Klinik auf zu existieren. Daß der größte Teil der Kliniken über 3 Jahre an der Studie teilnahm, zeigt, welche Bedeutung und Nutzen man der Beteiligung an dieser gemeinsamen Aktion zumaß.

Die beteiligten Kliniken wiesen jährliche Geburtenziffern zwischen 20 und 1900 auf. Von den Kliniken lagen

6 unter 300 Geburten pro Jahr,
5 zwischen 300 und 500 Geburten pro Jahr,
9 zwischen 500 und 1000 Geburten pro Jahr,
6 über 1000 Geburten pro Jahr.

7 der 26 Kliniken standen in einem engen organisatorischen Verbund mit einer Neugeborenenintensivstation bzw. verfügten über einen neonatologischen Kreißsaaldienst. 13 Kliniken waren Beleghäuser, 10 gehörten in die Kategorie der chefärztlich geleiteten Häuser und 3 waren Universitätsfrauenkliniken. Die Studie vereinigt damit geburtshilflich-gynäkologische Krankenhäuser der Grund- und Regelversorgung, der Schwerpunktversorgung und der Maximalversorgung.

Dokumentiert und in die Studie aufgenommen werden sollten in den beteiligten Kliniken alle **Neugeborenen** nach dem Personenstandsgesetz, d. h. alle Lebendgeborenen und alle Totgeborenen ab 35 cm Länge. Dennoch enthält das Material 13 Totgeburten unter 35 cm, von 6 totgeborenen Kindern ist keine Länge bekannt. Ob es sich bei den 13 Totgeburten unter 35 cm um ausgereifte Früchte handelt oder welche anderen Gründe für eine Dokumentation in der Klinik maßgebend waren, läßt sich ohne Brechung der Klinikanonymität nicht feststellen.

Die Anzahl der Mehrlingsgeburten in der Münchner Perinatalstudie zeigt die Tabelle 3.1. Die Gesamtgeburtenzahl ist auch im Zusammenhang mit der Zahl der nicht dokumentierten Geburten (siehe Kapitel 3.1) der beteiligten Kliniken zu sehen. Von 11 Zwillingsgeburten lag der Erhebungsbogen jeweils nur eines Zwillings vor.

Die Hälfte aller Kinder (50,2%) der Studie kommt aus München, 26,3% aus einer Umgebung von ca. 30 km und 22,4% von weiter her. Bei 1,1% aller Kinder war keine Postleitzahl angegeben. Diese Verhältnisse veränderten sich über die Jahre 1975 bis 1977 nur minimal. Die Repräsentativität der Münchner Kinder in der Studie im Vergleich zu den Angaben des Statistischen Amtes der Stadt München stieg dagegen von 92,2% in 1975 über 95,8% in 1976 bis auf 96,4% in 1977 an (Tabelle 3.2). Während bei den totgeborenen Kindern über 34 cm eine zufriedenstellende und über die Zeit konstante Repräsentativität vorlag, sind 1976 bei den frühverstorbenen Kindern sogar mehr Kinder in der Studie enthalten, als das statistische Amt der Stadt München angibt. Inwieweit dieser Unterschied durch die bürokratische Melde- und Verarbeitungstechnik, auf die noch einzugehen

Tabelle 3.1: Mehrlingsgeburten in der Münchner Perinatal-Studie

	1975	1976	1977
Einlingsgeburten	17 822	18 493	18 251
	(99,07%)	(99,12%)	(98,97%)
vollständig dok. Zwillingsgeburten	159	162	184
unvollständig dok. Zwillingsgeburten	7	0	4
Drillingsgeburten	2	3	2
Gesamtgeburtenzahl	17 990	18 658	18 441
Gesamtkinderzahl	18 153	18 826	18 629

Tabelle 3.2: Repräsentativität der Kinder mit Wohnort München in der Münchner Perinatal-Studie (MPS) (Lebendgeborene und Totgeburten ≧ 35 cm)

	1975	1976	1977
Tot- und Lebendgeborene			
nach Amt für Statistik der Stadt München	9 832	9 884	9 728
Postleitzahl 8000 MPS	9 064	9 469	9 382
ohne Postleitzahl MPS	292	182	128
Repräsentativität %	92,2–95,2	95,8–97,6	96,4–97,8
Totgeburten			
nach Amt für Statistik der Stadt München	70	72	51
Postleitzahl 8000 MPS	64	61	47
ohne Postleitzahl MPS	3	2	0
Repräsentativität %	91–96	85–88	92
Frühverstorbene (–7. Tag)			
nach Amt für Statistik der Stadt München	98	87	72
Postleitzahl 8000 MPS	77	91	57
ohne Postleitzahl MPS	6	1	1
Repräsentativität %	79–85	>100	79–81
Perinatale Mortalität ‰			
– nach Amt für Statistik der Stadt München	17,1	16,1	12,6
– Postleitzahl 8000 MPS	15,3	15,7	10,9
– Postleitzahl 8000 nach WHO (≧ 1000 g) MPS	13,9	12,7	10,1

sein wird, oder durch Fehler in der Dokumentation der Studie hervorgerufen wurde, läßt sich an Hand des Materials nicht feststellen. Auffällig erscheint jedoch, daß 1976 doppelt so viele Münchner Kinder unter 1000 g erfaßt wurden (insgesamt 40) wie in den beiden anderen Geburtsjahrgängen. Den Einfluß dieser unreifen Kinder zeigt die Zeitreihe der Studie für die perinatale Mortalität der Kinder ≧ 1000 g, die im Gegensatz zur „ungereinigten" perinatalen Mortalität und ähnlich wie die entsprechenden Daten des statistischen Amtes der Stadt eine abfallende Tendenz besitzt. Trotz dieser Unstimmigkeit ist festzustellen, daß auch die „ungereinigte" perinatale Mortalität der Studie in allen Geburtsjahrgängen unter der der amtlichen Statistik liegt. Dabei ist zu berücksichtigen, daß bei den kleinen Münchner Geburtenzahlen etwa 10 verstorbene Kinder bereits einem Promille perinatale Mortalität entsprechen.

Wie schwierig die vollständige Erfassung der perinatal verstorbenen Kinder ist, zeigt die Tatsache, daß auch zwischen den Daten des städtischen Gesundheitsamtes, des statistischen Amtes der Stadt und des bayerischen statistischen Landesamtes kleinere Differenzen vorhanden wären, hätten diese Ämter ihre Meldungen und Zahlen nicht untereinander verglichen. Dies konnte mit den Daten der Münchner Perinatalstudie auf Grund der Anonymitätsgarantie und des Datenschutzes nicht erfolgen. Es sei den Kliniken zugestanden, daß sich durch das Ausfüllen verschiedener Formulare bei der Meldung von Totgeburten und Sterbefällen, oftmals zudem durch verschiedenes Personal, und bisweilen durch die Unkenntnis über das Versterben eines verlegten Kindes kleinere Dokumentationsfehler ergeben können. Hierauf ist bei der Fortführung der „Perinatologischen Erhebung" besonders zu achten. Insbesondere unter Qualitätssicherungsaspekten scheint es darüber hinaus wünschenswert, daß ein Weg zwischen amtlicher Statistik und einer zukünftigen „Perinatologischen Erhebung" gefunden wird, der die Geburtskliniken über jedes Versterben eines ihrer Säuglinge im ersten Lebensjahr informiert. Wird doch gerade die Säuglingssterblichkeit oft als Indikator für den Zustand eines nationalen Gesundheitswesens angesehen.

Trotz dieser Einschränkung rechtfertigt das Material eine gründliche wissenschaftliche Untersuchung. Nicht zuletzt seine Größe – 55 608 Fragebögen à ca. 100 Variablen entsprechen 5,5 Mio Informationen – und die kurze Erfassungszeit von 1975 bis 1977 mit ihrer geburtshilflichen Weiterentwicklung lassen es geeignet erscheinen, neben den für die beteiligten Kliniken interessanten reinen Deskriptionen des zeitlichen Verlaufs auch Hypothesen über den Zusammenhang zwischen Vorsorgemaßnahmen und kindlicher Morbidität, über perinatale Risikomuster oder die Gefährdung von Neugeborenen und dergleichen abzuleiten.

3.3 Der perinatologische Erhebungsbogen

Die Qualität einer statistischen Untersuchung hängt wesentlich von der Reliabilität und Validität der erfragten Merkmale und der Form des Erhebungsbogens ab. Daher waren die Verfasser des Bogens, der im Anhang 11.2 wiedergegeben ist, neben der Auswahl geeigneter und leicht erfaßbarer Merkmale um eine übersichtliche Gestaltung, Verständlichkeit und um den sicheren Schutz der Daten bemüht. Daraus ist ein Kompromiß entstanden, sowohl was die Form des Bogens als auch die Auswahl der Merkmale betrifft.

Äußeres Zeichen dieser Bemühungen ist die Beschränkung des Bogens auf eine DIN-A4-Seite, die eine natürliche obere Grenze der Datenmenge bildet und erheblich den organisatorischen Aufwand vereinfacht. So ließ sich eine Durchschreibetechnik verwenden, bei der der Originalbogen die Daten im Klartext enthielt und bei den Krankenakten verblieb, während der anonymisierte Durchschlag nur noch die kodierten Merkmale aufwies und an die zentrale Organisationsstelle versandt wurde. Die Identifikation einer Patientin wäre nur durch die Preisgabe ihres Namens durch die dokumentierende Klinik möglich gewesen. Zudem ist auf dem Bogen jede Klinik durch eine Ziffer gekennzeichnet, die nur ihr und einer Person in der zentralen Organisationsstelle bekannt war. Auf diese Weise wurde bei der statistischen Auswertung auch die Anonymität der die Erhebung durchführenden Kollegen gesichert.

Die **chronologische Anordnung** der Merkmale im Erhebungsbogen erlaubt eine lückenlose dem Zeitablauf entsprechende Dokumentation von Zeile zu Zeile ohne Überspringen einzelner Fragen. Hervorgehobene Abschnitte, Spaltenbildung und Durchnumerierung der Zeilen gliedern den Bogen überschaubar und lassen ein etappenweises Ausfüllen zu:

Die Angaben zur Schwangeren und der Abschnitt Mutterschaftsvorsorge können bereits während der Geburt ausgefüllt werden. In den meisten Kliniken wurde dies von den Hebammen übernommen. Die weiteren Fragen etwa zu den Risiken in der Schwangerschaft, dem Geburtsmanagement oder dem Zustand des Kindes sollten doch von dem Arzt, der die Geburt leitet, in Zusammenarbeit mit der Hebamme, kurz nach der Geburt beantwortet werden. Die Entlassungsuntersuchung der Mutter war in den meisten Kliniken der Zeitpunkt, den Bogen zu komplettieren und erstmals auf Unplausibilitäten noch in der Klinik zu prüfen. Der Kontaktarzt der Klinik zur Studie übernahm schließlich die ordnungsgemäße Aufarbeitung und Versendung der Bogen an die zentrale Organisationsstelle.

Die **Auswahl der Merkmale** hatte ein Fachgremium nach sorgfältiger Abwägung und Diskussion getroffen. Der Bogen enthält die wichtigsten unverzichtbaren Merkmale der Mutterschaftsvorsorge und alle Methoden der perinatalen Überwachung. Auf der Rückseite sind die Kataloge der Schwangerschafts- und Geburtsrisiken sowie der Verlegungsgründe der Kinder aufgeführt.

Mit dem Bogen war somit ein gewisser Standard vorgegeben, mit dem jede Geburt dokumentiert werden sollte, um eine vergleichbare Beurteilung der geburtshilflichen Leistungen und Ergebnisse innerhalb und außerhalb der Klinik zu ermöglichen.

Selbstkritisch muß man zugeben, daß einige Fragen des Bogens entbehrlich gewesen wären, andere sind unscharf formuliert und damit Quellen häufiger Dokumentationsmängel. Diese Mängel waren bereits 1975 bekannt und publiziert (Münchner Perinatal-Studie 1975). Dennoch wurde der Erhebungsbogen auch für 1976 und 1977 beibehalten, um den Kliniken eine Umstellung der Dokumentation, auch wenn sie nur geringe Änderungen betraf, zu ersparen und die Kontinuität der Erfassung zu wahren. Die zunehmend verbesserte Dokumentation in den Jahren 1976 und 1977 rechtfertigt nachträglich diese Maßnahme. Mitte 1977 wurde aufgrund der gesammelten Erfahrungen ein neuer Bogen für die Jahre ab 1978 entworfen (s. Anhang 11.3). Dabei wurde auf einige entbehrliche Fragen verzichtet und dafür je ein Katalog für Operationsindikationen und für die kindliche Morbidität, Verlegungsgründe und Todesursachen zusätzlich aufgenommen. Leider ist unserer Meinung nach der Schlüssel für den Sozialstatus noch immer unzureichend, doch überzeugende und praktikable Alternativen sind uns nicht bekannt. Obwohl das Erfassungsinstrument von 1975 bis 1977 aufgrund neuer Erkenntnisse durch den Bogen für 1978 überholt wurde, war die Studie zu keiner Zeit in Frage gestellt.

Insgesamt ist festzustellen, daß dieser Bogen von 26 Kliniken über 3 Jahre hinweg freiwillig verwendet wurde, um 55 608 Neugeborene zu dokumentieren. Dies allein spricht schon für seine Brauchbarkeit und für die Vertretbarkeit des organisatorischen und zeitlichen Aufwandes, den zugegebenermaßen das Ausfüllen der Erhebungsbogen in Anspruch nahm.

3.4 Dokumentationsprobleme

Zwei Arten von Dokumentationsproblemen traten bei der Durchführung der Münchner Perinatal-Studie auf: die organisatorischen Probleme, die jede multizentrische Studie mit sich bringt, und solche, die den Fragebogen betreffen.

Soll eine routinemäßige Erhebung erfolgreich sein, so muß sie sich dem eingespielten Ablauf einer Klinik anpassen oder in ihn eingepaßt werden. Da jede Klinik ihre mehr oder weniger eigene Organisationsform besitzt, kann und darf eine zentrale Organisationsstelle nur **Empfehlungen** geben, wo von welcher Person zu welcher Zeit der Bogen am zweckmäßigsten auszufüllen ist. So wurde in einigen Kliniken der Erhebungsbogen, soweit er es zuläßt, während der Geburt vom entbindenden Arzt ausgefüllt, in anderen Kliniken waren es an Hand der Krankengeschichten medizinische Dokumentationsassistenten. Hierdurch traten trotz gleichem Erhebungsbogen sicher Beobachtungsungleichheiten zwischen den Kliniken auf, die sich nach unserer Meinung jedoch in einem vertretbaren Ausmaß hielten.

Das System des **Kontaktarztes** in jeder Klinik, der die Erhebungsbogen sammelt, eine erste klinikinterne Kontrolle vornimmt und im direkten Kontakt mit der zentralen Organisationsstelle steht, hat sich bewährt. Dennoch wirft die von vielen Kliniken praktizierte Rotation des Kontaktarztes Kommunikationsprobleme auf. Der Kontaktarzt sollte möglichst ein Arzt des übergeordneten Dienstes sein, sowohl aus Kontinuitätsgründen als auch wegen der größeren geburtshilflichen Erfahrung und des besseren Durchsetzungsvermögens.

Zwei wesentlich geringere Probleme bereitet die in der Studie verwendete NCR-**Durchschreibetechnik,** bei der ein mit Klartext versehener Erhebungsbogen für die Krankengeschichte und ein anonymisierter Auswertungsbogen für die zentrale Organisationsstelle entsteht. Zum einen dürfen Original und Kopie erst getrennt werden, wenn der Erhebungsbogen vollständig ausgefüllt ist, d. h. erst nach der Entlassung der Patientin, um ein Verrutschen der durchgeschriebenen Zahlen und Kreuzchen zu vermeiden. Zum anderen lassen sich mit diesem Verfahren auch andere als geburtshilfliche Notizen oder gar Briefe durchschreiben, wenn das Formular als Schreibunterlage dient. Die bei der zentralen Organisationsstelle auf diese Weise eingegangenen Informationen konnten leider nicht für die Studie verwertet werden und störten zudem die Lesbarkeit des Auswertungsbogens. Trotz dieser kleineren abstellbaren Mängel, ist für die Münchner Perinatal-Studie die Durchschreibetechnik mit abschließendem Ablochen der Daten das Verfahren der Wahl, das in jedem Fall einem Markierungsbelegverfahren vorzuziehen ist.

Wie sehr der Erhebungsbogen im Verlauf der Zeit trotz der genannten Probleme akzeptiert wurde, zeigt neben der steigenden Repräsentativität für München (Tabelle 3.2) auch die Abnahme **fehlender Angaben** (Tabelle 3.3). Bei nur 2 Merkmalen („Fötalblutanalyse" und „Hebamme bei Geburt anwesend") muß eine Zunahme der fehlenden Angaben über die Beobachtungs-

Tabelle 3.3: Relative Häufigkeiten fehlender Angaben, bezogen auf entsprechende logische Untermengen (die Tendenzangaben kennzeichnen auf dem 1 %-Niveau auffällige Unterschiede in den Jahrgängen)

Variablenname	1975	1976	1977	∅	Tendenz
Tragzeit	14,9	10,5	10,8	12,0	∨
Lebenstag des Kindes bei Entlassung	9,8	9,3	9,0	9,4	╲
Petrussa-Index	10,0	8,2	2,3	6,7	╲
Lebenstag des Kindes bei 1. pädiatrischer Untersuchung	4,3	3,2	4,3	3,9	∨
Anz. Untersuchungen in SS	4,4	2,3	2,9	3,2	∨
Erstuntersuchungswoche	4,7	2,0	2,6	3,1	∨
Dauer Austreibungsperiode	3,4	2,7	3,0	3,1	∨
Berufstätigkeit	4,8	2,0	2,1	3,0	∨
Sozialstatus	1,8	1,1	1,3	1,4	∨
Fötalblutanalyse	1,0	1,5	1,7	1,4	╱
Vorsorge bei Allgemeinarzt	1,4	1,2	1,5	1,3	–
Vorsorge bei Facharzt	1,3	1,2	1,5	1,3	–
Dauer Preßperiode	1,7	1,1	1,3	1,3	∨
Anz. AK-Bestimmungen	1,5	0,9	1,2	1,2	∨
Hebamme bei Geburt	0,6	1,3	1,7	1,2	╱
Nationalität	1,2	1,2	1,1	1,1	–
Postleitzahl	1,6	1,0	0,7	1,1	╲
HPL-Bestimmung	1,1	0,5	1,2	0,9	∨
Vorsorge bei Belegarzt	1,2	0,7	0,6	0,8	∨
CTG ante partum	1,2	0,6	0,8	0,8	∨
Amnioskopie	1,0	0,6	0,9	0,8	∨
Verlegung in Kinderklinik	1,5	0,4	0,6	0,8	∨
Mikroblutuntersuchung	1,0	0,5	0,9	0,8	∨
Vorsorge in Klinik	1,0	0,7	0,7	0,8	╲
Östrogene bestimmt	1,0	0,5	0,8	0,8	∨
Geburt aus VHH-Lage	1,3	0,5	0,4	0,7	╲
Rötelntiter über 1:8	1,2	0,5	0,5	0,7	╲
Amniozentese	1,0	0,4	0,6	0,7	∨
durchschnittlicher Prozentsatz fehlender Angaben pro Variable	1,2	0,8	0,8	1,0	
Anzahl Variabler mit über 1% fehlenden Angaben	27	16	17	17	

jahre vermerkt werden. Die deutlichste Verbesserung in der Ausfüllrate machten der Petrussa-Index und die Tragzeit. Ungeklärt bleiben muß, warum die Tragzeit 1975 noch 15%, 1976 und 1977 aber zwischen 10 und 11% fehlender Angaben aufwies. Diese Zahlen harmonieren kaum mit der Ausfüllrate der Erstuntersuchungswoche, die im Durchschnitt bei 3,1% der Schwangeren nicht angegeben wurde. Wahrscheinlich wurde bei der Angabe der Erstuntersuchungswoche wesentlich häufiger der Konzeptionstermin geschätzt als bei der Angabe der Tragzeit.

Bei Betrachtung der Tabelle 3.3 fällt weiter auf, daß das Jahr 1976 insgesamt die geringste Anzahl fehlender Angaben besitzt. Diese auch an anderen Punkten ablesbare Sonderstellung des Jahres 1976 führen wir auf zwei sich entgegenwirkende Ursachen zurück: die zunehmende Sicherheit bei der Dokumentation und die leicht abnehmende Motivation mit der Dauer der Studie. Für nachfolgende Studien sollte gerade der letzte Punkt sehr ernst genommen und durch Fortbildungsveranstaltungen, Informationsblätter für die dokumentierenden Mitarbeiter und dgl. aufgefangen werden.

Jeder Bogen steht und fällt mit eindeutig definierten Begriffen wie z. B. der Manualhilfe, der EPH-Gestose oder der Frühgeburt. Aber keine Dokumentationsanleitung kann so ausführlich sein, daß alle Dokumentationsfehler verhindert werden. Um diese Fehler zumindest abschätzen zu können, enthielt der Erhebungsbogen an gezielten Stellen Redundanzen für Plausibilitätsprüfungen. Die stichprobenhafte Suche nach **Unplausibilitäten** – die gesamte Validität des Bogens ist damit sicher nicht zu überprüfen – ergab für 1975 eine geschätzte durchschnittliche Fehlerrate von 0,5% nach Durchlaufen der ärztlichen und der automatischen Plausibilitätskontrolle. An dieser Größenordnung hat sich in den nachfolgenden Jahren nichts geändert. Diese Fehlerrate trifft insbesondere jene Merkmale wie die Totgeburtlichkeit schwer, deren Inzidenz gering ist. Während die Totgeburtlichkeit durch insgesamt 7 Prüffragen (verlegt oder entlassen, Apgar 1 min > 0, U2 durchgeführt etc.) an Hand des Bogens zufriedenstellend kontrolliert werden kann, gilt dies nicht für die Frühsterblichkeit (–7. Tag). Ihre Erkennung ruht voll auf der Angabe des Sterbetages des Kindes, wenn man von dem Merkmal „Kind verstorben in den ersten 28 Lebenstagen" absieht (beide Zeile 43 des Erhebungsbogens Anhang 11.2). Dieses Merkmal besitzt auf Grund seiner organisatorisch ungeeigneten überlangen Überwachungsdauer eine so geringe Ausfüllrate, daß es zur Feststellung des Versterbens eines Neugeborenen keinen wesentlichen Beitrag leisten kann. 1976 wurde die Überwachungszeit daher über eine Änderung der Dokumentationsanleitung auf 7 Tage heruntergesetzt, ohne daß sich dadurch Wesentliches an der Ausfüllrate geändert hat.

Die daraus zu ziehenden Konsequenzen wurden im neuen Erhebungsbogen realisiert. Darüber hinaus wird eine zeitlich engere Zusammenarbeit mit den Kliniken erfolgen müssen, um im gegenseitigen Informationsaustausch die Zahl der Totgeburten und Frühverstorbenen einer Klinik genauer zu erfassen.

Wie kompliziert eine standardisierte Beobachtung ist, sollen beispielhaft folgende, oft nicht eingehaltene Dokumentationsregeln aufzeigen:

– Die laufende Schwangerschaft zählt bei der Angabe der Gravidität mit.

– Nur bei primärer Sectio ist keine Geburtsdauer anzugeben.

– Der 1. Lebenstag des Kindes beginnt unmittelbar nach der Entbindung, der 1. Wochenbettag der Mutter aber 24 Stunden danach.

– Die Geburt beginnt mit dem Blasensprung, mit dem Einsetzen regelmäßiger Wehen (lt. Pschyrembel alle 10 min über eine halbe Stunde) oder wenn es „zeichnet".

Diese Beispiele könnten beliebig erweitert werden. Die Bemühungen um eine gemeinsame Sprache und die daraus folgende Möglichkeit einer vergleichbaren Analyse der Daten der beteiligten Kliniken machen gerade den Erfolg der Münchner Perinatal-Studie aus und rechtfertigen den dafür notwendigen Aufwand.

3.5 Methodik der Auswertung

Die wissenschaftliche Auswertung eines so umfangreichen Datenmaterials wie das der Münchner Perinatal-Studie wird selten zu einem endgültigen Abschluß kommen, sofern die Daten ihre Aktualität behalten. Die Fülle der verborgenen Informationen zwingt vielmehr zu einer Auswertung mit einem geplanten offenen Ende. Dies trifft besonders für die vorliegende Auswertung zu, wenn auch die Auswertenden bemüht waren, die zur Zeit interessierenden perinatologischen Fragestellungen abschließend, d. h. entweder bis zu ihrer Beantwortung oder bis zur Erreichung der Grenzen des Datenmaterials zu klären.

Dem offenen Ende der Auswertung wurde **technisch** dadurch Rechnung getragen, daß aus den Daten der über 55 000 Geburten eine SAVOD-Datenbank (Selbmann und Raab 1976) erstellt wurde. Von dort sind sie, auf Magnetplatten eines Siemens 4004/151-Rechners gespeichert, im Dialog und stapelweise abrufbar. Der Zugang zu ihnen ist durch Paßwörter dreifach gesichert. Die Daten selbst sind anonymisiert, so daß die Auswertenden weder die Kliniken noch die Patientinnen identifizieren können.

Das Auswertungssystem SAVOD (Sammel- und Auswertungssystem volldynamischer Datenbestände) ermöglicht die Beantwortung medizinisch-statistischer Fragestellungen in beliebigen Untergruppen, wobei insbesondere Häufigkeitsanfragen, zwei- und mehrdimensionale Kontingenztafeln, Perzentilbestimmungen und Basisstatistiken zur Anwendung kommen. Darüber hinaus erlaubt das System die Erstellung von komprimierten Datenschnittstellen, die als Eingabedaten für weitergehende Analysen (Clusteranalysen, multiple logistische Modelle, Diskriminanzanalysen, Regressionsanalysen etc.) dienen können.

Der Erhebungsbogen der Münchner Perinatal-Studie enthält Merkmale, die unterschiedliche **Gruppen** von Beobachtungseinheiten – Schwangere, Neugeborene, Lebendgeborene – beschreiben. Dementsprechend können sich relative Häufigkeiten einmal auf Schwangerschaften (Schwangerschaftsrisiken etc.), auf Kinder (interne CTG-Überwachung etc.) oder auf Lebendgeborene (Intubationsfrequenzen etc.) beziehen.

Ist die Bezugsgruppe aus dem logischen Zusammenhang nicht ersichtbar, so wurde sie in den folgenden Analysen immer angegeben. Neben dieser gewollten Variation der Bezugsgruppe entstand durch fehlende Angaben eine ungewollte Variation. Bei diesen fehlenden Werten (vgl. auch Kapitel 3.4) wurde i. a. in den vorliegenden Auswertungen davon ausgegangen, daß sie zufällig und unselektiert auftraten, d. h. daß die Fälle ohne Angaben sich genauso verhielten wie die mit Angaben. Optisch schlugen sich die fehlenden Werte in ungleichen Randsummen nieder.

Alle von uns durchgeführten **statistischen Analysen** sind als rein deskriptiv anzusehen, sie verstehen sich nicht im Sinne von strengen statistischen Tests. Aus diesem Grund wurde auf die Verwendung des Begriffes „Signifikanz" zugunsten des Begriffes „Auffälligkeit" verzichtet. Interpretiert wurden im allgemeinen nur statistische Ergebnisse, die bei zweiseitiger Fragestellung auf dem 1 %-Niveau auffällig, d. h. eine Rate von 1 % falschpositiven Fehlern aufwiesen, da wir davon ausgehen, daß medizinisch-relevante Unterschiede sich bei der Fallzahl von über 55 000 Geburten auf diesem Auffälligkeitsniveau zeigen sollten.

Die Größe des Datenmaterials erlaubt oftmals eine Auswertung in tiefgestaffelten Untergruppen, so daß multivariate Verfahren nur begrenzt eingesetzt werden mußten. Zudem haben wir die Erfahrung gemacht, daß auffällige Ergebnisse z. B. von multidimensionalen Kontingenztafelanalysen häufig Schwierigkeiten bei der Interpretation und dem Ableiten von medizinischen Schlußfolgerungen bereiten. Die extensive statistische Elimination multivariater Einfluß- und Störgrößen soll daher ebenso weitergehenden Einzelanalysen überlassen bleiben wie die Anwendung verschiedener Matched-Pair-Techniken. Bei diesen Analysen muß besonders darauf geachtet werden, daß die ausgewählten statistischen Verfahren das Datenmaterial mit seinen in den Kapiteln 3.2 und 3.4 genannten Einschränkungen nicht überfordern.

Literatur:

Selbmann, H. K., A. Raab: SAVOD-Q Benutzerhandbuch, Technischer Bericht Nr. 3 ISB München, 1976.

4 Die perinatologische Situation der Region München

4.1 Medizinalstatistiken und perinatologische Aktivitäten

Betrachtet man die Säuglingssterblichkeit in der Bundesrepublik Deutschland im zeitlichen Verlauf, so könnte man von den Erfolgen der Geburtshelfer und Pädiater begeistert sein. 1970 lag sie noch bei 23,6‰, 1977 sind es nur noch 15,4‰; mit anderen Worten: jeder 3. Säugling, der 1970 noch gestorben wäre, überlebte 1977 den ersten Jahrestag seiner Geburt. In absoluten Zahlen entspricht dies bei den heutigen Geburtenziffern knapp 5000 geretteten Säuglingen pro Jahr. Erst der Blick auf die Vergleichszahlen der europäischen Länder trübt diese Freude, denn 1970 wie 1976 nimmt die Bundesrepublik in der Säuglingssterblichkeit nur den 13. Rang ein (1977 sind noch nicht alle Zahlen vorhanden). An der Spitze in Europa stehen hier die skandinavischen Länder (Schweden, Finnland, Island, Norwegen) und die Niederlande, gleichsam als unsere Vorbilder. Vergleicht man die 11 Bundesländer untereinander, so lag Bayern zwischen 1970 und 1975 (Maier 1977) fast immer in der oberen, besseren Hälfte, 1975 z. B. auf dem 4. Rang. Die Münchner Zahlen schwankten dabei auf Grund der kleinen Geburtenziffern (ca. 10 000 Kinder) ohne erkennbaren Trend um die bayerischen herum.

Das für die Säuglingssterblichkeit (Prozentsatz der unter einem Jahr verstorbenen Säuglinge an den Lebendgeborenen) Gesagte gilt sinngemäß auch für die perinatale Mortalität (Prozentsatz der Totgeborenen und bis zum 7. Tag Verstorbenen an den Tot- und Lebendgeborenen). Von 1970 bis 1977 fiel die perinatale Mortalität in der Bundesrepublik Deutschland von 26,4 auf 14,9‰, in Bayern von 27,1 auf 15,0‰ und in München sogar von 29,1 auf 12,6 ‰.

Seit 1973 lag sie in München allerdings erheblich unter der Bayerns und der Bundesrepublik Deutschland (Tabelle 4.1). Trotz dieser bemerkenswerten Zahlen verbesserte sich die Situation der Bundesrepublik Deutschland im internationalen Vergleich nicht. Die Bundesrepublik ist nach wie vor in der perinatalen Mortalität zwischen Österreich und der DDR postiert (Tabelle 4.1). Daraus muß man schließen, daß die anderen Länder, wenn auch vielleicht mit anderen Mitteln, sich ebenso intensiv bemühen, ihre perinatale Mortalität zu senken wie wir.

Der schwerwiegendste, soziodemographische Indikator für die Gefährdung der Neugeborenen ist neben der sozialen Schicht die Legitimität. Die perinatale Mortalität der nicht-ehelich geborenen Kinder lag in Bayern um 65% über derjenigen der ehelich

Tabelle 4.1: Nationale und internationale Vergleiche der perinatalen Mortalität ‰ (persönliche Mitteilung von Fr. Dr. Zimmermann, bayer. stat. Landesamt)

	1974	1975	1976	1977	Differenz 1975–1977
München	19,7	17,1	16,1	12,6	4,5
Bayern	21,5	18,9	17,4	15,0	3,9
Bundesrepublik Deutschland	21,6	19,3	17,1	14,9	4,4
Österreich	23,0	21,2	18,4	17,5	3,7
DDR	18,0	17,4	15,9		
Niederlande	15,4	13,9	14,4	12,9	1,0
Schweiz	14,1	13,4	13,1	11,2	2,2
Dänemark	13,1	13,3	12,6	10,6	2,7
Schweden	13,2	11,3	10,8	10,2	1,1

geborenen (Zimmermann 1978). Eine deutliche Änderung ist hier bis 1977 nicht eingetreten. Dies bestätigen in etwa auch die Zahlen der Münchner Perinatal-Studie (Tabelle 4.2).

Bei der Nationalität zeigt sich sowohl in den Daten des bayerischen statistischen Landesamtes als auch in den der Münchner Perinatal-Studie ein uneinheitliches Bild. Dies ist zum Teil auf die im Jahr 1975 geänderte Möglichkeit, die deutsche Staatsangehörigkeit anzunehmen, zurückzuführen. Seither muß nur ein Elternteil – nicht mehr ausschließlich der Vater – deutsch sein, damit das Kind die deutsche Staatsangehörigkeit erhält. Dennoch ist ersichtlich, daß die in Bayern geborenen Kinder ausländischer Eltern häufiger versterben als die deutschen Neugeborenen.

Betrachtet man die Totgeburtenraten (Tabelle 4.3) in der Bundesrepublik, Bayern und München, so stellt man erfreulicherweise fest, daß sie in gleichem Maße zurückgehen wie die perinatale Mortalität.

Von 1970 bis 1977 betrug die Totgeburtenrate in allen 3 regionalen Gliederungen fast konstant 40% der perinatalen Mortalität (Holzmann und Selbmann 1979). Dies deutet daraufhin, daß die gleichen Bemühungen, die die Frühsterblichkeit sinken ließen, in gleichem Maße auch die Totgeburtlichkeit positiv beeinflußten.

Scheinbar unbeeinflußbar von den ärztlichen Bemühungen verhält sich dagegen die Untergewichtigkeit (Geburtsgewicht <2500 g) der Neugeborenen. Hier sind sowohl in der Bundesrepublik als auch in

Tabelle 4.2: Perinatale Mortalität in ‰ nach Legitimität und Nationalität (* ab 1975 Änderung in der Staatsangehörigkeit des Kindes)

	1974	1975	1976	1977	Differenz 1975–1977
Nach bayr. stat. Landesamt					
deutsch (Kind)	20,8	18,9*	16,8	14,5	4,4
nicht-deutsch	25,9	20,6*	23,1	19,6	1,0
ehelich	20,4	18,2	16,6	14,2	4,0
nicht-ehelich	35,0	30,1	27,8	25,1	5,0
Nach Münchner Perinatal-Studie					
deutsch (Mutter)	–	15,8	15,6	11,9	3,9
nicht-deutsch	–	15,0	18,5	17,9	–2,9
verh., verw., gesch.	–	14,9	16,0	12,5	2,4
ledig	–	26,9	18,6	20,7	6,2

Tabelle 4.3: Totgeburten und Untergewichtigkeit im nationalen Vergleich

	1974	1975	1976	1977
Totgeburten ‰				
München	6,0	7,1	7,3	5,2
Bayern	8,6	7,4	7,0	5,9
Bundesrepublik Deutschland	8,5	7,7	7,3	6,5
Münchner Perinatal-Studie	–	6,4	6,3	5,3
Untergewichtigkeit (<2500 g) %				
Bayern	5,9	5,8	5,6	5,4
Bundesrepublik Deutschland	6,3	6,3	6,2	
Münchner Perinatal-Studie	–	6,5	6,5	6,4

Bayern und in der Münchner Perinatal-Studie nur geringfügige Änderungen zu verzeichnen. Allerdings ist die Untergewichtigkeit in einer Region allein kein geeignetes Maß für die Qualität der geburtshilflichen Versorgung, denn erstens hängt sie z. B. von der Größe und dem Gewicht der Mutter ab und zweitens verändern dieselben geburtshilflichen Aktivitäten, die aus Fehlgeburten untergewichtige Kinder und aus den bisherigen untergewichtigen Kinder normalgewichtige machen, nicht unbedingt die Gesamtrate der Untergewichtigkeit.

Dennoch bleibt festzustellen, daß die Untergewichtigkeit in der Münchner Perinatal-Studie mit ihrer 50 %-Stadtbevölkerung erheblich über der Bayerns liegt (1977: 6,4%). Auch die Rate der Bundesrepublik Deutschlands liegt um ca. 0,6% noch über der relativ günstigen bayerischen mit 5,4%.

Bei der Wertung der Ergebnisse der Münchner Perinatal-Studie wird man neben den generellen Bemühungen der zuständigen Stellen der Stadt und der Ärzteschaft zwei Punkte nicht außer acht lassen können:

1. Die Änderungen der Mutterschaftsrichtlinien, die zum 1. 4. 1975 in Kraft traten, und
2. die Einführung des Münchner Neugeborenenbringedienstes im November 1975.

Die Änderungen der Mutterschaftsrichtlinien betrafen u. a. die Erhöhung der Zahl der Vorsorgeuntersuchungen, die frühzeitige Erkennung von Risikoschwangerschaften durch einen im neuen Mutterpaß abgedruckten Risikokatalog bzw. durch die damit verbundenen notwendigen Maßnahmen wie Ultraschall, CTG etc. und die Erweiterung der serologischen Untersuchungen durch den Röteln-Hämagglutinationstest. Die Risikokataloge der Münchner Perinatal-Studie sind auf die im Mutterpaß vorhandenen abgestimmt; die in den Richtlinien empfohlenen Untersuchungen werden in unserem Erhebungsbogen erfragt.

Im Rahmen der städtischen Aktion zur Senkung der perinatalen Mortalität wurde im Januar 1975 eine Transportkommission zur Beschaffung von 6 Transportinkubatoren mit Reanimationseinrichtungen gebildet. Mit Hilfe des Rettungsdienstes Bayern wurde bei der Münchner Feuerwehr der Neugeborenenbringedienst realisiert, der gefährdete Neugeborene in aufnahmebereite neonatologische Abteilungen bringt. Beide Punkte haben mit Sicherheit die perinatologische Situation der Region ebenso verbessert, wie dies ab 1978 auch von dem durch die Spendenaktion „Rette das neue Leben" ins Leben gerufenen Neugeborenen-Notarzttransportdienst erwartet wird.

Literatur:

Holzmann, K., H. K. Selbmann: Perinatale Mortalität versus Morbidität aus geburtshilflicher Sicht, Arch. Gynec. 228, 1979, 81.
Maier, E.: Gegenwärtiger Stand der Mütter- und Säuglingssterblichkeit im nationalen und internationalen Vergleich, Öff. Gesundh.-Wesen, 39, 1977, 525.
Zimmermann, E.: Säuglings- und Müttersterblichkeit 1977, Bayern in Zahlen, Monatshefte des Bayer. Stat. Landesamtes 1978, 369.

4.2 Zeitliche Veränderungen des Schwangerenkollektivs, des geburtshilflichen Angebots und der kindlichen Ergebnisse

Ein wesentliches Ziel der Münchner Perinatal-Studie war die Beobachtung der perinatologischen Landschaft der Region über einen längeren Zeitabschnitt. Für diesen Zweck war der Zeitraum von 1975 bis 1977 insofern bestens geeignet, als in ihm von allen Seiten (s. Kapitel 4.1) große Anstrengungen unternommen wurden, die ungünstige Situation der Geburtshilfe in der Bundesrepublik Deutschland, gemessen wie international üblich an der Säuglingssterblichkeit, zu verbessern. Die Daten der Studie (Tabelle 4.4) dokumentieren daher in eindrucksvoller Weise diese Bemühungen und in Grenzen auch ihre Erfolge.

Zwei bekannte Tendenzen, die zur Kleinfamilie und die zur späteren Schwangerschaft, können an unserem Datenmaterial nicht nachgewiesen werden. Mit großer Wahrscheinlichkeit liegt dies an deren Langfristigkeit, die sich bei unseren Fallzahlen in Jahr-zu-Jahr-Variationen noch nicht bemerkbar macht. Wesentlich ausgeprägter und daher deutlich sichtbar sind dagegen der zunehmende Beschäftigungsgrad der Schwangeren (+2,4%) und die abnehmende Zahl der Geburten von Ausländerinnen (−2,3%). Beide sind zwar nicht ohne Einfluß auf die Häufigkeit der gehobenen und höheren Sozialstufen, deren Ansteigen um 5,2% in den 3 Jahren wird durch sie aber nicht erklärt. Hier steht erneut die Zuverlässigkeit und Gültigkeit der Einstufung des Sozialstatus in Frage, die im wesentlichen auf den Berufen der Ehemänner bzw. der Väter bei alleinstehenden Müttern beruht. Ein praktikabler Sozialschlüssel mit einer hohen Reliabilität ist uns leider nicht bekannt, nachdem kürzlich für den Sozialschlüssel von Kleining und Moore (Warncke 1978) auch nur eine Retest-Reliabilität von 33% festgestellt werden konnte.

Tabelle 4.4: Zeitliche Veränderung perinataologischer Daten von 1975 bis 1977 (Die Tendenzsymbole kennzeichnen auf dem 1%-Niveau auffällige Trends)

Prozentangaben	Tendenz	1975	1976	1977
Schwangere = 100%		17 990	18 658	18 441
Kinder = 100%		18 153	18 826	18 629
Lebendgeborene = 100%		18 036	18 708	18 530
Schwangeren-Kollektiv				
Erstgebärende	∪	53,2	51,1	51,6
– darin älter als 30 J.	–	13,1	12,1	12,7
Mehrgebärende älter als 30 J.	–	23,4	23,6	23,8
Berufstätige	↗	57,5	58,6	59,9
Ausländerin	↘	20,6	19,8	18,3
Alleinstehende (ledig, verw., gesch.)	–	8,3	8,2	8,3
Münchnerinnen der Studie	–	50,9	51,0	50,9
gehobener und höherer Sozialstatus	↗	76,3	80,1	81,5
anamnestisch belastete Schwangere	–	20,9	20,8	20,9
Schwangerenüberwachung				
Teilnehmerin (mind. 1 Untersuchung)	↗	98,5	99,1	99,1
Erstuntersuchung vor 13. Woche	↗	47,8	55,5	56,4
– darin Mehrgebärende	↗	21,1	25,4	26,1
10 u. m. Untersuchungen	↗	36,0	41,1	44,8
– darin Mehrgebärende	↗	14,6	17,5	19,4
Mutterschaftsvorsorge:				
– in Klinikambulanz ⎫	↘	56,0	52,7	51,5
– bei Belegarzt ⎬ Mehrfach-	↗	21,6	23,6	25,6
– bei niedergel. Facharzt ⎬ nennungen	∩	48,2	51,6	51,2
– bei Allgemeinarzt ⎭	↘	9,9	7,3	6,3
Mutterpaß vorgelegen	∩	95,8	97,4	96,4
Blutgruppe bekannt	∩	98,8	99,1	99,0
Antikörper bestimmt	↗	92,6	95,2	96,2
LSR durchgeführt	↗	88,1	92,1	93,3
Rötelntiter bestimmt	↗	85,1	91,2	93,9
Rötelntiter über 1:8	↗	84,5	85,3	88,5
Ultraschallschnittbild	↗	53,4	68,0	76,6
CTG ante partum	↗	29,7	36,2	42,8
Amnioskopie durchgeführt	–	25,9	24,7	24,9
Östrogene bestimmt	–	12,0	12,1	12,0
HPL bestimmt	∪	7,6	5,5	6,9
Amniozentese durchgeführt	–	1,3	1,4	1,5

Tabelle 4.4 (Fortsetzung)

Prozentangaben	Tendenz	1975	1976	1977
Schwangere = 100%		17 990	18 658	18 441
Kinder = 100%		18 153	18 826	18 629
Lebendgeborene = 100%		18 036	18 708	18 530
Schwangerschaftsverlauf				
Risikoschwangerschaften	↗	46,4	47,1	48,1
– darin Erstgebärende	–	23,2	23,1	23,8
– mit mehr als 2 SS-Risiken	–	7,1	6,9	6,7
Frühgeburtsrisiken (vorzeitige Wehen und/oder Cervixinsuff.)	↗	13,1	15,1	15,8
verwertbarer Termin	↗	88,3	90,8	90,8
Tragzeit 40 u. m. Wochen (* 1975 14,9% o. Angabe)		71,7*	69,0	70,9
Geburt				
in Belegarztklinik	↗	27,8	29,1	30,1
vorzeitiger Blasensprung	↘	21,2	21,1	19,5
Blasensprung über 48 h	–	2,0	2,2	2,1
Blasensprengung vor Wehenbeginn	–	4,5	4,2	4,8
medikamentöse Einleitung	⌣	23,2	22,3	24,0
Wehenmittel bei Geburt	↗	54,1	56,9	62,2
CTG sub partu extern	↗	50,0	54,9	58,1
CTG sub partu intern	↗	31,2	42,5	47,7
CTG überwacht (extern und/oder intern)	↗	57,9	67,7	72,7
Mikroblutuntersuchung	⌣	2,7	1,8	2,0
Anästhesien				
Pudendus-Anästhesie	↗	48,4	51,6	51,6
Lokalinfiltration	–	28,1	28,9	29,3
Vollnarkose (* 1975 mangelh. Definition)		22,6*	16,7	17,0
– darin bei Sectiones		12,1	11,5	12,8
Epi/Peridural-Anästhesie	↗	6,8	7,2	8,3
Parazervikal-Anästhesie	↘	4,3	3,2	1,6
Sakral/Kaudal-Anästhesie	↘	1,2	0,2	0,2
Lumbal/Spinal-Anästhesie	↗	0,1	0,2	0,3
Entbindung				
Sectio	↗	12,7	12,7	14,0
Sectiofrequenz bei BEL	↗	49,7	52,3	60,2
Vakuum oder Versuch	–	11,1	11,2	11,7
Forzeps oder Versuch	↗	1,8	2,1	2,4
operativ entbundene Kinder	↗	26,7	27,3	29,0
Episiotomie (vag. entb. Schwangere)	↗	82,0	83,3	85,3
Geburtsdauer – 6 Std. (vag. geb. Kinder)	↗	72,8	74,9	76,5
Austreibungsperiode – 20 min. (vag. geb. Kinder)	↗	69,0	70,8	71,5
Preßperiode – 10 min. (vag. geb. Kinder)	↗	60,1	60,6	63,5
aus vHHL geborene Kinder	↘	86,8	85,9	85,7
Risikogeburten	↗	37,9	38,2	40,0
Mehrlingsgeburten	–	0,9	0,9	1,0
Beckenendlagen	–	4,3	4,3	4,5
Wochenendgeburten (Sa + So)	–	24,0	23,7	23,5
Nachtgeburten (21– 6 Uhr)	↘	27,5	26,6	25,7
Kind				
Knaben		51,4	51,4	52,4
Geburtsgewicht (< 2500 g)		6,5	6,5	6,4
Länge (< 51 cm)	–	41,9	41,7	41,7

Tabelle 4.4 (Fortsetzung)

Prozentangaben		Tendenz	1975	1976	1977
Schwangere = 100%			17 990	18 658	18 441
Kinder = 100%			18 153	18 826	18 629
Lebendgeborene = 100%			18 036	18 708	18 530
Petrussa (<40)	beim lebend-	↗	24,1	24,6	26,0
Apgar 1 min (<7)	geborenen	–	4,9	4,5	4,5
Apgar 5 min (<9)	Kind	–	4,6	4,4	5,0
Diagn. oder therapeutische Maßnahmen beim lebendgeborenen Kind					
Pufferung		↘	17,5	17,1	12,8
Fötalblutanalyse		↗	16,4	26,0	27,6
Intubation		–	2,0	2,0	2,0
Nabelkatheter		–	1,9	1,7	1,6
1. pädiatrische Untersuchung am 1. + 2. Lebenstag		↗	65,2	71,9	75,2
U2 durchgeführt		↗	93,0	93,4	94,1
– darin U2 auffällig		⌢	17,6	22,6	17,9
Epikrise					
Mutter verlegt		–	0,4	0,4	0,4
Kind verlegt		–	10,6	10,0	9,9
– darin am 1. Lebenstag verlegt		–	7,8	7,7	7,4
Totgeburten ‰		–	6,4	6,3	5,3
Frühsterblichkeit ‰		–	9,2	9,9	7,7
ungereinigte perinatale Mortalität ‰		–	15,6	16,2	13,0
Perinatale Mortalität der untergewichtigen Kinder (<2500 g) ‰		–	161,4	174,0	134,3
Wochenbettag der Entlassung d. Mutter nach abdominaler Entbindung (>15 T)		↘	37,6	32,0	29,4
Wochenbettag der Entlassung d. Mutter nach vaginaler Entbindung (>9 T)		↘	26,2	24,4	23,9

Die **Schwangerenüberwachung** wurde nach Änderung der Mutterschaftsrichtlinien im Verlauf der Beobachtungsjahre deutlich intensiviert (vgl. Kapitel 5.1). Die Schwangeren nahmen häufiger an der Überwachung teil und kamen früher. Die Intensität der Überwachung nahm ebenfalls zu. Allerdings liegt der Prozentsatz der Schwangeren (1977: 44,8%), die 10 und mehr Untersuchungen aufwiesen, noch weit entfernt von den finnischen Ergebnissen (ca. 90%). Die Zahl der Untersuchungen ist in unserer Studie sicher mit einer großen Fehlerrate belastet, da zum einen der Mutterpaß zur ersten Untersuchung oft nicht vorlag, andererseits die letzte Vorsorgeuntersuchung, bei der die Schwangere gleich zur Geburt dablieb, unterschiedlich mit gezählt wurde. Die nach den Mutterschaftsrichtlinien obligatorischen Untersuchungen der Blutgruppe, des Antikörpertiters, der LSR und des Rötelntiters wurde 1977 bei über 93% der Schwangeren vorgenommen. Interessant ist in diesem Zusammenhang die zunehmende Durchseuchung der Schwangeren mit Röteln. Die extremen Zunahmen der Ultraschalluntersuchung (+23,2%) und der CTG-Überwachung ante partum (+13,1%) ist sicher ein Ausdruck davon, daß diese Untersuchungen zur Schwangerenüberwachung für notwendig angesehen und die entsprechenden Geräte vermehrt angeschafft wurden. Alle anderen Maßnahmen der Schwangerenüberwachung zeigten keine auffallenden Trends.

Die Zunahme der **Risikoschwangerschaften** beruht hauptsächlich auf einer Zunahme der befundeten Schwangerschaftsrisiken und hier besonders auf der Zunahme der typischen Frühgeburtsrisiken.

Leider kann die Bewältigung der zunehmenden Frühgeburtsrisiken nicht an der Tragzeit abgelesen werden, da bei ihr in den 3 Jahren zu große Unterschiede in den fehlenden Angaben vorlagen. Die Zahl der untergewichtigen Kinder hat sich jedenfalls nicht verändert.

Die Einstellung zur Programmierung der **Geburt** blieb in der Region zwischen 1975 und 1977 zahlenmäßig unverändert. Etwa jede 4. Geburt wurde in diesem Zeitraum medikamentös eingeleitet. Dennoch sank die Rate der Nachtgeburten von 27,5% auf 25,7% ab (Wert bei Gleichverteilung: 37,5%), während die Rate der Wochenendgeburten unverändert ca. 5% unter dem entsprechenden Wert der Gleichverteilung blieb.

Nur jede vierte Geburt wurde 1977 nicht mit einem Kardiotokogramm überwacht. Während die externe Überwachung gegenüber 1975 um 8,1% anstieg, waren es bei der internen CTG-Überwachung sogar 16,5%.

Von den Anästhesien nahmen im Beobachtungszeitraum der Pudendusblock (+3,2%), die Epidural- (+1,5%) und die Lumbal/Spinalanästhesie (+0,2%) zu, die Parazervikal- (−2,7%) und die Sakral/Kaudalanästhesie (−1,0%) dagegen ab.

Der Prozentsatz der **operativ** geborenen Kinder stieg von 1975 bis 1977 um 2,3% auf 29,0% an. Knapp die Hälfte dieser Kinder wurde per Sectio geboren. Wesentlichen Anteil daran hatte die Sectiorate bei Beckenendlagen-Kindern, die einen Anstieg um 10,5% auf 60,2% verzeichnete. Überraschend nahm die Forzepsentbindung (+0,6%) zu, während die Vakuumentbindung keine Veränderungen in der Zeit zeigte. Da auch die Unterstützung der Geburt durch Wehenmittel zwischen 1975 und 1977 um 8,1% auf 62,2% anstieg, ist die kürzer werdende Dauer der gesamten Geburt, der Austreibungsperiode und der Preßperiode sicher ein Resultat des häufigeren Einsatzes von Wehenmitteln und des häufigeren operativen Eingreifens.

Risikogeburten – ohne „Hypothek"-Risiken aus der Schwangerschaft – sind 1977 um 2,1% häufiger als 1975. Verantwortlich für den Anstieg sind die operativen Entbindungen und die häufiger werdenden Herztonalterationen, die ihrerseits mit dem zunehmenden Einsatz von Kardiotokographen in Zusammenhang gebracht werden können. Alle anderen Risiken nahmen entweder ab oder verhielten sich stabil im Verlauf der 3 Beobachtungsjahre.

Die Fötalblutanalysen nahmen in den 3 Jahren um 11,2% zu, während die Pufferungen im gleichen Zeitraum um 4,7% abnahmen. Die Pufferung ist damit, wenn man einmal von bestimmten Anästhesieformen absieht, die einzige perinatale Maßnahme, bei der ein Rückwärtstrend zu verzeichnen ist.

Die Senkung der Liegezeit von Mutter und Kind in den drei Jahren ist sicher weniger ein Ergebnis der Bemühungen zur Senkung der Säuglingssterblichkeit, als vielmehr der gleichzeitig laufenden Kostendämpfungsaktion im Gesundheitswesen zuzuschreiben.

Die kinderärztlichen Untersuchungen der Neugeborenen wurden zunehmend früher und häufiger (U2) durchgeführt. Ungeklärt bleibt allerdings die hohe Rate der auffälligen U2-Untersuchungen im Jahr 1976, insbesondere da die Verlegungsrate in diesem Jahr nicht zugenommen hatte.

Aus den üblichen **kindlichen Ergebnissen** – Geburtsgewicht, -länge, Apgar-Werte etc. – kann man die Bemühungen der Geburtshelfer und Pädiater statistisch nicht ablesen. Lediglich der Petrussa-Index zeigte eine deutlich ansteigende Tendenz. Bei den mit der perinatalen Mortalität eng verknüpften Maßnahmen – Intubation, Nabelkatheter, kindliche Verlegung – ist ein leichter, statistisch nicht auffälliger Rückgang zu beobachten. Die perinatale Mortalität unserer Studie leidet etwas an ihrer fehlerhaften Repräsentanz (vgl. Kapitel 3.2). Die leicht erhöhte perinatale Mortalität im Jahr 1976 ist auf die gegenüber 1975 und 1977 doppelt so große Zahl (40) der erfaßten Kinder unter 1000 g zurückzuführen. Die von der WHO empfohlene perinatale Mortalität für internationale Vergleiche (nur Kinder über 999 g) fällt dagegen in den 3 Jahren von 13,9% auf 10,1% ab.

Zusammenfassend stehen der intensiven Verbesserung der Schwangerenüberwachung, der Geburtsführung und der kindlichen Versorgung Ergebnisse gegenüber, die mit den üblichen kindlichen Outcome-Maßen nicht ausreichend erfaßt wurden, denn zur kindlichen und mütterlichen Morbidität enthielt der 1974 entworfene Fragebogen nur schwache Kriterien. 5 Jahre danach ist immer noch kein für eine Breitenerhebung praktikables Maß der kindlichen Morbidität in Sicht. Hier sind Geburtshelfer, Pädiater und Methodiker aufgerufen, einen Gesundheitsindex für Neugeborene zu schaffen (Selbmann und van Eimeren 1980), um die Ergebnisse der gemeinsamen Bemühungen besser messen und dokumentieren zu können. Ein erster Schritt wurde durch die Aufnahme eines Kataloges für die kindliche Morbidität, die Verlegungsgründe und die Todesursachen in den Erhebungsbogen der Studie ab 1978 gemacht.

Literatur:

Selbmann, H. K., W. van Eimeren: Methodische Aspekte der Konstruktion von Gesundheitsindizes für Neugeborene, in: V. Weidtman, H. J. Jesdinsky (Hrgb.): Modelle in der Medizin – Theorie und Praxis, Springer, Berlin 1980.
Warncke, W.: Der Fragebogen von Pilot I, Reliabilität und Generalisierbarkeit auf eine bundesweite Studie, in: U. Kellhammer (Hrgb.): Langzeitstudien über Nebenwirkungen der Kontrazeption, Springer, Berlin 1978, S. 131.

4.3 Ansätze zur Regionalisierung

An 2 Punkten läßt sich in der Münchner Perinatal-Studie die Existenz einer Regionalisierung in der Geburtshilfe untersuchen:

– im ambulanten Bereich bei der Schwangerenüberwachung und

– im stationären Bereich bei der Entbindung.

Allerdings muß bei einer solchen Analyse davon ausgegangen werden, daß die perinatologische Versorgungssituation Münchens und seiner Umgebung ein Unikat ist und die Ergebnisse der Analyse daher nicht ohne weiteres auf andere Regionen übertragbar sind.

Im Erhebungsbogen der Studie (Zeile 7 und 8 im Anhang 11.2) wurde der Ort der Schwangerenüberwachung durch folgende Fragen erfaßt:

Mutterschaftsvorsorge:
in Klinikambulanz   ja/nein

bei entb.gynäkologischen
Belegarzt   ja/nein

bei gynäkologischem Facharzt   ja/nein

bei Allgemeinarzt   ja/nein

Zusammen mit jener Gruppe von Schwangeren, für die eine der Fragen nicht beantwortet wurde, ergeben sich hieraus 17 verschiedene Ortskombinationen, beginnend bei keiner Schwangerenüberwachung bis zu jenen wenigen Schwangeren, die an allen vier Orten die Schwangerenüberwachung in Anspruch nahmen. Leider kann retrospektiv die Reihenfolge der Orte nicht mehr festgestellt werden, doch ist anzunehmen, daß unter den Wechslerinnen die Mehrheit der Frauen vom Facharzt zur Klinikambulanz, vom Facharzt zum entbindenden Belegarzt bzw. vom Allgemeinarzt zur Klinikambulanz gingen.

In Abb. 4.1 sind die 7 häufigsten Ortskombinationen der Schwangerenüberwachung mit ihren Veränderungen von 1975 bis 1977 dargestellt. 60,4% in 1975, 61,7% in 1976 und 62,0% in 1977 der Schwangeren wurden nur von einer Stelle aus betreut. Ziemlich konstant im Verlauf der Jahre blieb mit über 27% der Anteil jener Frauen, die sowohl zum Facharzt als auch in die Klinikambulanz zur Schwangerenüberwachung kamen. Da davon ausgegangen werden kann, daß in hohem Maße die Klinik der Schwangerenüberwachung mit der Entbindungsklinik identisch war, sind diese Frauen vor der Geburt bereits in der Klinik bekannt gewesen; eine Situation, die auch für die Schwangeren der Belegärzte und der Klinikambulanzen weitgehend zutrifft. Die Abb. 4.1 zeigt weiter einen Trend zum niedergelassenen Facharzt bzw. Belegarzt.

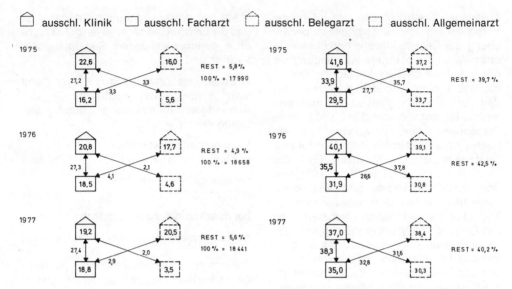

Abb. 4.1: Inanspruchnahme der Schwangerenüberwachung in verschiedenen Orten, getrennt nach Jahrgängen.

Abb. 4.2: Relative Häufigkeit der durch befundete Schwangerschaftsrisiken belasteten Schwangerschaften in Abhängigkeit vom Ort der Schwangerenüberwachung.
(Bei Nur-Klinik, Nur-Facharzt und bei Facharzt- und -Klinik betreuten Schwangeren zeigt sich ein auf dem 1%-Niveau auffälliger zeitlicher Trend.)

Beim Belegarzt betrug die Zunahme des Anteils immerhin 4,5% in 3 Jahren. Dagegen gingen die Schwangeren zunehmend seltener direkt in die Klinikambulanz bzw. zum Allgemeinarzt. Alle übrigen Gruppen blieben im zeitlichen Verlauf weitgehend unverändert. Dies gilt auch für die hier nicht weiter interpretierbare Restgruppe, die u. a. die Schwangeren ohne Überwachung enthält.

Für eine Regionalisierung interessant ist der Anteil der durch befundete Risiken belasteten Schwangerschaften und dessen Variation in den 3 Beobachtungsjahren (Abb. 4.2).

Deutlich zu nimmt die Risikobelastung der Schwangerenklientel, die ausschließlich zum Facharzt gehen bzw. vom Facharzt zur Klinikambulanz überwiesen werden (+5,8 bzw. +4,4%). Dagegen steht die Abnahme der Risikoklientel (−4,6%) in den Klinikambulanzen. Hier kann mit Einschränkungen von einer beginnenden Dezentralisierung der Schwangerenüberwachung gesprochen werden. Dies äußert sich auch in einem geringfügigen Rückgang der Unterschiede in der Risikobelastung zwischen den Facharzt- und den Facharzt/Klinikpatientinnen (1975: +4,4%, 1976: +3,6%, 1977: +3,3%). Eine ausgeprägte Selektion der Risikopatientinnen scheint von den niedergelassenen Frauenärzten nur in begründeten Risikofällen vorgenommen zu werden.

Vor dem Hintergrund, daß es eine Reihe von Schwangerschaftsrisiken gibt, die unscharf definiert sind und damit leicht einer Beobachtungsungleichheit unterliegen, muß die Analyse der Einzelrisiken nach dem Ort der Schwangerenüberwachung (Tabelle 4.5) gesehen werden. Die hohe Zahl der anamnestisch belasteten Schwangerschaften in den Klinikambulanzen deutet auf eine Selektion durch die Schwangere selbst hin. Das Risiko „Z.n. Sterilitätsbehandlung", belastete Geburtenanamnesen, chronische Nierenerkrankungen, ältere Erst- und Mehrgebärende waren dort auffallend häufiger als im Durchschnitt.

Tabelle 4.5: Verteilung der SS-Risiken auf die Orte der Schwangerenüberwachung 1975–77. Angegeben ist das Verhältnis der ortsspezifischen Inzidenz zur Gesamtinzidenz des Risikos in der Studie (B/E). (± markiert Auffälligkeit auf dem 1 %-Niveau)

	∅-Inzidenz = 1	nur Klinik	nur Belegarzt	nur Facharzt	nur Allg. Arzt	Facharzt +Klinik	Facharzt +Belegarzt	Allg. Arzt +Klinik	Rest
Mind. 1 anam. SS-Risiko	20,9	1,3+	1,0	0,8–	0,8–	0,9–	0,8–	1,0	1,2+
Chronische Nierenerkr.	0,6	1,4+	0,9	0,7	1,1	0,9	0,5	1,5	1,1
Adipositas	2,4	0,9	1,2+	0,8	0,9	1,1	0,5–	1,3	1,2
Beh. Herzerkrankungen	0,3	1,3	0,6	0,9	1,0	1,0	0,8	0,8	1,4
Z.n. Sterilitätsbehandlung	1,4	1,8+	1,4+	0,4–	0,1–	0,7–	0,8	0,6	0,8
Z.n. ≧ 2 Aborten	3,9	1,4+	1,0	0,7–	0,7–	1,0	0,8	1,0	1,1
Vorh. Frühgeburt	2,0	1,4+	1,0	0,9	0,9	0,8–	1,0	1,1	0,8
Tot. Kind i. d. Anamnese	2,7	1,5+	0,8–	0,8–	0,9	0,9	0,8	1,2	1,0
Gesch. Kind i. d. Anamnese	0,5	1,6+	0,8	0,5–	0,6	1,1	0,5	0,7	1,1
Z.n. Uterusoperation	4,7	1,5+	1,0	0,7–	0,6–	0,9	0,8	1,0	1,0
Z.n. kompl. Geburt	1,2	1,4+	1,0	0,8	1,0	0,7–	1,0	1,5	1,1
Erstgebär. <16 Jahre	0,2	0,9	0,7	1,3	2,5+	0,5–	0,6	2,1	2,5+
Erstgebär. >34 Jahre	3,5	1,2+	1,1	0,6–	0,4–	1,2+	1,2	0,7	0,9
Mehrgebär. >40 Jahre	1,1	1,3+	0,7–	0,9	1,2	0,9	0,8	1,4	1,7+
>4 Kinder	1,8	1,2	0,6–	1,0	2,0+	0,7–	0,4–	1,5	2,8+
Mind. 1 bef. SS-Risiko	36,3	1,1+	1,1+	0,9–	0,9–	1,0	0,8–	1,0	1,1+
EPH-Gestose	6,6	1,1	1,1+	0,8–	0,9	1,1	0,5–	1,1	1,0
Harnwegsinfekt	1,8	1,6+	1,0	0,9	0,6–	0,8–	0,6	0,8	0,9
Diabetes Mellitus	0,7	1,8+	0,4–	0,4–	0,3–	1,4+	0,2–	2,0+	1,0
Blutungen i. d. SS	3,0	1,4+	1,3+	0,9	0,8	0,7–	0,8	0,6–	0,9
Blutgruppeninkomp.	0,8	1,0	0,9	0,8	1,7+	1,0	0,5	2,4+	1,3
Uterusmißverh.	1,9	1,0	1,3+	0,7–	0,7	1,0	0,9	0,9	0,9
Vorz. Wehen	10,4	1,2+	1,1+	0,9	0,8–	0,9–	0,7–	0,7–	1,1
Cervixinsuffizienz	7,0	1,2+	1,5+	0,6–	0,3–	1,0	0,7–	0,8	0,8
Mehrl./Path. Ki-Lage	4,6	1,0	1,0	1,0	0,8	1,0	0,9	0,8	1,1
Hypotonie im 3. Tri.	0,3	1,3	2,2+	0,9	0,6	0,3–	0,6	0,6	0,3
Anämie i. d. SS	0,7	1,4	1,0	0,6–	1,3	0,7–	1,0	1,8	1,5
Unklarer Termin	12,4	1,0	0,9–	1,0	1,1	1,0	0,9	1,1	1,4+

Das Risiko „Z.n. Sterilitätsbehandlung" und die Adipositas während der Schwangerschaft finden sich beim Belegarzt häufiger wieder. Erstgebärende unter 16 und Vielgebärende gehen auffällig häufiger zum Allgemeinarzt zur Schwangerenüberwachung, während bei jenen Schwangeren, die zum Facharzt **und** in die Klinikambulanz gehen, nur die älteren Erstgebärenden überrepräsentiert sind. Die Alters- und Paritätsrisiken sind auch in der nicht weiter interpretierbaren Restgruppe überhäufig.

Von den befundeten Schwangerschaftsrisiken (Tabelle 4.5) finden sich die Risiken „Diabetes", „Harnwegsinfekt", „Blutungen" und die Frühgeburtsrisiken „vorzeitige Wehen" und „Cervixinsuffizienz" in der Klientel der Klinikambulanzen überrepräsentiert. Bei den Schwangeren, die ausschließlich vom Belegarzt betreut werden, sind dies in Reihenfolge der Überrepräsentation die Hypotonie, die Cervixinsuffizienz, das Mißverhältnis zwischen Uterus- bzw. Kindsgröße und der Schwangerschaftsdauer, Blutungen, die EPH-Gestose und die vorzeitigen Wehen. Blutgruppeninkompatibilitäten kommen überraschend häufig im Allgemeinarzt- bzw. im Allgemeinarzt/Klinik-Klientel vor. Möglicherweise wurde hier bei der Erfassung die Konstellation bereits zur Inkompatibilität hinzugerechnet. Beim Facharzt/Klinikambulanzklientel ist der Diabetes überrepräsentiert.

Zusammenfassend kann aus der Analyse der einzelnen Schwangerschaftsrisiken gesagt werden:

1. Mit Ausnahme der Alters-Paritätsrisiken sind alle übrigen anamnestischen Risiken bei den Schwangeren der Klinikambulanzen und der Belegärzte mehr oder weniger überrepräsentiert. Die deutlichste Regionalisierung findet beim Risiko „Z.n. Sterilitätsbehandlung" statt.
2. Auch von den befundeten Risiken finden sich die meisten überrepräsentiert in diesen beiden Überwachungsorten wieder. Ausnahmen hiervon sind die Blutgruppeninkompatibilität, die sich beim Allgemeinarzt konzentriert, und der Diabetes mellitus, der jedoch gegen Ende der Schwangerschaft überwiegend in einer Klinikambulanz betreut wird.

Die Tabelle 4.6 dient der Analyse des Zusammenhangs zwischen dem Ort der Schwangerenüberwachung und dem der Entbindung. Dabei ist zu berücksichtigen, daß in München einige große geburtshilfliche Chefarztkliniken über keine Klinikambulanz für die Schwangerenüberwachung verfügen. So erklären sich die hohen Prozentsätze der an Chefarztkliniken entbundenen Frauen, die zur Schwangerenüberwachung entweder ausschließlich beim Facharzt oder aber beim Facharzt und in der Entbindungsklinik waren. Die Häufigkeit der Kombination Facharzt/Chefarztklinik ging allerdings im Verlauf der 3 Beobachtungsjahre zu Gunsten der Universitätskliniken um 8 % zurück. Gerade umgekehrt verläuft der Trend, wenn auch mit wesentlich kleineren absoluten Zahlen, bei der Allgemeinarzt/Klinik-Schwangerenklientel. Daß über 92 % der ausschließlich oder im Endstadium von Belegärzten betreuten Schwangeren auch in den Belegkliniken entbunden werden, bedarf keiner besonderen Erwähnung.

Betrachtet man die Verteilung der Schwangerschafts- und Geburtsrisiken in den Entbindungskliniken (Tabelle 4.7, zur Definition der Klinikgruppen siehe Kapitel 4.4), so stellt man fest, daß alle anamnestischen und alle befundeten Schwangerschaftsrisiken im Kollektiv der Universitätskliniken überrepräsentiert sind. An der Spitze liegen die behandlungsbedürftigen Herzerkrankungen (2,6 mal häufiger als im Durchschnitt), der Harnwegsinfekt (2,4), der Diabetes mellitus (2,4), die chronische Nierenerkrankung (2,2) aber auch die Erstgebärende unter 16 Jahren (2,1). Zwar deutet dies eindeutig auf eine Regionalisierung der Geburtshilfe hin, bei vielen Risiken scheint diese jedoch verbesserungsbedürftig.

Von den anamnestischen Schwangerschaftsrisiken sind außerhalb der Universitätskliniken nur noch das Risiko „Z.n. Sterilitätsbehandlung" bei den Belegkliniken bis 1000 Geburten und das Risiko „Vielge-

Tabelle 4.6: Ort der Schwangerenüberwachung und Ort der Entbindung in den Jahrgängen 1975–77 (durch Einrahmung markiert sind auf dem 1 %-Niveau auffällige Unterschiede)

Ort der Mutterschaftsvorsorge		Uni-klinik	Chefarzt-klinik	Belegarzt-klinik	100% = n
nur in Klinik	75	44,4	39,9	15,6	4 058
	76	47,3	37,7	14,9	3 878
	77	45,2	39,2	15,6	3 547
nur bei Belegarzt	75	0,2	1,2	98,6	2 907
	76	0,2	0,9	98,9	3 308
	77	0,1	1,8	98,1	3 783
nur bei Facharzt	75	12,7	73,7	13,6	2 885
	76	19,4	68,3	12,3	3 453
	77	24,0	65,7	10,4	3 468
nur bei Allgemeinarzt	75	10,2	82,9	6,9	1 010
	76	15,6	81,2	3,2	857
	77	9,7	85,4	4,9	651
Facharzt und Klinik	75	20,1	77,0	2,9	4 896
	76	16,2	80,6	3,2	5 088
	77	19,5	78,0	2,5	5 055
Facharzt und Belegarzt	75	0,3	2,4	97,3	585
	76	0,8	5,4	93,8	759
	77	1,1	6,1	92,7	537
Allgemeinarzt u. Klinik	75	38,2	57,0	4,8	602
	76	21,4	75,5	3,1	392
	77	18,1	79,7	2,2	364
Rest	75	15,9	56,0	28,2	1 047
	76	19,1	53,7	27,2	923
	77	18,0	56,4	25,7	1 036

bärende" bei den Chefarztkliniken bis 1000 Geburten besonders häufig. Anders ist es bei den befundeten Schwangerschaftsrisiken und hier besonders beim Geburtenkollektiv der Belegkliniken bis 1000 Geburten. Die Hypotonie, die Cervixinsuffizienz und die EPH-Gestose sind relativ gesehen dort sogar häufiger als in den Universitätskliniken. Hinzu kommt noch, daß Blutungen und das Mißverhältnis zwischen Uterusgröße und Schwangerschaftsdauer dort ebenfalls überrepräsentiert sind. Herausragt wie beim Ort der Schwangerenüberwachung auch hier die Blutgruppeninkompatibilität, die in Belegkliniken bis 300 Geburten und in Chefarztkliniken bis 1000 Geburten neben den Universitätskliniken am häufigsten ist.

Auffällt insgesamt, daß bei den Chefarztkliniken über 1000 Geburten weder ein anamnestisches oder befundetes Schwangerschaftsrisiko noch ein Geburtsrisiko besonders häufig auftritt, obwohl diese Kliniken von ihrer Ausstattung her doch nicht primär zu den Kliniken der Grund- und Regelversorgung zu zählen sind.

Die Geburtsrisiken „Acidose" (2,6 mal häufiger als im Durchschnitt), „Herztonalterationen" (1,5), „Hoher Gradstand" (1,4), „Fieber sub partu" (1,4), „Frühgeburt" (1,2) und „Beckenendlage" (1,1) kommen im

Tabelle 4.7: Verteilung der SS- und Geburtsrisiken auf die Entbindungskliniken 1975–77. Angegeben ist das Verhältnis der klinikspezifischen Inzidenz zur Gesamtinzidenz des Risikos in der Studie (B/E). (± markiert Auffälligkeit auf dem 1 ‰-Niveau)

Risiko	Ø-Inzidenz = 1	Belegklinik -300	Belegklinik -1000	Chefarztklinik -1000	Chefarztklinik >1000	Uniklinik
Mind. 1 anamn. SS-Risiko	20,9	0,8–	1,0	0,9–	0,9–	1,4+
Chronische Nierenerkr.	0,6	0,4	0,9	0,8	0,6–	2,2+
Adipositas	2,4	0,6–	1,1	0,8–	1,0	1,2+
Beh. Herzerkrankungen	0,3	0,3	0,8	0,5	0,6–	2,6+
Z.n. Sterilitätsbehandlung	1,4	0,4–	1,3+	0,6–	0,6–	1,8+
Z.n. ≧ 2 Aborten	3,9	0,8	1,0	0,7–	0,9	1,5+
Vorh. Frühgeburt	2,0	0,8	1,0	1,0	0,7–	1,6+
Tot. Kind i. d. Anamnese	2,7	0,8	0,8–	0,9	0,7–	1,8+
Gesch. Kind i. d. Anamnese	0,5	0,2–	0,9	0,8	0,7	1,9+
Z.n. Uterusoperation	4,7	0,9	1,0	0,9–	0,9–	1,4+
Z.n. kompl. Geburt	1,2	0,8	1,1	1,1	0,5–	1,6+
Erstgebär. <16 Jahre	0,2	0,7	0,8	0,9	0,6	2,1+
Erstgebär. >34 Jahre	3,5	1,0	1,1	0,5–	1,0	1,4+
Mehrgebär. >40 Jahre	1,1	1,1	0,7–	1,2	0,9	1,3+
>4 Kinder	1,8	0,8	0,6–	1,6+	0,7–	1,3+
Mind. 1 bef. SS-Risiko	36,3	0,8–	1,0	0,9–	0,9–	1,3+
EPH-Gestose	6,6	0,5–	1,2+	0,8–	0,9	1,2+
Harnwegsinfekt	1,8	0,5–	1,0	0,8–	0,4–	2,4+
Diabetes Mellitus	0,7	0,1–	0,5–	0,3–	1,1	2,4+
Blutungen i. d. SS	3,0	0,7	1,3+	0,9	0,5–	1,6+
Blutgruppeninkompatibilität	0,8	1,6+	0,7	1,3+	0,5–	1,7+
Uterusmißverhältnis	1,9	0,9	1,2+	1,0	0,7–	1,3+
Vorz. Wehen	10,4	0,7–	1,0	0,8–	0,9–	1,4+
Cervixinsuffizienz	7,0	0,4–	1,3+	0,8–	0,9–	1,2+

Tabelle 4.7 (Fortsetzung)

Risiko	∅-Inzidenz = 1	Belegklinik -300	Belegklinik -1000	Chefarztklinik -1000	Chefarztklinik >1000	Uniklinik
Mehrl./Path. Ki-Lage	4,6	0,8	1,0	0,9–	0,9–	1,3+
Hypotonie im 3. Trimenon	0,3	0,6	2,1+	0,5–	0,2–	1,6+
Anämie i. d. SS	0,7	0,9	0,9	1,0	0,4–	1,9+
Unklarer Termin	12,4	0,8–	0,8–	0,9	0,9–	1,5+
Mind. 1 Geburtsrisiko	39,1	0,9–	1,1+	0,9–	0,9–	1,1+
Blasensprung v. reg. Wehen	20,6	1,0	1,1+	0,9–	0,9–	1,0
Frühgeburt	8,9	1,0	0,9	1,0	0,9–	1,2+
Geburtsdauer ≧ 13 Stunden	3,2	0,6	2,1+	0,7–	0,3–	1,1
Fieber sub partu	0,6	0,4	1,6+	0,6–	0,6–	1,4+
Blutungen sub partu	1,0	0,6	1,0	1,8+	0,7–	0,8
Querlage	0,3	0,8	1,0	1,3	0,6–	1,4
Beckenendlage	4,4	0,7–	1,0	0,9–	1,0	1,1+
Vorderhauptslage	1,3	1,2	1,1	1,4+	0,6–	1,0
Gesichtslage	0,3	1,4	1,2	1,2	0,8	0,8
Tiefer Querstand	0,5	0,9	1,2	0,7	0,9	1,2
Hoher Gradstand	0,7	1,6+	1,3+	1,0	0,4–	1,4+
Nabelschnurvorfall	0,2	1,6	1,0	1,4	0,7	0,8
Mehrlingsgeburt	1,8	0,9	0,9	1,0	1,0	1,2
Herztonalteration	8,8	0,5–	1,2+	1,0	0,6–	1,5+
Acidose sub partu	0,5	0,7	0,4–	0,9	0,5–	2,6+
RR-Anstieg sub partu	1,0	0,8	1,1	0,9	1,0	1,1

Geburtenklientel der Universitätskliniken überrepräsentiert vor. Insbesonders das Risiko „Beckenendlage" muß als erstaunlich breit über die Kliniktypen gestreut angesehen werden.

Von allen Kliniktypen am häufigsten kommen Blutungen sub partu (1,8) und Vorderhauptslagen (1,4) in Chefarztkliniken bis 1000 Geburten vor. Das gleiche gilt für den hohen Gradstand (1,6) in den Belegkliniken bis 300 Geburten. Wie bei den befundeten Schwangerschaftsrisiken ist auch eine Reihe von Geburtsrisiken in dem Geburtenkollektiv der Belegkliniken bis 1000 Geburten überrepräsentiert. An erster Stelle ist hier die überlange Geburtsdauer (2,1) zu nennen, gefolgt vom Fieber sub partu (1,6), dem hohen Gradstand (1,3), den Herztonalterationen (1,2) und dem Blasensprung vor Wehenbeginn (1,1).

Leider gibt unser Fragebogen keine Auskunft über die Reliabilität und Validität der erfaßten Risiken. Sollten beide sehr hoch sein, was wir bei einigen Risiken bezweifeln müssen, so liegt zwar eine gewisse Regionalisierung gemessen an den Risikoverteilungen vor, über das Ausreichen des Ausmaßes der Regionalisierung sollte an Hand der genannten Zahlen jedoch ausführlich diskutiert werden.

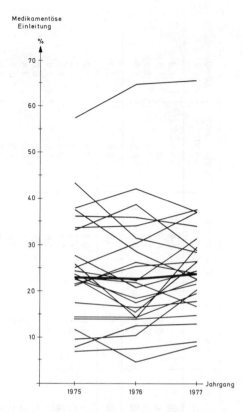

Abb. 4.3: Veränderung der Häufigkeit medikamentöser Einleitungen in den Geburtsjahrgängen 1975 bis 1977

4.4 Externe Klinik- und Kliniktypenvergleiche

Die Münchner Perinatal-Studie wurde 1974 u. a. mit dem Ziel initiiert, eine Vergleichsbasis und ein Kommunikationsforum für die beteiligten Kliniken zu schaffen. Zu diesem Zweck erhielten alle Kliniken jährlich von der zentralen Organisationsstelle eine klinikspezifische Summenstatistik ausgedruckt. Für mehrere Häuser – nicht nur für kleinere Kliniken – war dies die erste ausgedehnte klinikeigene Statistik. Die Beobachtung dieser Statistik über die 3 Jahre hinweg gab darüber hinaus jeder Klinik die Möglichkeit, sich **intern** über die zeitliche Entwicklung Rechenschaft abzulegen, auch wenn mitunter kleine Geburtenzahlen und leichte Veränderungen des Schwangerenkollektivs diesen Blick etwas störten.

Die Abbildungen 4.3 bis 4.6 demonstrieren am Beispiel der medikamentösen Einleitung, der CTG-Überwachung, der Sectio und der kindlichen Verlegung die zeitliche Variation der Raten jeder der 24 Kliniken, die sich alle 3 Jahre an der Studie beteiligten. Die optisch 1976 auftretenden Sprünge der Raten in diesen Abbildungen sind auf die kleinen Geburtenzahlen in den Kliniken zurückzuführen, die allerdings auch in den Jahren 1975 und 1977 vorhanden waren. Dennoch lassen sich auftretende Trends wie etwa bei der CTG-Überwachung (Abb. 4.4) aus diesen internen Klinikvergleichen deutlich erkennen.

Mit wesentlich größeren Problemen ist der **externe** Klinikvergleich belastet. Unterschiedliche Geburtenzahlen und Beobach-

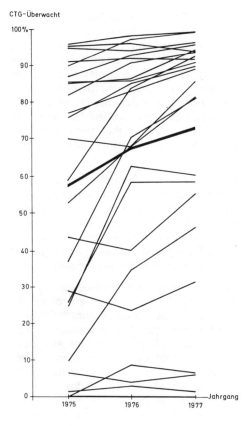
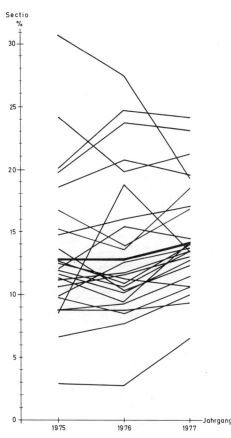

Abb. 4.4: Veränderung der CTG-Überwachungsrate in den Geburtsjahrgängen 1975 bis 1977

Abb. 4.5: Veränderung der Sectiofrequenz in den Geburtsjahrgängen 1975 bis 1977

tungsungleichheiten zwischen den Kliniken erschweren den Vergleich der Raten. Tabelle 4.8 zeigt die **Variationsbreiten** der wichtigsten Merkmale zur Beschreibung des Schwangerenkollektivs, des Geburtsmanagement und der geburtshilflichen Ergebnisse für das Jahr 1977. Die größten Unterschiede (Maximum–Minimum) zwischen einzelnen Kliniken finden sich bei der CTG-Überwachung (98,3% Differenz), der Fötalblutanalyse (97,6%), dem Wochenbettag der Entlassung (77,6% und 72,1%), der Pufferung (62,0%) und der medikamentösen Einleitung (57,3%). Da der Einsatz geburtshilflicher Maßnahmen im allgemeinen die größte Reliabilität aufweist, also weniger von einer Beobachtungsungleichheit betroffen ist, bilden sich

hier Grundeinstellungen der Geburtshelfer zu der einen oder anderen perinatalen Maßnahme ab. Etwas mehr von der Beobachtungsungleichheit betroffen sind sicher die Dauer der Preßperiode (67,8% Differenz), das Vorliegen von befundeten Risiken in der Schwangerschaft (66,0%) und unter der Geburt (52,3%) und die Bewertung der Schwangerenüberwachung (51,3%), ohne daß durch sie diese großen Differenzen zu erklären wären. Bemerkens- und weiterer Analysen wert sind auch die Unterschiede in der Operationsfrequenz (9,1 bis 47,1%), der Intubation (0,0 bis 7,2%) und der Verlegungsrate (4,8 bis 18,3%). Diese notwendigen Analysen werden beeinträchtigt durch die Tatsache, daß Vergleiche kindlicher Ergebnisse – Intuba-

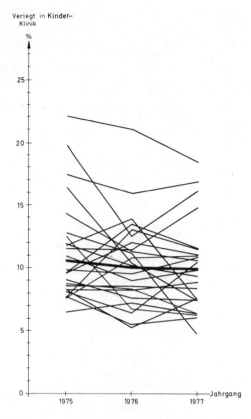

Abb. 4.6: Veränderung der Verlegungsfrequenz in den Geburtsjahrgängen 1975 bis 1977

tion und Verlegung sind auf Grund ihrer Bedeutung nach unserer Ansicht geeignete indirekte Maße für die kindliche Morbidität – dann nicht mehr so einfach sind, wenn z. B. unterschiedliche Risikobelastungen der Schwangeren zwischen den Kliniken vorliegen. Hier müssen statistische Verfahren wie z. B. die direkte/indirekte Standardisierung (Mantel und Stark 1968) oder das multiple logistische Modell (Cox 1970) zur Korrektur der unterschiedlichen Ausgangsbedingungen eingesetzt werden, deren Erprobung im statistischen Begleitprojekt der perinatologischen Erhebung noch aussteht.

Trotz der genannten methodischen Einschränkungen können die in der Tabelle 4.8 angegebenen „Interquartil"-bereiche bei nicht zu extremen Patientengut als **sta-tistische Standards** zur Selbstbeurteilung von den Kliniken herangezogen werden. Der Interquartilbereich umfaßt jene 50% der Kliniken, die sich um die Klinik mit dem mittleren Ergebnis gruppieren. Links von der unteren Grenze des Bereichs liegen 25%, rechts von der oberen Grenze die restlichen 25% der Kliniken. Man kann den Interquartilbereich daher auch als mittleren statistischen Leistungsbereich ansehen.

Eine Klinik, die außerhalb eines der Interquartilbereiche der Tabelle 4.8 liegt, leistet nicht von vornherein schlechtere oder bessere Geburtshilfe. Diese Bereiche sollen nur die Aufmerksamkeit der einzelnen Klinik auf mögliche Abweichungen gegenüber den anderen Kliniken lenken.

Etwas weitergehende Konsequenzen sollten dagegen jene Kliniken ergreifen, die ihre Daten in der Tabelle 4.9 unter den **aussergewöhnlichen Abweichungen** einzelner Kliniken wiederfinden. Der Anschlußwert kommt dabei von jener Klinik, deren Ergebnis sich an die Extremwerte unmittelbar anschließt. Auf Grund der Anonymitätsgarantie der Münchner Perinatal-Studie kann nur die Klinik selbst an Hand ihrer Summenstatistik feststellen, ob sie in irgendeinem Merkmal einer extrem Abweichung unterliegt. Den statistischen Auswertern sind die Identitäten der Kliniken nicht bekannt. Natürlich kann aus der Tabelle 4.9 allein nicht auf eine gute oder schlechte Geburtshilfe geschlossen werden, dennoch sollten die betroffenen Kliniken intern und – nach Wunsch auch extern mit einer Beratergruppe – ernsthaft nach den Gründen der Abweichungen suchen. Herauszuheben aus der Tabelle 4.9 sind die Schwangerenüberwachung, die befundeten Risikoschwangerschaften, die Blasensprengung, die medikamentöse Einleitung, die CTG-Überwachung, die Forzepsentbindung, die Risikogeburten, der Apgar-Wert, die Pufferung und der Wochenbettag der Entlassung nach vaginaler Entbindung, bei denen einige wenige Kliniken sich wesentlich von allen anderen unterscheiden. Bei der Sectio kann man keine solchen extremen Sprünge der Frequenzen beobachten.

Tabelle 4.8: Variation des Schwangerenkollektivs, des Geburtsmanagements und der geburtshilflichen Ergebnisse zwischen den 24 Kliniken im Jahr 1977 (angegeben ist Minimum, Maximum, Median und der Interquartilbereich, d. h. jener Bereich, in dem die inneren 50% aller Kliniken liegen)

%	Minimum	untere Standardgrenze	mittlere Klinik	obere Standardgrenze	Maximum
Schwangerenkollektiv					
Deutsche	60,1	71,9	81,8	88,4	94,7
Alleinstehende	3,9	6,1	9,1	10,6	11,9
niederer Sozialstatus	4,4	10,2	19,7	26,6	37,2
Erstgebärende	39,9	47,9	51,4	55,9	71,6
sehr gute oder gute Schwangerenüberwachung	12,4	31,2	48,9	55,6	63,7
mind. 1 anamn. SS-Risiko	10,2	16,3	18,6	23,5	35,5
mind. 1 befundetes SS-Risiko	12,5	27,2	33,8	41,6	78,5
Geburt					
Blasensprengung vor regelmäßigen Wehen	0,1	2,6	3,2	4,1	32,6
Medikamentöse Einleitung	8,0	17,7	24,1	31,5	65,3
CTG-Überwachung	0,0	46,5	87,0	94,4	98,3
Mikroblutuntersuchung	0,0	0,0	0,2	3,5	7,5
Sectiofrequenz	6,5	11,4	13,5	18,2	24,3
Vakuum	0,0	3,9	8,3	16,2	28,8
Forzeps	0,0	0,2	2,0	3,9	17,2
Operationsfrequenz (OE)	9,1	19,8	27,0	39,6	47,1
Geburtsdauer −6 Std.	43,9	59,3	75,9	86,8	90,5
Preßperiode −10 min.	22,8	47,4	56,2	79,1	90,6
Risikogeburt (−OE +BS)	20,0	32,2	37,4	42,0	72,3
Nachtgeburt (21−6 h)	17,8	23,5	25,8	27,8	33,4
Wochenendgeburt (Sa+So)	17,0	20,5	23,3	25,8	29,4
Kind					
perinatale Mortalität*	0,52	0,97	1,34	2,07	4,44
Totgeburt*	0,15	0,35	0,46	1,03	4,44
Geburtsgewicht < 2500 g	4,3	5,3	6,4	7,1	10,3
Lebendgeborene					
Apgar 1 min < 7	0,4	2,3	3,9	6,5	12,7
Fötalblutanalyse	0,0	0,2	2,9	46,4	97,6
Intubation	0,0	0,8	1,4	2,6	7,2
Pufferung	0,0	1,6	5,1	12,0	62,0
Verlegung des Kindes	4,8	7,4	9,6	11,5	18,3
Mutter					
Wochenbettag der Entlassung nach abdom. Entb. (≧15 Tg.)	11,8	34,7	42,6	71,1	89,4
Wochenbettag der Entlassung nach vag. Entb. (≧10 Tg.)	9,0	13,6	18,4	36,3	81,1
Mutter verlegt	0,0	0,0	0,2	0,6	1,4
absolute Zahl der Geburten 1977	88	480	689	965	1880

* wegen geringer Inzidenz für Klinikvergleiche ungeeignet

Tabelle 4.9: Extreme Abweichungen relativer Häufigkeiten in einzelnen Kliniken für das Jahr 1977

	mittlere Klinik	Extremwerte nach unten	Anschluß-wert	Extremwerte nach oben
Schwangerenkollektiv				
Deutsche	81,8	60,1	65,9	...
Erstgebärende	51,4	...	58,1	71,6
sehr gute oder gute Schwangerenüberwachung	48,9	12,4 17,7 18,7	27,6	...
mind. 1 anam. SS-Risiko	18,6	...	30,1	35,5
mind. 1 befundetes SS-Risiko	33,8	...	42,4	52,7 78,5
Geburt				
Blasensprengung vor regelmäßigen Wehen	3,2	...	10,0	32,6
Medikamentöse Einleitung	24,1	...	37,3	65,3
CTG-Überwachung	87,0	0,0 1,6 6,0 6,7	31,4	
Mikroblutuntersuchung	0,2	...	5,4	7,3 7,5
Vakuum	8,3	...	21,7	26,7 28,8
Forzeps	2,0	...	6,0	12,3 17,2
Operationsfrequenz (OE)	27,0	9,1	15,9	...
		...	42,5	47,1
Geburtsdauer −6 Std.	75,9	43,9	51,9	...
Preßperiode −10 min.	56,2	22,8	29,5	...
Risikogeburt (−OE + BS)	37,4	...	48,8	72,3
Kind				
perinatale Mortalität*	1,34	...	2,25	4,14 4,44
Totgeburtenrate*	0,46	...	1,41	4,44
Geburtsgewicht <2500 g	6,4	...	7,4	8,5 9,5 10,3
Apgar 1 min <7	3,9	...	8,2	12,7
Fötalblutanalyse	2,9	...	46,4	92,1 93,0 94,1 97,6
Intubation	1,4	...	2,8	4,6 4,6 7,2
Pufferung	5,1	...	14,2	29,1 35,9 62,0
Verlegung des Kindes	9,6	...	11,6	14,9 16,1 16,8 18,3
Mutter				
Wochenbettag der Entlassung nach abdom. Entbindung (≧ 15 Tg.)	42,6	11,8 14,6	24,9	...
		...	72,1	80,0 81,8 85,4 89,4
Wochenbettag der Entlassung nach vag. Entb. (≧ 10 Tg.)	18,4	...	37,6	45,9 48,7 54,4 81,1

(* wegen geringer Inzidenz für Klinikvergleiche ungeeignet)

Da bekanntlich kleine Fallzahlen einen Trend sehr viel später erkennen lassen bzw. Unterschiede verdecken können, wurden 1975 als Vergleichskollektive für die Einzelkliniken **Kliniktypen** definiert. Ziel dieser Typenbildung war es, beim Vergleich der Ergebnisse einer Klinik mit denen einer vergleichbaren Gruppe bekannte strukturelle Einflußgrößen wie die Organisationsform, die Größe der Klinik, gemessen an der Geburtenzahl oder die pädiatrische Versorgungslage zu eliminieren. Eine Typenbildung, die dies leistet, ist bei der Klinikzahl von 26 und unter Berücksichtigung des Datenschutzes nicht beliebig möglich. Als Kompromiß wurde damals eine Kliniktypologie gewählt, bei der die Organisationsform – Beleg-, Chefarzt- und Universitätsklinik – und die Geburtenzahl – bis 300, bis 1000 und über 1000 – Berücksichtigung fanden. Dadurch ergaben sich folgende 5 Kliniktypen:

Belegklinik – 300 Geb./Jahr (6 Kliniken)
Belegklinik –1000 Geb./Jahr (7 Kliniken)
Chefarztklinik –1000 Geb./Jahr (6 Kliniken)
Chefarztklinik >1000 Geb./Jahr (4 Kliniken)
Universitätskliniken (3 Kliniken)

Eine zusammenfassende Darstellung der geburtshilflichen Daten aller Kliniken eines Kliniktyps, wie sie in Tabelle 4.10 erfolgte, erlaubt zwar in Grenzen den Vergleich einer Einzelklinik mit dem ihr strukturell entsprechenden Kliniktyp und eine Analyse der zeitlichen Veränderungen der Kliniktypen, **nicht** aber den Vergleich der Kliniktypen untereinander, denn

1. es verhalten sich nicht alle Kliniken einer strukturell ähnlichen Klinikgruppe gleich. Dies herauszufinden ist ja das Ziel der Einzelklinikvergleiche und
2. es sind, wie schon erwähnt, Vergleiche der kindlichen Ergebnisse mit Vorsicht vorzunehmen, wenn bereits Unterschiede in den Schwangerenkollektiven der Kliniktypen vorliegen.

Die wünschenswerte Angabe von statistischen Standardbereichen für jeden der 5 Kliniktypen scheitert an der geringen Zahl der Kliniken pro Gruppe. Eine Ausdehnung der Münchner Perinatalstudie auf alle bayerische Kliniken erweitert daher auch die Möglichkeit der differenzierteren Klinikvergleiche.

Während der Einzelklinikvergleich von jeder Klinik unter Zuhilfenahme der Tabellen 4.8 bis 4.10 selbst durchgeführt werden muß, lassen sich die zeitlichen Veränderungen der Kliniktypen in Tabelle 4.10 untersuchen, wenn man davon ausgeht, daß die einzelnen Kliniken eines Kliniktyps in etwa den gleichen zeitlichen Veränderungen unterliegen. Unter dieser oftmals berechtigten Annahme läßt sich in Tabelle 4.10 eine „Normalisierung" des Schwangerenkollektivs an Universitätskliniken im Verlauf der Zeit beobachten: Die Rate der Ausländerinnen und des niederen Sozialstatus nimmt ebenso ab wie die der risikobelasteten Schwangerschaften. Letztere steigt dagegen bei den Belegkliniken bis 1000 Geburten und den Chefarztkliniken über 1000 Geburten an.

Die Problematik der Analyse dieser Art von Tabellen zeigt die CTG-Überwachung der Geburt, bei der, wie in Abb. 4.4 ersichtlich, 4 Kliniken den Kardiotokographen kaum verwenden und sich in dieser Einstellung über die 3 Beobachtungsjahre konstant verhielten, während alle anderen Kliniken deutliche Zunahmen in den Überwachungsraten zu verzeichnen haben.

Auffallend ist die Zunahme der Operationsfrequenz (+8,5%) in den Belegkliniken bis 300 Geburten, die hauptsächlich von der Steigerung der Sectio- und der Forzepsfrequenz getragen wird (vgl. Kapitel 5.2.1).

Während bezüglich der Nachtgeburtenrate die 3 Beobachtungsjahre eine Nivellierung aller Kliniken gebracht haben, finden sich bei den Wochenendgeburten doch noch erhebliche Unterschiede. So werden an Chefarztkliniken mit über 1000 Geburten 26,2% aller Kinder am Wochenende geboren (28,6% bei Gleichverteilung über alle Tage). Dies mag in den geringeren Möglichkeiten zur Programmierung begründet sein, da die Mehrzahl dieser Kliniken über keine eigene Klinikambulanz verfügt.

Tabelle 4.10: Externe Selbstkontrolle mit entsprechendem Kliniktyp (auf dem 1 %-Niveau auffällige zeitliche Veränderungen innerhalb der Kliniktypen sind gerahmt)

%		Belegklinik −300	Belegklinik −1000	Chefarztklinik −1000	Chefarztklinik <1000	Uniklinik	Gesamt
Schwangerenkollektiv							
Deutsche	75	75,7	80,2	88,8	81,4	**67,2**	79,4
	76	78,7	78,8	89,5	82,2	**70,3**	80,2
	77	80,6	79,8	90,7	83,3	**73,4**	81,7
Alleinstehende	75	9,3	7,9	8,1	7,4	9,9	8,3
	76	7,3	8,6	7,3	7,0	11,4	8,2
	77	7,3	9,1	7,5	6,9	10,6	8,3
niederer Sozial-	75	**29,4**	16,5	**29,1**	**17,7**	**34,1**	23,7
status	76	**15,9**	15,1	**27,2**	**14,8**	**27,4**	19,8
	77	**14,5**	14,3	**24,3**	**14,6**	**24,4**	18,4
Erstgebärende	75	51,5	56,3	47,2	**57,0**	50,0	53,2
	76	50,2	55,4	46,0	**52,6**	48,7	51,1
	77	50,7	55,6	47,6	**51,8**	50,5	51,6
sehr gute oder	75	**30,3**	**44,4**	29,0	39,2	34,9	37,3
gute Schwangeren-	76	**38,1**	**51,3**	37,2	49,5	41,0	45,4
überwachung	77	**46,3**	**52,7**	38,6	53,8	45,4	48,5
Mind. 1 anamn.	75	14,7	21,2	17,2	17,2	**31,6**	20,9
SS-Risiko	76	17,8	21,1	18,2	17,5	**28,8**	20,8
	77	17,7	20,3	18,1	18,9	**28,1**	20,9
Mind. 1 befundetes	75	**32,0**	**35,3**	32,3	28,5	**51,5**	35,5
SS-Risiko	76	**25,3**	**36,6**	32,4	32,6	**47,7**	36,2
	77	**25,6**	**38,7**	31,4	36,0	**44,3**	37,0
Geburt							
Blasensprengung	75	2,2	7,3	**5,3**	3,0	3,6	4,5
vor Wehenbeginn	76	1,1	7,7	**3,9**	2,8	3,4	4,2
	77	1,8	8,6	**4,0**	4,1	2,5	4,8
Medikamentöse	75	31,8	27,0	**20,5**	20,4	24,0	23,2
Einleitung	76	26,1	26,2	**20,1**	17,6	26,4	22,3
	77	27,4	26,4	**25,5**	19,7	25,2	24,0
CTG überwacht	75	**42,0**	**44,0**	**65,4**	45,5	**88,8**	57,8
	76	**56,8**	**55,8**	**74,0**	59,4	**91,9**	67,7
	77	**64,2**	**64,4**	**76,5**	64,1	**93,7**	72,7
Mikroblut-	75	0,2	0,4	**4,0**	0,9	**7,5**	2,7
untersuchung	76	0,1	0,4	**1,4**	1,1	**5,4**	1,8
	77	0,1	0,3	**2,8**	1,5	**4,8**	2,0
Sectiofrequenz	75	14,8	16,6	10,9	**9,7**	**14,1**	12,7
	76	17,2	16,5	11,2	**10,3**	**12,1**	12,7
	77	18,2	16,3	12,5	**11,5**	**15,3**	14,0

Tabelle 4.10 (Fortsetzung)

%		Beleg-klinik −300	Beleg-klinik −1000	Chefarzt-klinik −1000	Chefarzt-klinik <1000	Uni-klinik	Gesamt
Vakuum	75	4,9	10,2	12,1	9,9	14,5	11,1
	76	8,7	10,5	10,9	9,6	15,6	11,2
	77	6,9	12,2	11,1	9,5	16,3	11,7
Forzeps	75	4,7	2,2	2,2	1,1	1,4	1,8
	76	5,5	2,7	2,3	1,1	2,2	2,1
	77	7,2	2,6	3,5	0,7	2,2	2,4
Operations-frequenz (OE)	75	24,7	29,5	25,9	22,6	31,2	26,7
	76	32,7	30,1	25,5	22,6	31,4	27,3
	77	33,2	31,6	27,5	23,4	34,7	29,0
Geburtsdauer −6 Std.	75	73,4	58,8	77,1	79,2	67,6	71,6
	76	79,5	60,7	75,2	83,7	70,9	74,0
	77	82,6	62,2	77,8	85,1	74,0	75,7
Preßperiode −10 min.	75	49,6	56,8	52,1	67,3	62,2	60,1
	76	49,7	61,8	47,1	71,1	57,7	60,8
	77	58,2	60,0	50,5	74,1	65,4	63,4
Risikogeburt (−OE + BS)	75	35,1	45,0	37,2	33,8	45,6	39,5
	76	36,9	45,3	35,8	33,7	44,9	38,9
	77	35,4	43,4	38,2	32,6	44,3	38,9
Nachtgeburt (21−6)	75	28,4	24,9	28,9	27,9	28,1	27,5
	76	27,2	25,1	27,9	25,8	28,3	26,6
	77	26,7	26,0	25,9	25,0	25,9	25,7
Wochenendgeburt (Sa + So)	75	25,2	20,8	25,4	24,9	24,7	24,0
	76	22,2	22,2	24,7	25,1	22,6	23,7
	77	21,5	21,7	24,7	26,2	21,1	23,5
Kind perinatale Mortalität	75	1,86	1,24	1,84	1,23	2,11	1,56
	76	2,10	1,42	1,77	1,43	1,91	1,62
	77	2,28	0,99	1,83	0,93	1,48	1,30
Totgeburt	75	0,58	0,55	0,55	0,40	1,25	0,64
	76	0,66	0,53	0,61	0,54	0,91	0,63
	77	1,03	0,38	0,90	0,29	0,61	0,53
Geburtsgewicht <2500 g	75	5,4	6,2	5,7	6,0	8,5	6,5
	76	5,4	5,9	6,5	6,1	8,2	6,5
	77	7,1	5,6	6,6	5,8	7,7	6,4
Lebendgeborene Apgar 1 min <7	75	3,7	3,9	5,6	3,2	8,4	4,9
	76	3,8	3,9	4,4	3,3	7,5	4,5
	77	3,0	3,8	5,3	2,8	7,3	4,5

Tabelle 4.10 (Fortsetzung)

%		Beleg-klinik −300	Beleg-klinik −1000	Chefarzt-klinik −1000	Chefarzt-klinik >1000	Uni-klinik	Gesamt
Fötalblut-analyse	75	4,4	10,4	18,5	11,9	31,1	16,4
	76	6,1	15,3	39,4	22,4	36,9	26,0
	77	3,8	14,8	43,8	25,7	35,9	27,6
Intubation	75	3,0	1,1	3,0	2,4	1,2	2,0
	76	2,5	1,2	2,4	2,5	1,6	2,0
	77	1,9	0,9	2,9	2,8	1,4	2,0
Pufferung	75	10,1	4,2	8,2	38,6	10,1	17,5
	76	7,1	7,8	7,2	36,6	9,3	17,1
	77	6,0	5,8	7,8	27,9	5,7	12,8
Verlegung des Kindes	75	10,9	10,9	13,8	9,0	9,7	10,6
	76	8,9	10,5	13,3	8,8	8,5	10,0
	77	7,5	9,9	13,3	9,6	7,4	9,9
Mutter Wochenbettag der Entl. nach abdom. Entb. ≧ 15 Tg.	75	34,6	47,6	54,9	44,9	63,9	51,1
	76	30,8	44,8	57,4	42,8	48,7	46,2
	77	33,8	39,4	58,6	42,0	45,1	44,3
Wochenbettag d. Entl. nach vag. Entb. ≧ 10 Tg.	75	38,6	28,2	22,5	23,6	29,4	26,2
	76	32,0	26,3	19,9	21,2	30,2	24,4
	77	29,8	24,5	16,9	26,1	25,2	23,9
Mutter verlegt	75	0,1	0,2	0,3	0,3	0,6	0,4
	76	0,3	0,3	0,3	0,3	0,9	0,4
	77	0,1	0,1	0,4	0,4	0,7	0,4
absolute Zahl der Geburten	75	856	4 142	3 613	5 722	3 657	17 990
	76	901	4 539	3 578	5 903	3 737	18 658
	77	866	4 689	3 629	5 514	3 743	18 441

Die perinatale Mortalität ist zwar für statistische Einzelklinikenvergleiche ungeeignet, da auf Grund der geringen Inzidenz und der kleinen Geburtenzahlen zu große Schwankungen auftreten, für die Betrachtung der zeitlichen Veränderungen der größeren Kliniktypen kann man sie in Grenzen verwenden. Es fällt auf, daß die Totgeburtenrate an Universitätskliniken zurückgeht, dafür an Belegkliniken bis 300 Geburten und an Chefarztkliniken bis 1000 Geburten zunimmt. Ob es sich hierbei um eine Änderung des Überweisungsverhaltens von ante-partum-Totgeburten oder um sub-partu-Totgeburten handelt, kann an Hand des Materials nicht festgestellt werden. Parallel, wenn auch nicht statistisch auffällig und schwach ausgeprägt, verläuft hierzu die Untergewichtigkeit der Neugeborenen.

Zur Vergleichbarkeit des Apgar-Wertes wird an anderer Stelle (Kapitel 7.6.3) Stellung genommen. Die Zunahme der Fötalblutanalysen ist in allen Kliniken als erfreulich zu betrachten. Ausgenommen sind hier nur die Belegkliniken bis 300 Geburten. Den größten Sprung machten dabei die Chefarztkliniken bis 1000 Geburten (+25,3%). Diese Steigerungen sind wohl zum großen Teil auf den Einsatz neuangeschaffter automatischer Analysengeräte zurückzuführen.

Ein Rückgang der Pufferungsfrequenz, insbesonders seit 1976, findet sich bei allen Kliniktypen mit Ausnahme der Chefarztkliniken bis 1000 Geburten, nachdem zum einen wohl eingesehen wurde, daß in dieser Richtung den Neugeborenen zuviel Fürsorge zuteil wurde, zum anderen diese sicher auch in einem besseren Zustand zur Welt kamen.

Die Verlegungsrate der Kinder nimmt über die Jahre geringfügig ab, wobei der Rückgang (–2,3%) an den Universitätskliniken auffällt. Betrachtet man die Verlegungsrate als ein indirektes Morbiditätsmaß, so stützt dies die These, daß das Geburtenkollektiv der Universitätskliniken an Selektivität verloren hat.

Der Prozentsatz jener Frauen, die nach einer Schnittentbindung länger als 14 Tage in der Klinik verbleiben, wird bei den Universitätskliniken (–18,8%) und den Belegarztkliniken bis 1000 Geburten (–8,2%) in den 3 Beobachtungsjahren auffällig kleiner. Nach vaginalen Entbindungen variierte die Liegedauer in den Kliniken über 1000 Geburten uneinheitlich, während sie bei den Kliniken unter 1000 zum Teil erheblich (bis zu 8,8%) abnimmt.

Eine weitere Form der Klinikvergleiche ist in Tabelle 4.11 dargestellt. Von den 24 Kliniken, die sich 1977 noch an der Studie beteiligten, standen 7 in einem engen organisatorischen Verbund mit einer Neugeborenenintensivstation bzw. verfügten über einen neonatologischen Kreißsaaldienst. Weder die 7 Kliniken mit noch die 17 ohne neonatologischem Verbund stellen homo-

Tabelle 4.11: Variationsbereiche für geburtshilfliche Kliniken mit (1) und ohne (2) engem organisatorischen Verbund mit einem neonatologischem Kreißsaaldienst bzw. einer Neugeborenenintensivstation (1977). (* angegeben ist der Durchschnitt sowie die relativen Häufigkeiten der Kliniken, die für (1) auf dem 3. und 5. bzw. für (2) auf dem 6. und 12. Rang plaziert sind. Die 4. bzw. 9. Klinik ist die mittlere Klinik der jeweiligen Klinikgruppe)

		Kliniken in engem (1) und ohne (2) neonatologischen Verbund			
Anzahl der Kliniken Anzahl der Geburten insgesamt		(1) 7 (1) 8 761		(2) 17 (2) 9 868	
Variationsbereich* der Einzelkliniken		∅	(1) 3. (2) 6.	mittlere Klinik	(1) 5. (2) 12.
Gute und sehr gute	(1)	51,3	47,3	51,6	53,0
Schwangerenüberwachung %	(2)	46,1	34,4	46,7	54,8
Anamnest. SS-Risiken %	(1)	23,2	18,4	18,7	21,7
	(2)	19,0	16,2	18,6	20,9
Befundete SS-Rsiken %	(1)	37,0	33,3	39,4	39,8
	(2)	32,2	24,9	26,8	33,1
Tragzeit ≧ 40 Wochen %	(1)	71,1	70,7	71,2	71,6
	(2)	69,5	66,9	68,3	72,3
Wochenendgeburt (Sa + So) %	(1)	24,0	22,3	25,7	25,7
	(2)	23,0	21,2	23,0	24,0
Nachtgeburt (21–6) %	(1)	25,6	24,2	25,3	25,5
	(2)	25,8	25,7	26,1	27,6
Med. Einleitung %	(1)	24,7	24,4	26,0	29,2
	(2)	23,4	20,3	22,4	28,2
CTG-Überwachung %	(1)	75,6	90,8	94,4	94,8
	(2)	70,1	55,8	80,8	90,3
Mikroblutuntersuchung %	(1)	3,4	0,4	3,8	5,3
	(2)	0,9	0,0	0,1	0,2

Tabelle 4.11 (Fortsetzung)

Variationsbereich* der Einzelkliniken		Kliniken in engem (1) und ohne (2) neonatologischen Verbund			
		⌀	(1) 3. (2) 6.	mittlere Klinik	(1) 5. (2) 12.
Sectiofrequenz %	(1)	13,8	12,0	13,0	13,4
	(2)	14,4	13,2	14,0	26,9
Operationsfrequenz (OE) %	(1)	28,1	20,3	23,4	26,5
	(2)	30,1	23,9	32,1	36,4
Geburtsdauer ≦ 6 Stunden %	(1)	80,4	76,3	86,1	86,8
	(2)	71,0	70,3	75,0	80,1
Risikogeburt (+ BS − OE) %	(1)	36,4	32,9	35,2	35,6
	(2)	41,2	36,1	39,4	41,2
Geburtsgewicht < 2500 g %	(1)	6,9	7,1	7,1	7,4
	(2)	5,8	5,6	6,3	6,4
Apgar 1 Min. < 7 %	(1)	5,1	3,5	3,8	6,1
	(2)	3,9	2,3	4,0	5,4
Pufferung %	(1)	20,7	5,7	11,9	14,1
	(2)	5,8	1,9	3,2	6,3
1. kinderärztl. Unters. (1. Tag) %	(1)	67,2	42,3	82,6	95,4
	(2)	68,6	35,6	65,2	98,8
Basis U2 durchgeführt %	(1)	95,9	96,6	96,8	96,8
	(2)	92,4	91,6	92,0	94,5
Auffällige U 2 %	(1)	24,6	11,9	15,8	24,4
	(2)	13,9	7,3	9,5	16,9
Verlegung in Kinderklinik %	(1)	9,9	8,9	10,8	10,9
	(2)	9,8	7,6	9,3	10,6
Perinatale Mortalität %**	(1)	1,3	1,1	1,2	1,5
	(2)	1,3	1,1	1,4	2,0
Wochenbettag der Entlassung (abdominal ≧ 15 Tage)	(1)	44,8	34,5	44,0	54,8
	(2)	44,0	38,1	41,1	63,3
Wochenbettag der Entlassung (vaginal ≧ 10 Tage)	(1)	26,1	14,4	26,3	28,8
	(2)	21,8	14,2	16,8	20,3

** wegen geringer Inzidenz nicht für Klinikvergleiche geeignet

gene Klinikgruppen dar. Daher sind auch ihre Vergleiche den gleichen Unzulänglichkeiten ausgesetzt wie die der 5 obengenannten Kliniktypen. Dennoch läßt sich auf Grund der größeren Klinikzahlen pro Gruppe eine differenziertere Auswertung vornehmen. Der Vergleich basiert primär auf der mittleren Klinik in jeder Gruppe, die den sogenannten Median der Raten dieser Gruppe vertritt. Eine kausale Interpretation von Unterschieden dieser Mediane sollte jedoch wie bei allen retrospektiven Analysen nur mit äußerster Vorsicht versucht werden. Im vorliegenden Fall unterscheiden sich nämlich die Kliniktypen nicht nur durch den neonatologischen Verbund, sondern auch dadurch, daß Kliniken mit neonatologischem Verbund alle über 1000 Geburten pro Jahr aufweisen und mit einer Ausnahme alle in München liegen.

Sehr gute und gute Schwangerenüberwachungen sind in Kliniken mit einem neonatologischen Verbund ebenso häufiger wie befundete Schwangerschaftsrisiken. Risiken unter der Geburt treten dagegen dort seltener auf. Die Operationsfrequenz (–2,0%) und die Geburtsdauer über 6 Stunden (–9,4%) sind in dieser Gruppe auffällig geringer; die medikamentöse Einleitung, die CTG-Überwachung und die Mikroblutuntersuchung werden häufiger eingesetzt.

Untergewichtige Kinder kommen nur geringfügig häufiger in Kliniken mit neonatologischem Verbund zur Welt. Die Pufferungsrate ist dort stark überhöht (+14,9%). Erstaunlich ist, daß es in dieser Klinikgruppe 3 Kliniken (von 7) gibt, in denen weniger als die Hälfte aller Kinder am ersten Lebenstag pädiatrisch untersucht werden. In der anderen Klinikgruppe sind es allein 7 Kliniken (von 17), in denen 98,8% und mehr der Kinder bereits am ersten Tag untersucht werden. Die U2-Untersuchungen finden dagegen dort seltener statt, obwohl die Mütter im Durchschnitt sowohl nach abdominaler als auch nach vaginaler Entbindung länger in der Klinik bleiben.

Wohl nur durch Beobachtungsungleichheit zu erklären ist der hohe Prozentsatz auffälliger U2-Untersuchungen (+10,7%) in der Klinikgruppe mit neonatologischem Verbund. Dies bestätigt die geringe Zuverlässigkeit der U2-Ergebnisse. Verlegungsrate und perinatale Mortalität zeigen keinen Vorteil für die eine oder andere Klinikgruppe.

Die angestellten Vergleiche von Kliniktypen und Einzelkliniken lassen zwar extreme Abweichungen einzelner Kliniken erkennen. Für differenzierte Vergleiche, die eine Grundlage für zu bildende interkollegiale Beratergruppen bilden könnten, werden dagegen die Daten einer größeren Anzahl von Kliniken benötigt, um die Einflüsse der unterschiedlichen Geburtenzahlen, die strukturellen Einflußfaktoren, die Heterogenität in den Vergleichsgruppen und die unterschiedlichen Ausgangskollektive der Kliniken eliminieren zu können. Diese größeren Klinikzahlen erwarten wir von einer Ausdehnung der Münchner Perinatal-Studie auf ganz Bayern.

Literatur:

Cox, D. R.: The Analysis of Binary Data, Methuen, London 1970.
Mantel, N., C. R. Stark: Computation of indirect-adjusted rates in the presence of confounding, Biometrics 24, 1968, 997.

5 Maßnahmen während der Schwangerschaft und unter der Geburt

5.1 Schwangerenüberwachung

Die Schwangerenüberwachung steht gegenwärtig im Kreuzfeuer der Kritik. Der vorherrschenden Meinung, ein häufiger Arztkontakt müsse auch ein besseres Schwangerschaftsergebnis bedingen (Möbius et al. 1973), wird die Frage entgegen gehalten, ob der scheinbar kausale Zusammenhang zwischen Arztkontakt und Schwangerschaftsergebnis nicht zusätzlich auch durch soziodemographische und medizinische Faktoren im Umfeld der Schwangeren "kontaminiert" sein könne. Die Beziehung "höhere perinatale Mortalität bei Kindern schlecht betreuter Mütter" lasse sich dann viel besser dadurch erklären, daß beispielsweise die Bedingungen sozial schlechter gestellter Schwangerer einerseits eine weniger intensive Beanspruchung der Schwangerenüberwachung zulasse und andererseits auch eine stärkere Belastung für das Kind bedeute, dessen Risiko unter oder nach der Geburt krank zu werden oder zu versterben, steige. Die Vorsorgeprogramme, so wird weiter argumentiert (Korporal und Zink 1978), seien im wesentlichen auf die sogenannte Mittelschichtfamilie zugeschnitten. Im Vergleich dazu seien gerade diejenigen sozial schlechter gestellten Gruppen inadäquat erfaßt, bei denen aufgrund größerer Risiken mangelhafte kindliche Resultate vorherrschen (Tietze et al. 1978).

Es liegt auf der Hand, daß sich in der so geführten Diskussion zahlreiche Sachverhalte mischen. Es wird jedem einleuchten, daß bei einer Bewertung der in unserem Land geübten Schwangerenüberwachung ein Teil der Ergebnisse zwar zu Lasten des Arztes geht, ein anderer nicht unwesentlicher Teil aber, z. B. die Frage, wann eine Schwangere erstmals einen Arzt aufsucht, zu Lasten der Schwangeren selbst.

Zahlreiche, in der Literatur bisher mitgeteilte Daten (Brenner 1974, Donaldson 1974, Tücke 1975) legen den Schluß nahe, daß die Nutzung der Schwangerenbetreuung in hohem Maße von der **sozialen Schicht** abhängt, der die Schwangere angehört. In der vorliegenden Studie werden die Schwangeren entsprechend dem Beruf ihres Ehemanns bzw. bei Unverheirateten entsprechend dem Beruf des Vaters einer von 4 Sozialstufen (s. Anhang 11.2) zugeordnet. Da die Reliabilität dieses vierstufigen Merkmals zu wünschen übrig läßt, wurden die beiden ersten Gruppen dieser Einteilung (Sozialhilfeempfänger, ungelernte Arbeiter etc.) zu einer neuen Gruppe "niedere Sozialschicht" sowie die beiden letzten Gruppen (Facharbeiter, Angestellte, Selbständige etc.) zu einer Gruppe "gehobene Sozialschicht" zusammengefaßt und durch die Merkmale Nationalität (Deutsche/Ausländerin) sowie Legitimität (alleinstehend = ledig, verwitwet, geschieden/verheiratet) erweitert. Es entstanden damit zunächst 8 soziale Gruppierungen:

1. niedere Sozialschicht – alleinstehend – Ausländerin
2. niedere Sozialschicht – alleinstehend – Deutsche
3. niedere Sozialschicht – verheiratet – Ausländerin
4. niedere Sozialschicht – verheiratet – Deutsche
5. gehobene Sozialschicht – alleinstehend – Ausländerin
6. gehobene Sozialschicht – alleinstehend – Deutsche
7. gehobene Sozialschicht – verheiratet – Ausländerin
8. gehobene Sozialschicht – verheiratet – Deutsche

Da sich die Gruppen 1 und 2 sowie 5 und 6 bezüglich der Schwangerenüberwachung und der Ergebnisse nicht nennenswert unterschieden, wurden sie unter Elimination der Nationalität zu je einer Gruppe zusammengelegt. Damit ergeben sich zur Prüfung der Frage, welche sozialen "Hypotheken" die an der vorliegenden Dreijahreserhebung beteiligten Schwangeren in die Schwangerenüberwachung miteinbringen, die folgenden 6 Gruppen:

1. niedere Sozialschicht – alleinstehend – Deutsche und Ausländerin 3,5%
2. niedere Sozialschicht – verheiratet – Ausländerin 10,5%
3. niedere Sozialschicht – verheiratet – Deutsche 4,6%
4. gehobene Sozialschicht – alleinstehend – Deutsche und Ausländerin 6,7%
5. gehobene Sozialschicht – verheiratet – Ausländerin 7,7%
6. gehobene Sozialschicht – verheiratet – Deutsche 67,1%

Zwei Drittel aller Schwangeren gehören der Gruppe 6 an. Fast jede 10. Schwangere ist alleinstehend, 66% davon wurden bei der Erfassung in die gehobene soziale Schicht eingestuft. Die verheirateten Ausländerinnen machen 18,2% unseres Schwangerenkollektives aus. 42,3% davon gehören der oberen sozialen Schicht an. Bei den verheirateten deutschen Müttern sind dies 93,6%.

Noch eine methodische Vorbemerkung: die vorliegende Analyse der Frühzeitigkeit, Intensität und Bewertung der Schwangerenüberwachung leidet etwas unter Erfassungsmängeln, die bei der Interpretation der Ergebnisse zu berücksichtigen sind. Einerseits wurden nur jene Schwangere zur Analyse herangezogen, bei denen sowohl Tragzeit und Erstuntersuchungswoche als auch die Anzahl der Untersuchungen angegeben worden waren, bzw. bei denen wir sicher waren, daß die Schwangeren nicht an der Vorsorge teilgenommen hat. Sicherlich tritt hierdurch eine Selektion der Schwangeren ein, insbesondere durch die fehlende Tragzeitangabe. Andererseits ist die Zahl der Untersuchungen und die Erstuntersuchungswoche bisweilen zu niedrig bzw. zu spät angegeben, wenn der Mutterpaß (Vorsorgeschein) zur eigentlichen Erstuntersuchung noch nicht vorlag.

5.1.1 Ort der Schwangerenüberwachung

Über die verschiedenen **Institutionen** (Allgemeinärzte, Fachärzte, entbindende Belegärzte und Klinikambulanzen), die sich 1975–77 an der Schwangerenüberwachung beteiligt haben, informiert Tabelle 5.1 (vgl. Kapitel 4.3).

Stadt/Land-Unterschieden wird in der Beurteilung einer wirksamen Schwangerenüberwachung Bedeutung beigemessen, da eine unterschiedliche Arztdichte ihre Durchführung erheblich beeinflussen kann. Es verwundert daher nicht, daß bei einer sehr geringen Betreuungsinzidenz durch den Allgemeinarzt (1,4%) in München die Überwachung beim Belegarzt, in der Klinik, insbesondere aber in der Kombination Facharzt und Klinik mit 31,7% herausragt. Nur jede 8. Münchnerin wird in ihrer Schwangerschaft ausschließlich vom Facharzt betreut.

Tabelle 5.1: Stadt/Land-Unterschiede beim Ort der Schwangerenüberwachung

	Ort der Schwangerenüberwachung								
	nur Klinik	nur Belegarzt	nur Facharzt	nur Allg.-arzt	Facharzt + Klinik	Facharzt + Bel.-Arzt	Allg.-Arzt + Klinik	Rest	N = 100%
München	23,6	19,6	12,9	1,4	31,7	3,7	1,7	5,4	27 667
München-Umgebung (30 km)	16,1	25,5	15,9	4,2	26,7	4,6	2,4	4,6	14 519
Andere	20,6	6,5	30,8	12,1	18,0	1,4	4,3	6,3	12 306
Ohne PLZ	14,1	12,6	20,9	4,4	29,1	4,0	2,5	12,4	597
Häufigkeit ⌀	20,8	18,1	17,8	4,6	27,3	3,4	2,5	5,5	55 089

Tabelle 5.2: Soziale Gruppen und Ort der Schwangerenüberwachung für München und Umgebung

Soziale Gruppen	Ort der Schwangerenüberwachung						
	nur Klinik	nur Belegarzt	nur Facharzt	nur Allgemeinarzt	Facharzt + Klinik	Facharzt + Belegarzt	Allg.-Arzt + Klinik	Rest	N = 100%

Soziale Gruppen	nur Klinik	nur Belegarzt	nur Facharzt	nur Allgemeinarzt	Facharzt + Klinik	Facharzt + Belegarzt	Allg.-Arzt + Klinik	Rest	N = 100%
Erstgebärende									
Nied./allein.	21,6	15,3	19,1	4,9	21,2	3,2	3,1	11,5	895
Nied./verh./Ausl.	24,8	17,7	18,1	3,5	25,7	1,8	3,9	5,1	1 768
Nied./verh./Deut.	19,1	20,8	12,8	4,3	30,0	4,4	2,5	6,0	789
Geh./allein.	18,0	23,7	16,0	2,2	27,9	4,2	1,7	6,1	1 602
Geh./verh./Ausl.	20,7	26,2	12,6	1,0	28,8	5,8	1,2	3,7	1 904
Geh./verh./Deut.	17,8	23,1	12,9	1,4	34,7	4,5	1,4	4,2	15 152
Häufigkeit ⌀	18,7	22,6	13,7	1,8	32,3	4,3	1,7	4,8	22 429
Mehrbärende									
Nied./allein.	28,8	11,1	18,7	5,5	17,5	1,8	1,8	14,8	513
Nied./verh./Ausl.	29,4	15,3	18,3	3,8	22,6	1,4	3,5	5,8	3 300
Nied./verh./Deut.	20,4	19,1	15,0	10,5	19,6	3,8	8,0	8,0	1 070
Geh./allein.	19,5	22,3	12,8	2,8	25,8	4,5	2,3	10,0	399
Geh./verh./Ausl.	21,9	24,6	14,9	1,3	24,9	5,0	2,0	5,4	1 741
Geh./verh./Deut.	22,7	21,9	12,9	3,2	30,2	4,1	1,7	4,4	12 430
Häufigkeit ⌀	23,6	20,6	14,2	3,0	27,4	3,6	2,2	5,4	19 728

Außerhalb Münchens kehren sich die Zahlenverhältnisse um. In der näheren Umgebung Münchens wird der Einfluß der Klinikambulanzen geringer, der der Belegärzte, Fachärzte und Allgemeinärzte steigt dagegen an. Sehr heterogen ist das Schwangerenkollektiv, das außerhalb der 30-km-Zone wohnt. Jede 8. Frau geht hier zur Schwangerenüberwachung ausschließlich zum Allgemeinarzt, fast jede 3. ausschließlich zum Facharzt. Der Belegarzt betreut sogar nur jede 15. Frau (6,5%) in der Schwangerschaft.

Auf Grund der geschilderten unterschiedlichen Versorgungslage beschränken wir uns zunächst auf München und Umgebung. Die ausschließliche Betreuung beim Allgemeinarzt ist hier sowohl bei den Erstgebärenden (1,3%) als auch bei den Mehrgebärenden (3,0%) insgesamt eher gering gewesen (Tabelle 5.2). Die jeweils größere Anziehung auf die Erstgebärenden aller 6 Sozialgruppierungen besaß die Kombination Facharzt/Klinikambulanz, deren Häufigkeiten zwischen 21,2% (niederer Sozialstatus, alleinstehend) und 34,7% (gehobener Sozialstatus, verheiratet, deutsch) variierten. Bei den Mehrgebärenden verringert sich die durchschnittliche Attraktivität dieser Kombination von 32,3% auf 27,4%, dafür gingen die Schwangeren häufiger direkt in die Klinikambulanz (18,7% : 23,6%). Maßgeblichen Anteil daran haben die Schwangeren der Gruppe „gehobener Sozialstatus, verheiratet, deutsch", der allein 2 von 3 Schwangeren angehören. Der bei den Mehrgebärenden der Gruppe 3 „niedere Sozialschicht, verheiratet, deutsch" beim Allgemeinarzt ausgewiesene hohe Prozentsatz von 10,5% überrascht bei der hohen Facharztdichte von München und Umgebung.

Von Interesse ist weiterhin, in welcher Weise die **Berufstätigkeit** den Ort der Schwangerenüberwachung mitbeeinflußt (Tabelle 5.3). Die Berufstätigkeit ist ihrerseits eng mit der Parität verknüpft – von den Erstgebärenden sind 75%, von den Mehrgebärenden nur 41% berufstätig. Die berufstätige Erstgebärende nimmt um 4,5% häufiger als eine nichtberufstätige (28,7%) die Schwangerenüberwachung in der Kombination Facharzt/Klinikambulanz in Anspruch. Bei den Mehrgebärenden reduziert sich die Differenz auf 0,5%, bei einer durchschnittlichen Häufigkeit von 27,4%. Dafür gehen die berufstätigen Mehrgebärenden häufiger (26,4%) ausschließlich in

Tabelle 5.3: Berufstätigkeit und Ort der Schwangerenüberwachung für München und Umgebung

	Ort der Schwangerenüberwachung								
	nur Klinik	nur Belegarzt	nur Facharzt	nur Allg.-arzt	Facharzt + Klinik	Facharzt + Bel.-Arzt	Allg.-Arzt + Klinik	Rest	N = 100%
Berufstätige Erstgebärende	18,6	22,2	13,9	1,8	33,2	4,1	1,8	4,4	16 910
Nicht berufstät. Erstgebärende	20,2	23,2	13,8	2,3	28,7	4,5	1,6	5,7	4 797
Häufigkeit ∅	18,7	22,6	13,7	1,8	32,3	4,3	1,7	4,8	22 429
Berufstätige Mehrgebärende	26,4	18,5	14,5	3,0	27,7	2,6	2,5	4,9	8 092
Nicht berufstät. Mehrgebärende	22,1	21,9	14,2	3,0	27,2	4,0	1,9	5,6	11 168
Häufigkeit ∅	23,6	20,6	14,2	3,0	27,4	3,6	2,2	5,4	19 728

die Klinikambulanz als die entsprechenden nicht-berufstätigen Schwangeren (22,1%). Für die übrigen Institutionen finden sich beim Vergleich zwischen Berufstätigkeit und Nichtberufstätigkeit keine nennenswerten Unterschiede.

5.1.2 Frühzeitigkeit der Schwangerenüberwachung

Der Zeitpunkt der Erstuntersuchung ist für den Erfolg einer Schwangerenüberwachung von erstrangiger Bedeutung. Eine Patientin, die erstmals im 2. oder 3. Trimenon zur Untersuchung kommt, kann sich und ihr Kind bereits erheblich gefährdet haben. Hierzu liegen zahlreiche Mitteilungen vor (z. B. Kessner et al. 1973, Tokuhata et al. 1973). Insgesamt waren in unserem Untersuchungsgut 1975 nur 47,8% aller Schwangeren erstmals vor der 13. Schwangerschaftswoche untersucht worden. 1977 waren es 56,4% (siehe Tabelle 4.4). Die genannten Zahlen mögen etwas zu niedrig sein, da bisweilen zur eigentlich ersten Untersuchung der Mutterpaß noch nicht vorgelegen hatte.

Über den Zusammenhang zwischen Überwachungsort und Frühzeitigkeit im zeitlichen Verlauf informiert Tabelle 5.8. Danach erscheinen die Schwangeren der Belegärzte und die der Facharzt/Klinik-Kombination 1977 wesentlich früher als 1975 zur Schwangerenüberwachung.

Anhand der kumulativen Häufigkeiten (Abb. 5.1) läßt sich zeigen, daß im wesentlichen die schlechter gestellten sozialen Gruppen ein großes Untersuchungsdefizit aufweisen. So war beispielsweise in der Gruppe 1 nur die Hälfte aller Erstgebärenden bis zur 17. Schwangerschaftswoche erstmals untersucht worden. Zu diesem

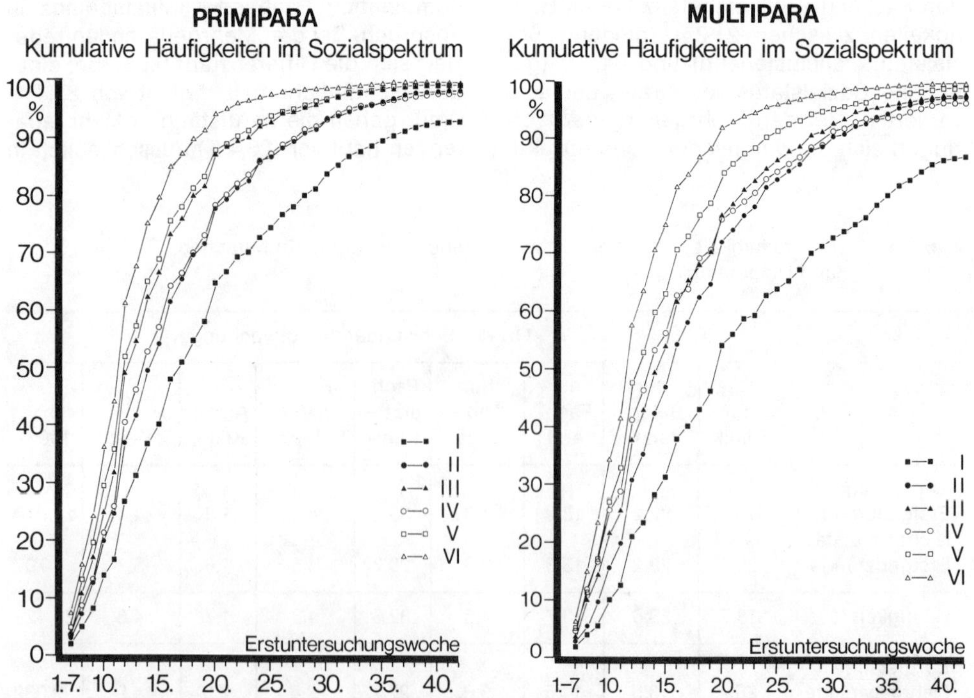

Abb. 5.1: Kumulative Häufigkeiten des Zeitpunktes der Erstuntersuchung für 6 soziale Gruppierungen, getrennt für Primi- und Multipara (I = nied. SStatus/allein., II = nied. SStatus/verh./Ausl., III = nied. SStatus/verh./Deut., IV = geh. SStatus/allein., V = geh. SStatus/verh./Ausl., VI = geh. SStatus, verh./Deut.)

Zeitpunkt hatten bereits 90% aller Erstgebärenden der Gruppe 6 – gehobene Sozialschicht, verheiratet, deutsch – die Erstuntersuchung hinter sich. Erwartungsgemäß verschiebt sich bei den Mehrgebärenden in der Gruppe 1 der 50-%-Wert der Erstuntersuchungswoche auf die 19. bis 20. Schwangerschaftswoche. Der leicht abgeflachte Kurvenverlauf für alle sozialen Gruppierungen bedeutet eine geringfügige zeitliche Verzögerung, mit der die Mehrgebärenden im Vergleich zu den Erstgebärenden zur Erstuntersuchung erscheinen. Bemühungen um eine Vorverlegung der Erstuntersuchung gerade bei den Schwangeren niederer sozialer Schichten in das erste Trimenon hinein erscheinen dringend erforderlich, da gerade diese Gruppierungen eine hohe Risikohäufigkeit repräsentieren.

Sowohl für die Erst- als auch für die Mehrgebärenden aller 6 sozialen Gruppierungen nimmt im Verlauf der Jahre 1975–1977 die Frühzeitigkeit (Abb. 5.2) kontinuierlich zu. Für die betreuten Schwangeren verkürzt sich in allen 6 Gruppen der Zeitpunkt vom Schwangerschaftsbeginn bis zur Erstuntersuchung gleichermaßen. Es erscheint keineswegs so, daß die Schwangeren der Gruppen 1 und 2 mit dem größten Nachholbedarf diesem gerecht werden. Nur 20–30% dieser Schwangeren kommen bei den Mehrgebärenden im ersten Schwangerschaftsdrittel zur Schwangerenüberwachung. Bei den Erstgebärenden liegen die Zahlen zwar generell etwas höher, aber selbst die Gruppe 6 – gehobener Sozialstatus, verheiratet, deutsch – erreicht erst Ende 1977 die 2/3-Marke. Berücksichtigt man außerdem die Tatsache, daß von den Erstgebärenden der Sozialgruppe 1 nur zwischen 70 und 80% und von den Mehrgebärenden knapp über 60% zu Beginn des 3. Schwangerschaftsdrittels das erste Mal den Arzt zur Schwangerenüberwachung aufgesucht hatten, dann sind hier Felder für eine nachhaltige Öffentlichkeitsarbeit der Gesundheitsdienste markiert.

In großen Übersichten werden durchschnittlich 40% der in der Schwangerenüberwachung geburtshilflicher Kliniken erfaßten Schwangeren als Risikoschwangere klassifiziert. Insgesamt betrug der Anteil der Risikoschwangeren in der vorliegenden Studie 1975 46,4%. Er stieg bis 1977 auf 48,1% an. Aus Tabelle 5.11 wird ersichtlich, daß verheiratete Schwangere, Deutsche, Berufstätige, Erstgebärende und Schwangere über 29 Jahre früher an der Schwangerenüberwachung teilnehmen als ihre Antipoden. Auch die ausschließlich vom Belegarzt und die in der Kombination Facharzt/Klinik durchgeführte Schwangerenüberwachung zeigt eine überdurchschnittliche Frühzeitigkeit. Es verwundert nicht, daß Schwangere nach einer Sterilitätsbehandlung, nach vorausgegangener Uterusoperation und Erstgebärende über 34 Jahren den Zeitpunkt für die Erstuntersuchung besonders früh wählen. Bei den befundeten Risiken sind es verständlicherweise die Blutungen in der Schwangerschaft, frühzeitig auftretende Wehen und die Cervixinsuffizienz. Dagegen kamen Frauen, die letztlich dann zu früh entbunden haben, durchschnittlich etwas später zur Schwangerenüberwachung.

5.1.3 Intensität der Schwangerenüberwachung

Einhellig wird in allen Untersuchungen zum Problem einer wirksamen Schwangerenüberwachung ihre Regelmäßigkeit und Intensität hervorgehoben (Keding 1972, Kessner et al. 1973, Tokuhata et al. 1973, Schmidt 1974, Hohlweg-Majert und Kauert 1975). Im Rahmen aller ärztlichen Maßnahmen bei der Schwangerenüberwachung liegt ihr Beitrag zur Senkung der perinatalen Mortalität darin, daß das Schwangerschaftsrisiko möglichst früh erkannt und konsequent angegangen werden kann.

Erstuntersuchungswoche und Anzahl der Untersuchungen stehen in einem engen Zusammenhang: Je später die Schwangere erstmals zur Untersuchung erscheint, desto geringer ist in der Regel die Anzahl der noch sinnvoll möglichen Untersuchungen. Setzt man in dem uns vorliegenden Untersuchungsgut die Erstuntersuchungswoche zur Anzahl der Untersuchungen in Beziehung (Abb. 5.3), dann verschiebt sich die

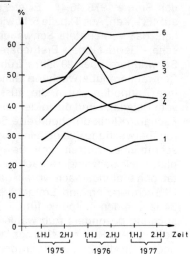
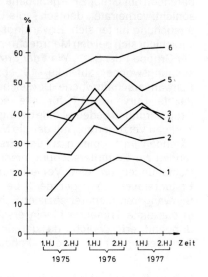
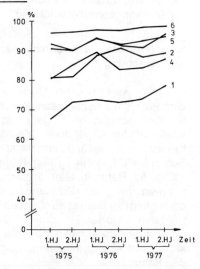
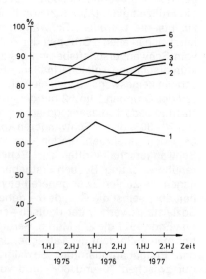

Legende:
1 = Nied./All
2 = Nied./Ver./Aus
3 = Nied./Ver./Deut
4 = Geh./All
5 = Geh./Ver./Aus
6 = Geh./Ver./Deut

Abb. 5.2: Frühzeitigkeit (Erstuntersuchungswoche im 1. bzw. im 1. oder 2. Trimenon) der Schwangerenüberwachung nach sozialen Gruppierungen und Parität (1 = nied./allein., 2 = nied./verh./Ausl., 3 = nied./verh./Deut., 4 = geh./allein., 5 = geh./verh./Ausl., 6 = geh./verh./Deut.)

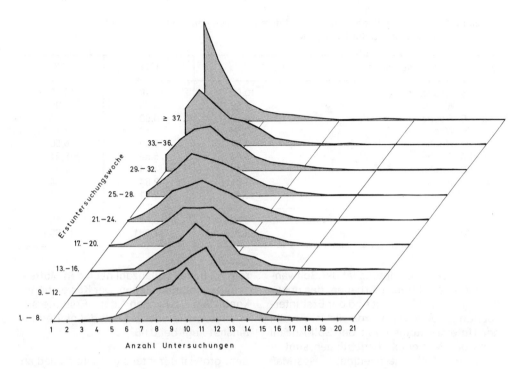

Abb. 5.3: Anzahl der Vorsorgeuntersuchungen nach dem Zeitpunkt der Erstuntersuchung (n = 52 314)

maximale Anzahl durchgeführter Untersuchungen mit größer werdender Erstuntersuchungswoche nach links zu Gunsten geringerer Einzeluntersuchungszahlen. Dies bedeutet z. B., daß bei einer Erstuntersuchung, die zwischen der 21. und der 24. Woche erfolgt, meistens nur noch 6 Untersuchungen durchgeführt wurden. Die Zahl von 10 Untersuchungen, die international als Richtschnur der Schwangerenüberwachung genannt wird, wird in unserer Studie überwiegend nur von den Frauen erreicht, die im ersten Schwangerschaftsdrittel zur Vorsorge erschienen.

Im Verlauf der Jahre 1975–1977 hat die Zahl der Vorsorgeuntersuchungen bei als konstant angenommener Tragzeit von durchschnittlich 8,6 Untersuchungen um eine halbe Untersuchung zugenommen (Tabelle 5.4). Diese Steigerung ist nur bis zur 17. bis 20. Erstuntersuchungswoche zu erkennen, während danach keine Änderungen mehr eintraten.

Errechnet man bei jenen 15 815 Schwangeren des Jahres 1977, bei denen Angaben zur Tragzeit, Erstuntersuchungswoche und Anzahl der Untersuchungen gleichzeitig vorlagen, die nach den geänderten Mutterschaftsrichtlinien vom 1. 4. 1975 erforderliche Soll-Anzahl an Einzeluntersuchungen (8,4), dann zeigt sich bei Patientinnen ohne irgendein Risiko in der Schwangerschaft eine durchschnittlich um eine halbe Untersuchung höhere Ist-Anzahl von Einzeluntersuchungen (Tab. 5.5). Dies erklärt sich teilweise dadurch, daß wir bei der Bestimmung der Soll-Anzahl die Schwangerenuntersuchung, bei der die Schwangere gleich zur Geburt in der Klinik blieb, nicht mitgezählt haben. Bemerkenswert ist, daß die durchschnittliche Ist-Anzahl von Untersuchungen bei Vorliegen mindestens eines Schwangerschaftsrisikos nur um 0,42 Untersuchungen höher lag. Diese Zunahme machte sich zudem nur bis zur 17.–20. Erstuntersuchungswoche bemerkbar.

Tabelle 5.4: Durchschnittliche Anzahl der Untersuchungen nach Erstuntersuchungswoche und Geburtsjahrgang

Erstuntersuchungswoche	1975	1976	1977
− 8. Woche	10,06	10,16	10,40
9.− 12. Woche	9,59	9,73	9,98
13.− 16. Woche	8,70	8,80	8,87
17.− 20. Woche	7,58	7,39	7,69
21.− 24. Woche	6,58	6,59	6,56
25.− 28. Woche	5,66	5,56	5,51
29.− 32. Woche	4,44	4,54	4,34
33.− 36. Woche	3,95	3,64	3,54
37. + Woche	2,46	2,61	2,73
∅	8,59	8,89	9,10
Anz. Mütter	16 727	17 951	17 636

Um ein Maß für die Intensität der Schwangerenüberwachung zu erhalten, das unabhängig von der Tragzeit und der Erstuntersuchungswoche ist, wurde die Ist-Anzahl der Untersuchungen von der Soll-Anzahl nach den Mutterschaftsrichtlinien subtrahiert (Abb. 5.4). Wie geeignet dieses Maß der Intensität ist, zeigt die Tatsache, daß unabhängig von der Erstuntersuchungswoche alle Gipfelwerte auf der Nulldifferenz, d. h. der Sollanzahl nach den Mutterschaftsrichtlinien liegen. Der Korrelationskoeffizient zwischen der Erstuntersuchungswoche und der neu definierten Intensität liegt bei 0,06.

Sehr groß ist der Intensitätsunterschied an den verschiedenen Überwachungsorten (Tabelle 5.8). Am genauesten halten sich die Allgemeinärzte an die Mutterschafts-

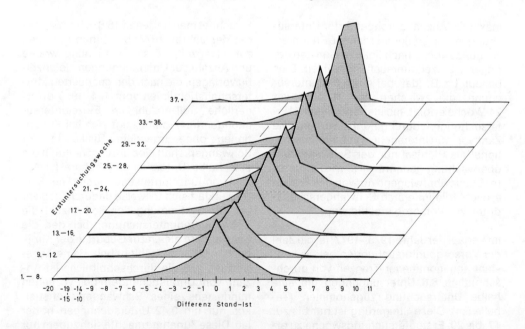

Abb. 5.4: Differenz zwischen Soll- (nach Mutterschaftsrichtlinien) und Istanzahl der Vorsorgeuntersuchungen nach dem Zeitpunkt der Erstuntersuchung

Tabelle 5.5: Durchschnittliche Anzahl der Untersuchungen nach Erstuntersuchungswoche für 1977 (nur Mütter, bei denen Angaben zur Tragzeit, Erstuntersuchungswoche und Anzahl der Untersuchungen vorlagen)

Erstunter-suchungswoche	Sollanzahl nach Mu.schaftsrichtlinien	Ist-Anzahl	
		Pat. ohne SS-Risiken	Pat. mit SS-Risiken
– 8. Woche	9,98	10,14	10,63
9.–12. Woche	9,04	9,83	10,18
13.–16. Woche	8,08	8,69	9,01
17.–20. Woche	7,06	7,53	7,86
21.–24. Woche	6,02	6,59	6,57
25.–28. Woche	5,07	5,55	5,40
29.–32. Woche	3,95	4,51	4,35
33.–36. Woche	2,69	3,44	3,40
37. + Woche	0,95	2,50	2,50
⌀	8,40	8,96	9,38
Anz. Mütter	15 815	9 043	6 772

richtlinien, gefolgt von den Fachärzten und den Belegärzten. Intensiver als der Durchschnitt werden die Schwangeren dagegen in den Klinikambulanzen und in der Kombination Facharzt/Klinik betreut. Im Verlauf der 3 Beobachtungsjahre hat die Intensität der Überwachung an den verschiedenen Orten mit Ausnahme bei den Allgemeinärzten und der Kombination Facharzt/Klinik zum Teil erheblich zugenommen. Den größten Nachholbedarf hatten dabei die Fachärzte, die die Intensität von 12,0 auf 21,1 % steigerten, damit aber immer noch bei ihrem hohen Risikokollektiv (vgl. Kapitel 4.3) weit unter dem Durchschnitt rangieren. Überraschenderweise hat von 1975 bis 1977 die Intensität in der Kombination Allgemeinarzt/Klinik bei insgesamt sinkenden Schwangerenzahlen abgenommen.

Bei der Betrachtung des Zusammenhangs zwischen der Intensität und den Risiken (Tabelle 5.11) zeigt sich, daß die Alleinstehenden, die Ausländerinnen, die Mehrgebärenden, die später den Arzt aufsuchen, entsprechend weniger intensiv sich auch an der Schwangerenüberwachung beteiligen. Die Münchnerin kommt zwar spät, wird dann jedoch intensiver als der Durchschnitt betreut. Bei den anamnestischen Risiken folgt der frühzeitigen Erstuntersuchung bei Sterilitätsbehandelten, bei vorausgegangenen Uterusoperationen und bei Erstgebärenden über 34 Jahren auch eine entsprechend intensive Schwangerenüberwachung. Schwangere mit behandlungsbedürftigen Herzerkrankungen kommen offensichtlich wie Patientinnen mit 2 und mehr Aborten, vorausgegangenen Frühgeburten, toten oder geschädigten Kindern in der Anamnese nicht besonders früh zur Erstuntersuchung, werden dann aber entsprechend intensiver einbestellt. In der Gruppe der befundeten Schwangerschaftsrisiken zeigen Patientinnen mit EPH-Gestosen, Harnwegsinfekten, Blutungen in der Schwangerschaft, vorzeitigen Wehen sowie Mehrlingen und pathologischen Kindslagen, insbesondere aber Patientinnen mit einem Diabetes mellitus erwartungsgemäß eine sehr intensive Schwangerenüberwachung. Bei den Erstgebärenden unter 16 Jahren und den Schwangeren mit mehr als 4 Kindern läßt sowohl die Frühzeitigkeit wie auch die Intensität der Überwachung deutlich zu wünschen übrig.

5.1.4. Bewertung der Schwangerenüberwachung

Die Auffassungen über die Bewertung einer wirksamen Schwangerenüberwachung sind geteilt. Während von keiner Seite bestritten wird, daß frühzeitige und regelmäßige Betreuungen der Schwangeren einen,

Tabelle 5.6: Bewertungsklassen der Schwangerenüberwachung und ihre relativen Häufigkeiten (* enthält auch die Nichtteilnehmerinnen, die Ziffer in Klammern gibt den Bewertungsscore an)

Bewertungs-klasse	Intensität: Differenz zwischen Ist-Anzahl u. Soll-Anzahl der Untersuchungen					Summe
	5 u. mehr	2 bis 4	+1 bis −1	−2 bis −4	−5 u. weniger	
3. Trim.	(4) 0,4	(4) 1.3	(4) 3,1	(5) 0,8	(5) 1.4*	7,0 %
2. Trim.	(3) 2,6	(3) 9,9	(3) 19,5	(4) 6,9	(5) 0,4	39,3 %
1. Trim.	(1) 3,8	(2) 12,6	(2) 27,5	(3) 9,0	(4) 0,8	53,7 %
Summe	6,8 %	23,8 %	50,1 %	16,7 %	2,6 %	100 % = 47 125 Geburten

wenn nicht den wichtigsten Ansatzpunkt für eine Risikominderung und damit Verbesserung des perinatalen Outcomes darstellen, sind die Fragen über ein geeignetes Maß dessen, was die Schwangerenüberwachung eigentlich bewirkt, offen (Ferster und Jenkins 1976). Einen beachtenswerten Bewertungsversuch in dieser Richtung stellt die im Jahre 1968 durchgeführte Analyse von 142 017 Geburten in New York City dar (Kessner et al. 1973). Aber auch dieser Bewertungsansatz befriedigt nicht in allen Belangen.

Ideal wäre ein Maß, das bei jeder Schwangeren unmittelbar vor Eintritt in die Geburt, quasi in einer Durchsicht, den „Schwangerenendstatus" festhalten könnte, anhand dessen im Vergleich zum Geschehen in der Schwangerschaft ablesbar wäre, was die erfolgte Schwangerenbetreuung bewirkt oder nicht bewirkt hat.

Auf dem Boden eines Experten-Ratings wurde für das vorliegende Untersuchungsgut der Jahre 1975–1977 ein Bewertungsmaßstab geschaffen, der in Abhängigkeit von der Frühzeitigkeit (erstes, zweites und drittes Trimenon) und der Intensität, ausgehend von einem Standard von ± einer Untersuchung um den Sollwert herum, dann aufsteigend bis 5 und mehr Untersuchungen sowie abfallend bis 5 und weniger Untersuchungen, die Bewertungsklassen von 1–5 vorsieht (Tabelle 5.6). In den einzelnen Bewertungsklassen sind die relativen Häufigkeiten angegeben. Die Standardintensität ist für jedes Schwangerschaftsdrittel die am häufigsten besetzte Klasse. 30,6 % der Schwangeren wurden intensiver als der Standard, 19,3 % seltener überwacht. Die Bewertungsklassen 2 und 1 stellen eine gute bis sehr gute, die Klassen 3 und 4 eine befriedigende bis ausreichende und die Klasse 5 eine mangelhafte bis ungenügende Schwangerenüberwachung dar. Die Klasse 5 enthält dabei auch die Patientinnen, die gar nicht zur Vorsorge kamen. Eine Patientin, die im ersten Schwangerschaftsdrittel erstmals zur Schwangerenüberwachung kommt und beispielsweise eine Untersuchung mehr aufweist als dem geforderten Standard von 10 Untersuchungen entspricht, gilt demnach als gut überwacht. Kommt eine Patientin beispielsweise erst im dritten Schwangerschaftsdrittel erstmals zur Untersuchung, dann wird sie nach Plan noch 1–5 Einzeluntersuchungen erhalten. Damit kann sie aber nicht mehr gut überwacht sein, selbst wenn sie darüber hinaus noch 5 zusätzliche Untersuchungen erhalten würde. Wir sind uns dessen bewußt, daß die durch diesen Bewertungsmaßstab erteilten Rangplätze in gewissen Grenzen ein Prokustesbett darstellen, das der individuellen Überwachungssituation einer Schwangeren Gewalt antun kann. Dennoch zeigt diese Skala für die hier aufgeworfenen Fragen der soziodemographischen und medizinischen Risiken hinsichtlich der Schwangerenüberwachung interessante Einblicke.

Im Durchschnitt erfahren nur 43,9 % der Schwangeren eine gute oder sehr gute Schwangerenvorsorge. Schuld an diesem

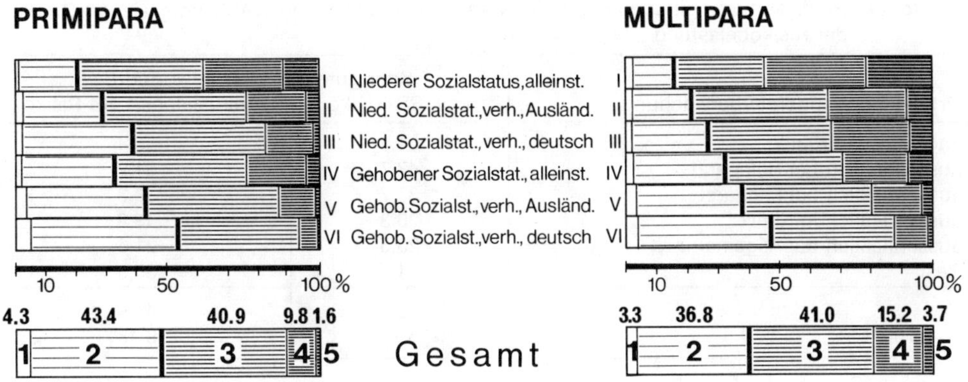

PRIMIPARA   **MULTIPARA**

I	Niederer Sozialstatus, alleinst.
II	Nied. Sozialstat., verh., Ausländ.
III	Nied. Sozialstat., verh., deutsch
IV	Gehobener Sozialstat., alleinst.
V	Gehob. Sozialst., verh., Ausländ.
VI	Gehob. Sozialst., verh., deutsch

Gesamt

Abb. 5.5: Bewertung der Schwangerenüberwachung nach sozialen Gruppen

niedrigen Prozentsatz ist eher der zu späte Überwachungsbeginn als die zu geringe Intensität. Bei der Aufgliederung der Bewertung der Schwangerenüberwachung nach den sozialen Gruppen (Abb. 5.5) findet sich für die Erstgebärende in durchschnittlich der Hälfte aller Fälle eine sehr gute bis gute Schwangerenüberwachung (47,7%), während sie bei gleicher Bewertung für die Mehrgebärende mit 40,1% geringfügig niedriger ist. Nach den einzelnen sozialen Schichten aufgegliedert, findet sich in der Patientengruppe 1 – niedere Sozialschicht, alleinstehend – bei den Erstgebärenden eine gute Einstufung der Schwangerenüberwachung nur in etwa 20%, während bei den Mehrgebärenden der gut überwachte Anteil sogar noch unter 16% liegt. Von Gruppe 1 bis Gruppe 6 steigt der Anteil der gut überwachten Schwangeren fast linear bei den Mehrgebärenden auf knapp 47% und bei den Erstgebärenden auf 54% an.

Interessanterweise werden die berufstätigen Erstgebärenden im Vergleich zu den Nichtberufstätigen (Abb. 5.6) deutlich besser überwacht. Bei den Zweit- und Drittgebärenden ist der Anteil der gut überwachten Schwangeren unter den Berufstätigen offensichtlich auf Grund stärkerer familiärer Belastungen dagegen geringer.

Betrachtet man die Häufigkeit einer sehr guten oder guten Schwangerenüberwachung (Tabelle 5.7) in Abhängigkeit vom Ort der Vorsorge und der Risikobelastung, dann zeigt sich beim Belegarzt, bei der Kombination Facharzt/Klinik und insbesondere bei der ausschließlich von der Klinikambulanz überwachten Gruppe ein deutlicher Anstieg in der Bewertung, wenn Risiken unter der Schwangerschaft auftraten. Dieser Anstieg ist weniger stark ausgeprägt, sofern die Schwangerenüberwachung ausschließlich vom Allgemeinarzt oder vom Facharzt vorgenommen wurde.

Die relativ beste Schwangerenüberwachung, gemessen an den Bewertungsklas-

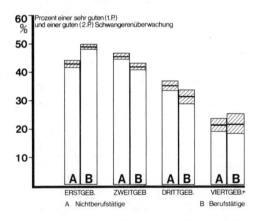

Abb. 5.6: Zusammenhang zwischen der Güte der Schwangerenüberwachung und der Parität (95% Konfidenzintervalle)

Tabelle 5.7: Häufigkeit sehr guter und guter Schwangerenüberwachung in Abhängigkeit vom Ort und der Risikobelastung

Ort der Schwangerenüberwachung	Sehr gute und gute Bewertung	
	kein SS-Risiko	mindestens 1 SS-Risiko
Facharzt und Klinik	51,3	55,4
ausschließlich bei Belegarzt	47,7	51,2
ausschließlich bei Facharzt	37,7	38,3
ausschließlich in Klinik	36,3	43,2
ausschließlich bei Allgemeinarzt	20,5	21,6
Rest	41,7	35,5
∅	42,6	45,9
N = 100 %	26 705	19 481

Tabelle 5.8: Frühzeitigkeit, Intensität und Bewertung der Schwangerenüberwachung in Abhängigkeit vom Ort (auf dem 1 %-Niveau auffällige zeitliche Unterschiede sind durch Einrahmungen markiert, * die Restgruppe enthält auch die Schwangeren ohne jede Vorsorge)

Ort der Schwangerenüberwachung		Frühzeitigkeit 1. Trimenon	Intensität über Standard	Bewertung (1 + 2)	N=100%
nur in Klinik	75	45,3	35,2	36,7	3 332
	76	47,3	38,5	40,1	3 470
	77	48,5	39,9	42,4	3 134
nur bei Belegarzt	75	56,8	17,2	42,9	2 460
	76	61,7	21,7	48,8	2 916
	77	64,7	23,3	54,4	3 357
nur bei Facharzt	75	43,4	12,0	27,6	2 226
	76	56,6	12,8	41,3	3 002
	77	53,2	21,1	42,2	2 971
nur bei Allgemeinarzt	75	38,7	4,6	19,9	783
	76	44,2	5,6	23,1	711
	77	38,0	7,7	19,0	547
Facharzt und Klinik	75	51,3	46,6	45,3	4 127
	76	60,2	48,3	54,7	4 526
	77	63,6	46,4	58,5	4 315
Facharzt und Belegarzt	75	60,7	22,3	43,6	461
	76	67,5	24,2	52,8	670
	77	63,8	35,6	55,5	461
Allgemeinarzt und Klinik	75	40,0	38,0	32,5	492
	76	52,2	34,3	41,2	335
	77	48,6	24,6	32,6	313
Rest*	75	32,5	19,3	24,3	812
	76	41,8	19,7	34,2	795
	77	49,2	25,6	39,9	909
∅	75	47,9	29,1	37,3	14 693
	76	55,6	30,5	45,4	16 425
	77	57,0	32,3	48,5	16 007

Tabelle 5.9: Auftreten von Risiken unter der Geburt und operativen Entbindungen nach den Bewertungsklassen der Schwangerenüberwachung (alle Tafeln auf 1 %-Niveau auffällig)

Bewertung der Schwangeren- überwachung	abs. Häufigkeiten (Kinder)		mind. 1 Geburtsrisiko incl. Blasensprung und ohne operat. Entbindung		operat. Entbindung % (ohne primäre Sectio)	
	ohne SS-R.	mit SS-R.	ohne SS-R.	mit SS-R.	ohne SS-R.	mit SS-R.
1+2	11 584	9 327	29,3	52,5	20,2 (17,8)	42,4 (31,3)
3+4	15 060	10 346	28,0	52,3	17,1 (15,1)	38,7 (28,9)
5	572	697	26,0	47,3	10,0 (9,2)	20,8 (14,7)
	27 216	20 370	28,5%	52,2%	18,3 (16,1)%	39,8 (29,4)%

Tabelle 5.10: Zunahme der Untergewichtigkeit, Verlegungsrate und der perinatalen Mortalität mit schlechterer Schwangerenüberwachung (* 1%-Niveau auffällige Unterschiede)

Bewertung der Schwangeren- überwachung	Untergewichtige Kinder %		Verlegungsrate %		Perinatale Mortalität ‰	
	ohne SS-R.*	mit SS-R.*	ohne SS-R.*	mit SS-R.*	ohne SS-R.	mit SS-R.*
1+2	1,3	11,2	4,6	15,2	3,2	25,1
3+4	1,7	12,1	5,1	16,0	3,6	27,1
5	5,1	20,8	9,6	25,7	3,5	71,7
	1,6%	12,0%	5,0%	15,9%	3,4‰	27,7‰

sen 1 und 2, wurde 1977 vom Belegarzt, von der Kombination Facharzt/Klinikambulanz und der Kombination Facharzt/Belegarzt durchgeführt. Dahinter liegen die Klinikambulanzen und die niedergelassenen, nicht entbindenden Frauenärzte. Alle diese Überwachungsorte zeigten von 1975 bis 1977 Zunahmen zwischen 6,0% und 14,6% in der guten Bewertung der Schwangerenüberwachung (Tabelle 5.8). Lediglich die Allgemeinärzte konnten keine solchen Steigerungsraten vorweisen.

Betrachtet man das Auftreten von Geburtsrisiken und der operativen Entbindung nach den verschiedenen Bewertungsklassen der Schwangerenüberwachung, so finden sich sowohl für die Risikogeburt als auch für die operative Entbindung (ohne primäre Sectio) sowohl beim Fehlen als auch bei Vorliegen von Schwangerschaftsrisiken mit zunehmender Güte der Schwangerenüberwachung größer werdende relative Häufigkeiten (Tabelle 5.9). Die Ursache dieses Zusammenhangs ist zur Zeit noch unklar. Eine mögliche Erklärung könnte darin liegen, daß auf Grund örtlicher Gegebenheiten schlechter überwachte Schwangere häufiger von Kliniken, die zu geringeren Operationsfrequenzen neigen, entbunden werden. Da der seit 1978 sich im Einsatz befindliche Erfassungsbogen auch Fragen zur Indikation der operativen Entbindung enthält, erwarten wir von den neu erfaßten Daten weitere Auskünfte über die unbekannten Ursachen.

Tabelle 5.10 zeigt bei sinkender Qualität der Schwangerenüberwachung, gemessen an den Bewertungsklassen, eine entsprechende Zunahme der Verlegungsrate als grobes Morbiditätsmaß, der Untergewichtigkeit (<2500 g) und der perinatalen Mortalität. Die statistische Auffälligkeit wird hauptsächlich von der Bewertungsklasse 5 getragen, in der sich auch alle Schwangeren befinden, die nicht an der Schwangerenüberwachung teilgenommen haben. Die große Zahl der untergewichtigen Kinder in dieser Klasse zeichnet zum großen Teil für die höhere Morbidität und Mortalität verantwortlich.

5.1.5 Die Einschätzung von Schwangerschafts- und Geburtsrisiken bei der Schwangerenüberwachung

Die Sterilitätsbehandelten, die Schwangeren mit vorausgegangener Uterusoperation und die Erstgebärenden über 34 Jahre, die entsprechend früh den Arzt zur Erstuntersuchung aufgesucht haben (siehe Kapitel 5.1.2) und auch entsprechend intensiv überwacht wurden, erhalten gemessen an dem Bewertungsmaßstab (Tabelle 5.11) auch eine gute bis sehr gute Bewertung.

Für Herzerkrankte, die zwar intensiv überwacht werden, ist die Bewertung bedingt wohl durch den relativ spät erfolgenden Erstuntersuchungszeitpunkt ebenso wie für die Schwangeren mit mehreren Fehlgeburten oder einem toten oder geschädigten Kind in der Anamnese weniger gut. Daß die Erstgebärende unter 16 Jahren, die Mehrgebärende über 40 Jahre und die Schwangere mit mehr als 4 Kindern bei der Bewertung der Schwangerenüberwachung eher schlecht abschneiden, ist bedauerlich. In

Tabelle 5.11: Frühzeitigkeit, Intensität und Bewertung der Schwangerenüberwachung bei Vorliegen sozialer, anamnestischer, befundeter und Geburtsrisiken. (▼,▲ markieren eine in der Vierfeldertafel auf dem 1 %-Niveau auffällige Unter- bzw. Überrepräsentation der Frühzeitigkeit, Intensität oder Bewertung)

	Frühzeitigkeit 1. Trimenon	Intensität über Standard	Bewertung (1+2)
Häufigkeit (Geburten)	25 283 = 53,7%	14 457 = 30,7%	20 692 = 43,9%
Niedere Sozialstufe	▼ 35,7	▼ 22,6	▼ 25,5
Alleinstehend	▼ 33,7	▼ 22,8	▼ 25,9
Ausländerin	▼ 40,8	▼ 28,0	▼ 30,8
über 29 Jahre	▲ 56,3	▲ 32,9	▲ 46,9
Münchnerin	▼ 52,8	▲ 35,1	− 44,2
Berufstätigkeit	▲ 55,0	▲ 33,3	▲ 45,9
Erstpara	▲ 56,1	▲ 33,6	▲ 47,6
Multipara	▼ 51,1	▼ 27,6	▼ 40,0
Mu-Vo-Klinik ausschließlich	▼ 47,0	▲ 37,8	▼ 39,7
Mu-Vo-Belegarzt auss.	▲ 61,4	▼ 21,0	▲ 49,3
Mu-Vo-Facharzt auss.	▼ 51,8	▼ 15,6	▼ 37,9
Mu-Vo allg. Arzt auss.	▼ 40,4	▼ 5,8	▼ 20,8
Mu-Vo-Facharzt und Klinik	▲ 58,5	▲ 47,1	▲ 52,9
Mind. 1 anamn. SS-Risiko	− 54,3	▲ 36,7	▲ 46,0
Chronische Nierenerkrankung	− 56,1	▲ 45,8	− 49,2
Adipositas	▼ 48,1	▲ 36,8	− 39,5
Beh. Herzerkrankung	− 54,5	▲ 50,8	− 47,7
Z. n. Sterilitätsbehandlung	▲ 74,3	▲ 48,8	▲ 69,6
Z. n. ≧ 2 Aborten	− 55,5	▲ 40,1	− 46,9
Vorh. Frühgeburt	− 56,5	▲ 37,3	− 47,8
Tot. Kind i. d. Anamn.	− 52,6	▲ 42,0	− 45,9
Gesch. Kind i. d. Anamn.	− 54,4	▲ 40,2	− 49,4
Z. n. Uterusoperation	▲ 58,6	▲ 36,3	▲ 49,0
Z. n. kompl. Geburt	− 54,4	− 34,9	− 45,6
Erstgebärende < 16 Jahre	▼ 21,4	▼ 15,7	▼ 15,7
Erstgebärende > 34 Jahre	▲ 60,0	▲ 40,2	▲ 52,2
Mehrgebärende > 40 Jahre	▼ 42,5	− 29,8	▼ 35,3
> 4 Kinder	▼ 26,8	▼ 18,8	▼ 18,5

Tabelle 5.11 (Fortsetzung)

	Frühzeitigkeit 1. Trimenon	Intensität über Standard	Bewertung (1 + 2)
Mind. 1 befundetes SS-Risiko	− 53,9	▲ 37,8	▲ 46,2
EPH-Gestose	− 52,1	▲ 40,9	− 44,9
Harnwegsinfekt	▼ 48,1	▲ 42,9	− 42,0
Diabetes Mellitus	− 54,8	▲ 58,4	− 49,1
Blutungen i. d. SS	▲ 61,9	▲ 38,6	▲ 53,4
Blutgruppeninkomp.	− 49,6	− 33,2	− 39,7
Uterusmißverhältnis	− 54,3	▲ 37,0	− 47,3
Vorzeitige Wehen	▲ 56,2	▲ 37,7	▲ 48,4
Cervixinsuffizienz	▲ 62,8	▲ 43,7	▲ 56,2
Mehrl./Path. Ki-Lage	− 54,1	▲ 35,8	− 46,6
Hypotonie im 3. Trimenon	− 49,2	− 35,8	− 36,7
Anämie i. d. SS	▼ 42,0	− 34,0	▼ 32,3
Unklarer Termin	▼ 37,6	− 32,9	▼ 30,1
Mind. 1 Geburtsrisiko	▲ 54,5	− 31,1	− 45,0
Blasensprung v. reg. Wehen	▲ 55,5	▼ 28,8	− 45,0
Frühgeburt	▼ 51,4	− 31,7	− 43,0
Geburtsdauer ≧ 13 Stunden	− 55,3	− 29,3	− 44,6
Fieber sub partu	− 53,3	− 27,7	− 46,7
Blutungen sub partu	− 52,7	− 26,4	− 43,2
Querlage	− 47,5	− 24,6	− 36,0
Beckenendlage	− 53,5	− 33,9	− 45,6
Vorderhauptslage	− 58,2	− 28,5	− 48,5
Gesichtslage	− 50,8	− 34,9	− 44,5
Tiefer Querstand	− 56,2	− 31,9	− 49,3
Hoher Gradstand	− 56,5	− 33,0	− 46,7
Nabelschnurvorfall	− 52,7	− 34,5	− 43,7
Mehrlingsgeburt	− 53,5	▲ 38,1	− 47,0
Herztonalteration	− 54,3	▲ 35,4	− 46,2
Acidose sub partu	− 52,6	− 38,3	− 45,7
RR-Anstieg sub partu	− 49,5	− 34,9	− 42,6

der Gruppe der befundeten Schwangerschaftsrisiken zeigen Patientinnen mit Blutungen in der Schwangerschaft, vorzeitigen Wehen und einer Cervixinsuffizienz bei guter Intensität der Schwangerenüberwachung und einer entsprechenden Frühzeitigkeit erwartungsgemäß auch eine gute Bewertung. Von den Geburtsrisiken taucht keines nach einer guten oder sehr guten Schwangerenüberwachung übermäßig häufig oder selten auf, so daß die beiden extrem überwachten Risiken der Zustand nach Sterilitätsbehandlung (69,6%) und die Erstgebärende < 16 Jahren (15,7%) bleiben. Sicher wird man den Gründen nachgehen müssen, warum Patientinnen mit einer Anämie in der Schwangerschaft oder bei unklaren Schwangerschaftsterminen eine schlechte Überwachung erfahren. Die Überwachung der Diabetikerinnen erreicht trotz hoher Intensität nicht das Prädikat „überdurchschnittlich" auf Grund des nur durchschnittlich frühen Überwachungsbeginns.

5.1.6 Folgerungen

Obwohl die Beteiligung der Schwangeren an der Schwangerenüberwachung während des Beobachtungszeitraums von 1975–1977 im Rahmen der Münchner Perinatal-Studie zugenommen hat, ist die Teilnahme insgesamt noch keineswegs befriedigend. Die beobachtete leichte Steigerung der Intensität bei der Schwangerenüberwachung konnte das soziale Risikokollektiv, das sich auch heute noch weitgehend einer adäquaten Schwangerenüberwachung entzieht, in nur geringem Umfang erreichen. Eine Verbesserung werden hier nicht zusätzliche Steigerungen ärztlicher Aktivitäten insgesamt bringen, sondern nur intensive Bemühungen, eine Vorverlegung der Erstuntersuchung gerade bei den Schwangeren niederer sozialer Schichten in das erste Schwangerschaftsdrittel hinein zu erreichen, da gerade diese Gruppierungen durch eine hohe Risikoinzidenz gekennzeichnet sind. Nur knapp 50 % der Frauen sind 10 und mehrmals – wie in den Mutterschaftsrichtlinien vorgesehen – zu den Schwangerschaftsuntersuchungen erschienen. Nur 43,9 % aller Schwangeren können eine gute bis sehr gute Schwangerenüberwachung vorweisen. Am schlechtesten war die Überwachung bei Alleinstehenden, Erst- und Mehrgebärenden aus niederen sozialen Schichten, bei Ausländerinnen und Jugendlichen.

Anhaltspunkte für eine differenzierte Handhabung der Mutterschaftsrichtlinien beim Vorliegen oder Fehlen von medizinischen Risiken ergaben sich in gewissen Grenzen. Vorwiegend sind es jedoch die sozialen Risiken, die einer intensiven differenzierten Beachtung bedürfen.

Literatur:

Berg, D., R. Epple, E. Koschade, L. Rauscher, G. Schmidt, H. Wegner: Die Zusammenarbeit zwischen Klinik und niedergelassenem Arzt bei der Schwangerenbetreuung. Dtsch. Ärzteblatt 46, 1974, 3333.
Brenner, M. H.: Fetal, infant and maternal mortality during periods of economic instability. Inter. J. Hlth. Serv. 3, 1974, 145.
Donaldson, R.: Research in community care. Publ. Hlth. London 88, 1974, 63.
Ferster, G., D. M. Jenkins: Patterns of antenatal care, perinatal mortality and birth-weight in three consultant obstetric units. The Lancet 2, 1976, 727.
Hohlweg-Majert, P., S. Kauert: Beitrag zum Problem der Frühgeburt. Geburtsh. u. Frauenheilk. 35, 1975, 459.
Keding, G.: Totgeburten im Land Hamburg; Statistik der Jahre 1953 bis 1967. Münch. Med. Wschr. 6, 1972, 245.
Kessner, D. M., J. Singer, C. E. Kalk, E. R. Schlesinger: Infant death: An analysis by maternal risk and health care. Inst. Nat. Acad. Sci. Washington, D.C., Vol. 1, 1973.
Korporal, J., A. Zink: Epidemiologie der Säuglingssterblichkeit. G. Thieme Verlag, Stuttgart 1978.
Möbius, W., H. J. Seewald, W. Krause, Ch. Sonntag: Bedeutung und Ergebnisse der Schwangerenbetreuung. Münch. Med. Wschr. 115, 1973, 1541.
Schmidt, E., W. Guthoff, H. Münteferring: Säuglingssterblichkeit 1973. Eine prospektive Einzelfallanalyse in Düsseldorf. Urban & Schwarzenberg, München - Berlin - Wien 1974.
Tietze, K. W., E. Bartholomeyczik, G. Fiash, P. Jaedicke, U. Jaensch, H. Trull: Soziale Bedingungen der Inanspruchnahme von Schwangerenvorsorge. Persönl. Mitt. Okt. 1978.
Tokuhata, G. K., E. Digon, L. Mann: Prenatal care and obstetric anormalities. J. Chron. Dis. 26, 1973, 163.
Tücke, M.: Soziale Schicht und Gesundheitsverhalten während der Schwangerschaft. Münch. Med. Wschr. 117, 1975, 341.
Willis, W.: Perinatal loss: Socioeconomic factors. J. Obst. Gyn. Nursing 3, 1977, 44.

5.2 Die Entbindung

5.2.1 Häufigkeiten der Entbindungsarten im zeitlichen Verlauf

Das in früheren Jahren vorherrschende exspektative Verhalten des Geburtshelfers macht heute einer mehr präventiven Einstellung Platz. Die betont auf die Sicherheit des Kindes ausgerichtete Geburtsleitung führt daher zu einem mehr oder weniger starken Anwachsen der operativen Entbindungsfrequenzen. Dies belegen auch die Übersichtsdaten der vorliegenden Studie (Tabelle 4.4).

Dieser Sachverhalt gab den Anstoß, über die im Erhebungsbogen explizit erfaßten vier operativen Entbindungsmodi (Kaiserschnitt, Manualhilfe, Vakuum- und Zangenextraktionen) hinaus einen fünften Entbindungsmodus – und zwar den der primären Schnittentbindung (S_1) – indirekt zu erfassen, da er ein prophylaktisches Element der operativen Geburtshilfe darstellt. In dem jetzt laufenden Erhebungsbogen wird die Indikation zur primären Schnittentbindung eigens registriert. Zur Frage der Definition der primären Schnittentbindung finden sich Einzelheiten im Kapitel 5.2.2.

Für die folgende Auswertung sind unter dem Entbindungsmodus Sectio alle 7340 (13,2%) Kinder einbezogen worden, die durch eine abdominale Entbindung zur Welt kamen, auch wenn ihr ein vaginaler Entbindungsversuch vorausging. Die durchschnittliche Sectiofrequenz in einem großen Kollektiv allein erlaubt keineswegs Rückschlüsse auf die Güte einer operativen Geburtshilfe. Dennoch sei orientierend angefügt, daß eine durchschnittliche Sectiofrequenz von 13,2% im Vergleich zu anderen Erhebungen (Aaro und Saed 1975, Hunter 1976, Johnell und Mitarbeiter 1976, Petitti und Mitarbeiter 1979) einen der oberen Ränge besetzt.

Der Dreijahresverlauf der Studie (1975–1977) zeigt neben einer steigenden Tendenz der Sectiofrequenzen insgesamt (Tabelle 5.12) einen kontinuierlichen Anstieg der primären Schnittentbindung (S_1).

Es stellt sich die Frage, ob man die Gründe für dieses Ansteigen in einer wachsenden Intensität ante- und intrapartualer Überwachungsmethoden, in den steigenden Zahlen der Re-Sectiones sowie der durch Schnitt entbundenen Beckenendlagen suchen muß.

Gegenläufig verhalten sich die Häufigkeiten vaginal entbundener Beckenendlagen sowie die zahlenmäßig kleine Gruppe vaginal operativ begonnener Entbindungen (nach Vakuumversuch, Zangenversuch und Manualhilfeversuchen), die dann sekundär abdominal durch Schnitt beendet werden mußten.

In der Gruppe der vaginalen operativen Entbindungen finden sich 8134 (14,6%) Kinder, die durch eine Vakuum- und/oder Zangenextraktion, durch Manualhilfen bzw. durch verschiedene Kombinationen dieser Kunsthilfen zur Welt kamen.

Die relativen Häufigkeiten der verschiedenen operativen Entbindungsarten in den einzelnen Kliniktypen lassen sich den Tabellen 5.13 und 5.14 entnehmen. Die Spontanentbindungen bei Schädellagen (Einlingen) sind vor allem in den Belegkliniken bis 300 Geburten um 8,4% zurückgegangen – bedingt durch die starke Zunahme der primären Schnitt- und der vaginal ope-

Tabelle 5.12: Häufigkeit der Entbindungsmodi und ihrer Kombinationen (* Definition der primären Sectio siehe Kapitel 5.2.2)

	1975	1976	1977	rel. %	
Primäre Sectio*	1 333	1 475	1 528	7,8	7,8
Sekundäre Sectio:					5,4
– nach Spontanversuch	918	895	1 101	5,2	
– nach Manualhilfe/BEL	17	10	5	0,1	
– nach Vakuumversuch und/oder Forcepsversuch	47	7	4	0,1	
Vaginal operative Entbindung:					14,6
Manualhilfe/BEL	359	354	309	1,8	
Manualhilfe und Vakuum und/oder Forceps	1	3	2	0,0	
Vakuum oder -versuch	1 889	2 001	2 057	10,7	
Forceps oder -versuch	241	294	311	1,5	
Vakuum und Forceps	82	106	125	0,6	
Vaginal spontane Entbindung:	13 266	13 681	13 187	72,2	72,2
	18 153	18 826	18 629	100%	100%

Tabelle 5.13: Zeitliche Veränderungen des Entbindungsmodus in verschiedenen Kliniktypen bei Schädellagen-Einlingen (Rahmen markieren auf dem 1 %-Niveau auffällige Unterschiede)

Entbindungsart	Jahr-gang	Beleg −300	Beleg −1000	Chef −1000	Chef >1000	Univ.-Klinik	∅
Primäre Sectio	1975	6,3	8,4	5,1	3,4	6,5	5,7
	1976	8,2	8,9	5,6	4,2	5,2	6,0
	1977	10,4	8,3	4,9	4,3	5,7	6,0
Sekundäre Sectio	1975	7,0	6,2	4,2	4,7	4,9	5,1
	1976	8,3	5,3	3,5	4,2	4,7	4,7
	1977	6,2	5,5	5,0	5,2	6,5	5,5
Vaginal-operativ	1975	9,2	11,9	14,0	11,1	16,1	12,8
	1976	13,9	12,8	13,4	10,7	18,1	13,4
	1977	14,3	14,5	14,4	10,4	19,1	14,2
Vaginal-spontan	1975	77,5	73,5	76,7	80,9	72,5	76,5
	1976	69,6	73,0	77,4	80,9	72,0	76,0
	1977	69,1	71,7	75,8	80,1	68,7	74,3
N = 100%	1975	825	3934	3464	5428	3437	17 088
	1976	864	4315	3410	5599	3525	17 713
	1977	826	4430	3443	5230	3518	17 447

Tabelle 5.14: Zeitliche Veränderungen des Entbindungsmodus in verschiedenen Kliniktypen bei Beckenendlagen-Einlingen (Rahmen markieren auf dem 1 %-Niveau auffällige Unterschiede)

Entbindungsart	Jahr-gang	Beleg −300	Beleg −1000	Chef −1000	Chef >1000	Univ.-klinik	∅
Primäre Sectio	1975	33	47,5	42,6	29,4	54,5	41,8
	1976	24	55,5	51,2	40,3	47,8	46,9
	1977	59	59,7	48,2	34,2	60,1	50,4
Sekundäre Sectio	1975	21	13,0	8,3	14,5	7,2	11,6
	1976	10	9,3	10,2	11,4	5,0	9,3
	1977	7	6,3	19,7	14,2	10,4	11,9
Vaginal-operativ	1975	38	34,6	43,5	54,0	37,1	43,2
	1976	66	30,8	33,9	45,8	44,1	40,4
	1977	34	29,6	29,2	50,2	27,2	35,1
Vaginal-spontan	1975	8	4,9	5,6	2,1	1,2	3,3
	1976	0	4,4	4,7	2,5	3,1	3,4
	1977	0	4,4	2,9	1,4	2,3	2,6
N = 100%	1975	24	162	108	235	167	696
	1976	29	182	127	236	161	735
	1977	29	206	137	219	173	764

rativen Entbindungen. Auch in den Belegkliniken bis 1000 und in den Universitätskliniken ist ein Rückgang der Spontangeburten um 2,8% bzw. 3,8% zu beobachten. Verantwortlich dafür ist vor allem die Zunahme der vaginal operativen Entbindungen.

5.2.2 Indirekte Definition der primären Sectio

Das Merkmal primäre Sectio (S_1) war im Erhebungsbogen nicht direkt erfaßt. Durch die Kombination verschiedener geburtshilflicher Maßnahmen, die bei einem primären Kaiserschnitt zwangsläufig ausgeschlossen sein sollten, wurde eine Abgrenzung zur sekundären Sectio (S_2) erreicht. Man könnte die sekundäre Sectio (S_2) als vergeblichen vaginalen Entbindungsversuch umschreiben.

Im einzelnen eignen sich zur indirekten (ausschließenden) Definition der primären Schnittentbindung (Tabelle 5.15) alle im Fragebogen erfaßten Maßnahmen, die

a) eine vaginale Entbindung einleiten (3 Merkmale),

b) eine vaginale Entbindung fördern (4 Merkmale),

c) eine vaginale Entbindung beenden (7 Merkmale),

d) bei der vaginalen Entbindung direkt das Kind betreffen (2 Merkmale).

Von den in Tabelle 5.15 aufgeführten Maßnahmen wurde die Gabe von Wehenmitteln nicht zur Definition mit herangezogen, da sie nicht selten zur präoperativen Tonisierung des Uterus indiziert wird, um den intraoperativen Blutverlust gering zu halten. Die anderen 3 in Frage kommenden Maßnahmen (Manualhilfe, Episiotomie und Mikroblutuntersuchung) wurden wegen bekannter Definitionsunschärfen ausgeschlossen. Trotz dieser Unschärfen entsprechen die beobachteten Frequenzen dieser Maßnahmen bei den verschiedenen Entbindungsarten den Erwartungen. Von vorneherein als Ausschlußkriterium nicht in Betracht gezogen wurde die Gesamtge-

Tabelle 5.15: Zusammenhang zwischen den Entbindungsmodi und verschiedenen perinatalen Maßnahmen, die zur indirekten Definition einer primären Sectio (S_1) herangezogen wurden, S_1 = Primäre Sectio, S_2 = Sekundäre Sectio, Vag. op. = vaginal operative Entbindung, Vag. sp. = Spontangeburt

Maßnahmen	S_1	S_2	Vag. op.	Vag. sp.	⌀
1. Medikamentöse Einleitung	–	60,1	26,8	22,2	23,2
2. Blasensprengung vor Wehen	–	9,8	6,1	4,3	4,5
3. Wehenmittel	14,5	77,3	78,2	56,8	57,7
1. Paracervikalanästhesie	–	3,8	4,7	3,0	3,0
2. Pudendusanästhesie	–	5,1	70,7	55,2	50,5
3. Lokalinfiltration	–	1,8	31,8	33,3	28,8
4. Sakral/Kaudalanästhesie	–	0,6	0,9	0,5	0,5
1. MM vollständig bis Geb. (–20 min)	–	37,0	47,3	75,1	70,4
2. Preßperiode (–10 min)	–	38,8	41,5	65,3	61,3
3. Manualhilfe	0,7	2,1	14,9	0,5	2,7
4. Vakuum oder Versuch	–	1,7	77,0	–	11,4
5. Forceps oder Versuch	–	0,4	14,3	–	2,1
6. Episiotomie	0,7	3,1	96,2	81,0	72,9
7. Kein Arzt bei der Geburt	–	0,3	0,1	0,4	0,3
1. Internes CTG	–	47,7	51,9	42,1	40,6
2. Mikroblutuntersuchungen	0,8	7,5	4,8	1,4	2,2
N = 100%	4336	3004	8134	40 134	55 608

burtsdauer, da in etwa 50% der Fälle die Operationsdauer als Geburtsdauer angegeben worden war. Deshalb kamen nur die Austreibungs- und die Preßperiode hier in Betracht.

Von 7340 Kaiserschnitten der vorliegenden Studie wurden nach diesem Maßstab 59,1% durch primären und 40,9% durch sekundären Kaiserschnitt ausgeführt.

5.2.3 Soziale, anamnestische und befundete Risiken im Zusammenhang mit dem Entbindungsmodus

Der vielfältig erwiesene Zusammenhang zwischen **Alter** der Mutter, **Parität** und Entbindungsmodus zeigt (Tabelle 5.16) einen mit dem Alter deutlichen Anstieg sowohl der Sectio- als auch der vaginal operativen Entbindungsfrequenzen, wobei insbesondere die primäre Schnittentbindung bei den über 40-jährigen die sekundäre um das Doppelte übersteigt. Mit steigender Parität verhalten sich erwartungsgemäß in allen Altersklassen die operativen Entbindungsfrequenzen rückläufig.

In der zeitlichen Entwicklung (1975–1977) lassen die Daten der Kinder über 2500 g (Schädellagen – Einlinge) sowohl für Erstgebärende als auch für Mehrgebärende einen deutlichen Anstieg der operativen Ent-

Tabelle 5.16: Zusammenhang zwischen dem Entbindungsmodus und dem Alter der Mutter in Abhängigkeit von der Parität (alle Tafeln auf dem 1 %-Niveau auffällig)

Alter	Erst-Gebärende				Zweit-Gebärende				Dritt- u. Mehrgebär.			Summe	
	–19	20–29	30–39	40+	–19	20–29	30–39	40+	–29	30–39	40+		
S_1	4,5	6,9	11,9	27,2	4,0	6,0	10,7	19,0	4,3	6,8	9,8	4 335	7,8%
S_2	4,1	6,5	10,5	16,0	2,8	2,7	4,5	5,5	2,3	3,2	4,7	3 003	5,4%
Vag. op.	16,1	19,9	24,8	24,3	7,2	7,1	10,2	11,9	5,5	7,7	8,0	8 128	14,6%
Vag. sp.	75,4	66,7	52,9	32,5	85,9	84,1	74,6	63,7	87,9	82,4	77,5	40 083	72,2%
N	2 373	19 446	6 754	243	249	10 596	7 823	311	2 714	4 489	551	55 549	100,0%

Tabelle 5.17: Zeitliche Veränderungen der Entbindungsmodi in Abhängigkeit von der Parität und dem Geburtsgewicht bei Schädellagen-Einlingen (* 1%-Niveau auffälliger zeitlicher Unterschied)

	Erstgebärende < 2500 g				Mehrgebärende < 2500 g			
	1975	1976	1977	Σ	1975	1976	1977	Σ
S_1	8,6	6,6	10,9	8,7	8,6	9,4	13,9	10,5
S_2	4,6	4,7	6,5	5,3	2,6	4,1	3,1	3,3
Vag. op.	9,0	12,3	10,3	10,5	2,1	2,2	3,4	2,5
Vag. sp.	77,7	76,5	72,3	75,5	86,6	84,3	79,5	83,6
N = 100%	476	472	494	1 442	382	414	352	1 148

	Erstgebärende ≧ 2500 g*				Mehrgebärende ≧ 2500 g			
	1975	1976	1977	Σ	1975	1976	1977	Σ
S_1	5,4	5,2	4,9	5,1	5,6	6,6	6,5	6,3
S_2	7,2	6,5	7,5	7,0	2,9	2,8	3,6	3,1
Vag. op.	19,5	21,3	22,3	21,0	5,9	5,8	6,5	6,1
Vag. sp.	67,9	67,0	65,4	66,8	85,6	84,8	83,4	84,6
n = 100%	8 576	8 535	8 458	25 569	7 630	8 278	8 127	24 035

bindungsfrequenzen erkennen. Interessanterweise liegt die primäre Schnittentbindung bei den Mehrgebärenden mit durchschnittlich 6,3% wohl wegen der größeren Zahl anamnestischer Risiken deutlich höher als bei den Erstgebärenden (5,1%). Dies wäre im Einzelnen aber noch zu analysieren (Tabelle 5.17).

Bei der Indikationsstellung zur operativen Entbindung besitzt der Geburtshelfer in gewissen Grenzen zwar einen individuellen Spielraum, das ihm vorgegebene Risikogefüge legt ihn jedoch in seinem Vorgehen in wichtigen Schritten fest. Betrachtet man die Gruppen von Kindern (Tabelle 5.18), bei denen isoliert nur anamnestische (A), befundete (B) oder Geburtsrisiken (G) auftreten, dann erreicht die Gruppe mit den isolierten **anamnestischen Risiken** im Vergleich zu den befundeten Risiken (7,7%) und den Geburtsrisiken (16,0%) mit 28,3% die weitaus höchste Sectiofrequenz. Während sich befundete und Geburtsrisiken hinsichtlich der primären und sekundären Schnittentbindung in etwa die Waage halten, ist bei den anamnestischen Risiken die primäre Schnittentbindung im Vergleich zur sekundären dreimal so häufig. Auch in Kombination mit den befundeten Risiken sowie den Geburtsrisiken bedingen die anamnestischen Risiken eine relativ hohe Sectiofrequenz (siehe auch Kapitel 6.3.1).

Die geringsten Spontanentbindungsraten und dazu spiegelbildlich die höchsten operativen Entbindungsfrequenzen erreichen in der Reihenfolge ihrer Häufigkeit (Tabelle 5.19) Patientinnen mit Operationen am Uterus, Erstgebärende über 34 Jahre, kardial belastete bzw. wegen Sterilität behandelte Schwangere. Analysiert man die Verteilung der Sectioraten in den Einzelrisikogruppen näher – und zwar das Verhältnis zwischen primärer und sekundärer Schnittentbindung – dann finden sich Verhältniszahlen für die Uterusoperationen und das geschädigte Kind in der Anamnese von 3:1, für das tote Kind in der Anamnese, die komplizierte vorangegangene Geburt und für den Status nach mehreren Fehlgeburten jeweils von 2:1 und für die wegen Sterilität behandelte Schwangere von knapp 2:1. Man kann diese Verhältniszahlen so verstehen, daß bei Vorliegen dieser Einzelrisiken die Indikation zur primären Schnittentbindung, die hier überwiegend gestellt wird, durch ein hohes präventives Moment getragen ist. Im Gegensatz dazu ist für das anamnestische Risiko Adipositas, für die Erstgebärende unter 16 Jahren und die Erstgebärende über 34 Jahren das Verhältnis von primärer zu sekundärer Schnittentbindung in etwa gleich. Hier überwiegen verständlicherweise die vaginal operativen Entbindungsfrequenzen.

Könnte der Geburtshelfer steigenden Sectioraten entgegenwirken? Gerade in der Gruppe der anamnestischen Risiken mit ihrer verhältnismäßig hohen Sectiofrequenz

Tabelle 5.18: Zusammenhänge zwischen den Entbindungsmodi und anamnestischen (A) und befundeten (B) Risiken sowie Geburtsrisiken (G) und deren Kombinationen (▲,▼ markieren eine auf dem 1%-Niveau auffällige Über- bzw. Unterrepräsentation der primären Sectio in den einzelnen Kombinationen)

	Kein Risiko	A	B	A+B	G	A+G	B+G	A+B+G	⌀ %
S₁	▼1,9	▲21,0	▼3,7	▲16,5	▲8,7	▲18,1	▲9,9	▲17,6	7,8
S₂	1,8	7,3	4,0	6,2	7,3	13,2	8,8	10,8	5,4
Vag. op.	7,8	10,3	9,1	8,9	25,8	24,5	23,1	21,4	14,6
Vag. sp.	88,5	61,4	83,2	68,3	58,1	44,3	58,2	50,1	72,2
N = 100%	20 769	4 117	6 726	2 249	9 473	2 235	7 004	3 035	55 608

Tabelle 5.19: Zusammenhang zwischen dem Entbindungsmodus und den anamnestischen Schwangerschaftsrisiken, geordnet nach aufsteigenden Spontangeburtenraten, S_1 = primäre Sectio, S_2 = sekundäre Sectio, Vag. op. = vaginal operative Entbindung, Vag. sp. = Spontangeburt (* markieren auf dem 1 %-Niveau auffällige Unterschiede)

Risiken	S_1	S_2	Vag. op.	Vag. sp.	N = 100%
kein anamnest. Risiko	4,9	4,4	14,4	76,3	43 972
mind. 1 anamnest. Risiko	18,7	9,1	15,7	56,5	11 636*
1. Z. n. Uterusoperation	48,8	15,2	13,5	22,5	2 623*
2. Erstgebärende >34 J.	17,6	13,7	26,0	42,6	1 937*
3. beh. Herzerkrankungen	16,2	9,7	31,2	42,9	154*
4. Z. n. Sterilitätsbehandlung	18,7	10,7	24,8	45,8	766*
5. chron. Nierenerkrankung	17,1	7,7	15,4	59,9	351*
6. Adipositas	10,0	10,7	18,8	60,5	1 359*
7. Z. n. kompl. Geburt	18,4	6,9	9,7	65,0	651*
8. totes Kind i. A.	13,7	7,1	11,0	68,2	1 501*
9. Erstgebärende <16 J.	6,2	4,1	20,6	69,1	97
10. Z. n. 2 u. mehr Aborten	12,1	5,4	12,8	69,8	2 198*
11. Geschädigtes Kind i. A.	14,6	5,2	10,1	69,9	306*
12. Mehrgebärende >40 J.	13,9	5,2	8,4	72,5	610*
13. Vorausgeg. Frühgeburt	9,8	4,7	12,3	73,1	1 117*
14. >4 Kinder	5,1	3,7	7,7	83,5	1 000*

Tabelle 5.20: Zusammenhang zwischen dem Entbindungsmodus und den befundeten Schwangerschaftsrisiken, geordnet nach aufsteigenden Spontangeburtenraten, S_1 = primäre Sectio, S_2 = sekundäre Sectio, Vag. op. = vaginal operative Entbindung, Vag. sp. = Spontangeburt (* markieren auf dem 1 %-Niveau auffällige Unterschiede)

Risiken	S_1	S_2	Vag. op.	Vag. sp.	N = 100%
kein befundetes SS-Risiko	5,3	4,2	13,1	77,4	35 095
mind. 1 befund. SS-Risiko	12,1	7,5	17,2	63,2	20 513*
1. path. Lage/Mehrlinge	37,4	11,5	30,2	21,0	3 054*
2. Uterusmißverhältnis	29,1	17,6	12,3	41,0	1 066*
3. Diabetes	20,9	11,7	17,1	50,3	368*
4. EPH-Gestose	11,9	10,3	21,3	56,5	3 691*
5. Harnwegsinfekt	9,7	7,8	19,3	63,2	1 010*
6. Blutungen in der SS	14,3	6,6	14,7	64,4	1 685*
7. Anämie	10,0	8,4	16,5	65,1	370*
8. Blutgruppeninkompat.	11,0	10,7	11,6	66,7	447*
9. vorzeitige Wehen	10,7	4,5	15,7	69,2	5 953*
10. Hypotonie im 3. Tr.	10,9	9,4	10,1	69,6	138
11. Cervixinsuffizienz	8,1	5,0	17,1	69,8	3 970*
12. unklarer Termin/Übertragung	6,4	8,0	15,2	70,4	6 878*

und dem hohen Anteil an primären Schnittentbindungen erscheinen angesichts der relativ niedrigen kindlichen Morbiditäts- und Mortalitätsraten (siehe hierzu Kapitel 6.3.1) bei kritischer Einstellung zur Geburtsleitung Bemühungen in der genannten Richtung vertretbar. Dagegen erscheinen Versuche, wie für die Gruppe mit Befund- und Geburtsrisiken noch auszuführen sein wird, mit ihren 5- bis 10fach höheren Morbiditäts- und Mortalitätsraten, sich um eine Reduzierung der Sectioraten zu bemühen, nicht realistisch.

In der Gruppe der **befundeten Risiken** (Tabelle 5.20) sind pathologische Kindslagen, Uterusmißverhältnis sowie der Diabetes mellitus durch vergleichsweise geringe Spontanentbindungsraten und entsprechend hohe operative Entbindungsraten gekennzeichnet. Erwartungsgemäß ist bei den folgenden Einzelrisiken: pathologische Kindslagen, Uterusmißverhältnis, Diabetes mellitus, vorzeitige Wehen sowie Blutungen in der Schwangerschaft jeweils die primäre Schnittentbindung häufiger als die sekundäre Schnittentbindung. Bei allen übrigen Befundrisiken ist dieses Verhältnis in etwa gleich.

5.2.4 Beckenendlagen und Untergewichtigkeit

Im folgenden werden übereinstimmend mit der Literatur nur die Beckenendlagenkinder betrachtet, die als Einlinge geboren worden sind. Beckenendlagen, die aus Querlagen und Mehrlingsschwangerschaften resultieren, stellen Sonderprobleme dar. Zum statistischen Vergleich wurden den 2192 Beckenendlagenkindern – davon haben 382 (17,4 %) ein Geburtsgewicht unter 2500 g – 52 194 aus Schädellage geborenen Kindern (Einlinge) gegenüber gestellt. Der Prozentsatz der Untergewichtigen beträgt bei den aus Schädellage geborenen Kindern 5,0 %. Bezogen auf die Einlinge liegt die Beckenendlagenrate bei 4,0 %.

Interessant ist der Entbindungsmodus, der im zeitlichen Verlauf der Dreijahresstudie in Abhängigkeit von der Parität und dem Geburtsgewicht in Tabelle 5.21 dargestellt ist. Bei den Erstgebärenden mit Kindern über 2500 g findet sich eine Sectiofrequenz von 77,3 %, wobei der Anteil der primären Schnittentbindung die sekundäre um das Fünffache übersteigt. Im zeitlichen Verlauf (1975–1977) findet sich in dieser Gruppe von Erstgebärenden mit einem normalgewichtigen Kind spiegelbildlich zu der leicht ansteigenden Sectiofrequenz eine Abnahme der vaginal operativen Entbindungsfrequenz.

Bei den Mehrgebärenden mit Kindern über 2500 g finden wir eine Sectiofrequenz von

Tabelle 5.21: Zeitliche Veränderung der Entbindungsmodi in Abhängigkeit von der Parität und dem Geburtsgewicht bei Beckenendlagen-Einlingen (* 1 %-Niveau auffälliger zeitlicher Unterschied, ** 5 %-Niveau auffälliger zeitlicher Unterschied)

| | Erstgebärende < 2500 g in % | | | | Mehrgebärende < 2500 g in %** | | | |
	1975	1976	1977	Σ	1975	1976	1977	Σ
S_1	34	32	25	30,6	15	13	22	16,9
S_2	6	5	11	6,9	3	6	6	5,4
Vag. op.	51	56	52	53,7	51	71	64	63,9
Vag. sp.	9	7	12	8,8	31	10	8	13,9
N = 100 %	68	87	61	216	39	63	64	166

| | Erstgebärende ≧ 2500 g in %* | | | | Mehrgebärende ≧ 2500 g in % | | | |
	1975	1976	1977	Σ	1975	1976	1977	Σ
S_1	57,1	66,4	66,0	63,2	24,7	32,3	38,1	31,8
S_2	15,5	12,1	14,6	14,1	8,8	7,4	8,9	8,4
Vag. op.	21,1	18,6	18,9	21,5	64,8	59,0	50,4	57,9
Vag. sp.	0,3	2,8	0,5	1,2	1,8	1,3	2,5	1,9
N = 100 %	361	354	403	1 118	227	229	236	692

40,2%. Hier übersteigt die Häufigkeit der primären Schnittentbindung die sekundäre Schnittentbindung um das Vierfache. Bei ihnen steigen auch die primären Sectiofrequenzen zwischen 1975 und 1977 von 24,7% auf 38,1% an.

Dieser beobachtete Trend, der der gegenwärtigen Erfahrung entspricht (Kubli 1975), ist jedoch auf Grund zu kleiner Fallzahlen statistisch noch nicht ablesbar. Bei Beckenendlagen-Kindern unter 2500 g fällt sowohl bei den Erstgebärenden mit 53,7% als auch bei den Mehrgebärenden mit 63,9% der vergleichsweise hohe Anteil an vaginal operativen Entbindungen auf. Bei den Erstgebärenden beträgt die Sectiofrequenz 37,5%, bei den Mehrgebärenden ist sie mit 22,3% noch deutlich geringer. Der kleinen Zahl wegen lassen sich keine zeitlichen Tendenzen feststellen.

Der für eine **Frühgeburt** bzw. ein untermaßiges Kind zu wählende schonendste Entbindungsmodus gewinnt zunehmend an Interesse. Für die Analyse haben wir uns der großen Fallzahl wegen nur auf die Schädellagen-Einlinge beschränkt (siehe Tabelle 5.17). Wider Erwarten wurden in der Studie im Vergleich zu den Mehrgebärenden, wo sich die gesamte operative Entbindungsfrequenz bei Kindern unter 2500 g mit 16,3% und bei Kindern über 2500 g mit 15,5% etwa die Waage halten, die Erstgebärenden mit Kindern unter 2500 g im Durchschnitt mit 24,5% deutlich seltener operativ entbunden als mit Kindern über 2500 g (33,1%). Die Mehrgebärenden mit Kindern unter 2500 g zeigen mit durchschnittlich 10,5% gegenüber den entsprechenden Erstgebärenden eine durchschnittlich höhere primäre Sectiofrequenz (8,7%).

Auch im Dreijahresverlauf dieser Studie (1975–1977) beobachtet man bei den Mehrgebärenden mit untergewichtigen Kindern einen deutlichen Anstieg der primären Schnittentbindungsfrequenz von 8,6% auf 13,9%. Da untergewichtige Kinder immer noch hohe Morbiditäts- und Mortalitätsraten aufweisen, werden auch in den künftigen Jahren steigende operative – insbesondere Sectiofrequenzen hier zu erwarten sein.

5.2.5 Geburtsverlauf

Der an den verschiedenen Entbindungsmodi gemessene Stellenwert einiger **antepartualer Überwachungsmethoden** ist in Tabelle 5.22 dargestellt. Man sollte sich daran erinnern (siehe Kapitel 4.4), daß in dem Untersuchungszeitraum von 1975–1977 bei konstantem zahlenmäßigen Verhalten der biochemischen Überwachungsparameter (Östriol und HPL) und der Amnioskopie insbesondere das antepartuale CTG und die Ultraschalldiagnostik deutlich zugenommen haben. Sieht man einmal von der Amnioskopie ab, dann findet sich in allen Überwachungsgruppen in

Tabelle 5.22: Zusammenhang zwischen den Entbindungsmodi und verschiedenen antepartualen Überwachungsmaßnahmen, S_1 = primäre Sectio, S_2 = sekundäre Sectio, Vag. op. = vaginal operative Entbindung, Vag. sp. = Spontangeburt (▲,▼ markieren eine auf dem 1%-Niveau auffällige Über- bzw. Unterrepräsentation der primären Sectio)

	S_1	S_2	Vag. op.	Vag. sp.	N = 100%
Ultraschallschnittbild	▲ 9,6	6,2	16,3	67,9	36 701
CTG ante partum	▲ 10,1	7,6	16,5	65,9	20 105
Amnioskopie	▼ 6,1	8,5	16,7	68,7	13 825
Östrogene	▲ 12,8	9,4	19,7	58,2	6 708
HPL	▲ 12,0	10,4	17,4	60,3	3 707
Amniozentese	▲ 13,3	10,9	14,3	61,5	781
∅	7,8	5,4	14,6	72,2	55 608

etwa das gleiche Verhältnis von primären zu sekundären Schnittentbindungen. Die Spontanentbindungen sind durchweg in allen Gruppen seltener als im Durchschnitt. Die Kausalfrage, ob z. B. die Anwendung des antepartualen CTG's bei den 20 105 Frauen eine erhöhte operative Entbindungsfrequenz bedingt, kann natürlich anhand der Tabelle nicht eindeutig beantwortet werden. Hierzu sind weitere Analysen und Studien notwendig.

Auch bei den **Geburtsrisiken** lassen einzelne Risikofaktoren eine betont präventive Einstellung des Geburtshelfers erkennen. Dies drückt sich nicht unerwartet im Zahlenverhältnis der primären zur sekundären Schnittentbindung (Tabelle 5.23) für die Beckenendlage (4:1) und verständlicherweise auch für die Querlage (5:1) aus. Bei den Risiken „Blutungen sub partu" (3:1), „Gesichtslage", „Mehrlingsschwangerschaft" sowie „Frühgeburt" ist die primäre Schnittentbindungsfrequenz mit jeweils einem Verhältnis von 2:1 deutlich erhöht, während bei den Risiken „vorzeitiger Blasensprung", „grünes Fruchtwasser" und „Blutdruckanstieg unter der Geburt" zahlenmäßig kein Überwiegen der primären Schnittentbindung gegenüber der sekundären erkennbar ist.

Bei den Schwangeren mit einem Blasensprung von über 48 Stunden vor Wehenbeginn steigt der Anteil der sekundären Schnittentbindungen von vorher 5,4% auf 8,1% auffällig an. Dafür liegt die Frequenz der vaginal operativen Entbindungen bei ihnen mit 16,4% unter der der Schwangeren mit einem „Blasensprung unter 48 Stunden" (18,1%). Insbesondere beim „Fieber unter der Geburt" tritt die primäre Schnittentbindung deutlich zurück. Es verwundert, daß beim hohen Gradstand in einem knappen Drittel der Fälle eine primäre Schnittentbindung vorgenommen wurde. Diese Diskrepanz in der Indikationsstellung weist auf die bekannte „Unschärfe" dieser Diagnose in der Praxis hin. Verschiedene Geburtsrisiken wie „tiefer

Tabelle 5.23: Zusammenhang zwischen dem Entbindungsmodus und den Geburtsrisiken, geordnet nach aufsteigenden Spontangeburtsraten, S_1 = primäre Sectio, S_2 = sekundäre Sectio, Vag. op. = vaginal operative Entbindung, Vag. sp. = Spontangeburt (bei allen Risiken auf dem 1 %-Niveau auffällige Unterschiede)

Risiken	S_1	S_2	Vag. op.	Vag. sp.	N = 100%
kein Geburtsrisiko	5,6	3,2	8,5	82,8	33 861
mind. 1 Geburtsrisiko (−OE + BS)	11,3	8,9	24,2	55,6	21 747
1. hoher Gradstand	29,8	65,7	3,0	1,5	396
2. Beckenendlage	43,6	10,6	42,4	3,5	2 436
3. tiefer Querstand	2,7	3,7	84,7	8,8	295
4. Querlage	63,6	13,6	4,5	18,2	154
5. Gesichtslage	45,2	22,6	7,5	24,7	146
6. Nabelschnurvorfall	31,3	21,4	22,1	25,2	131
7. Herztonalterationen	7,8	15,9	49,7	26,6	4 910
8. Acidose s.p.	8,3	21,5	43,6	26,6	289
9. Blutungen s.p.	31,0	12,1	15,7	41,2	536
10. VHL	5,9	16,0	36,7	41,4	723
11. Fieber s.p.	6,4	18,2	29,1	46,3	313
12. RR-Anstieg s.p.	12,7	14,2	26,0	47,2	551
13. Mehrlinge	15,0	8,6	22,5	53,9	1 012
14. Frühgeburt	11,7	4,6	15,0	68,8	4 942
15. Vorz. Blasensprung	5,8	5,7	17,9	70,6	11 446
Grünes Fruchtwasser	6,7	9,2	17,7	66,4	6 836
Blasensprung > 48 Std.	5,8	8,1	16,4	69,7	1 171

Querstand" (84,7%), „Herztonalterationen" (49,7%), „Acidose sub partu" (43,6%), „Vorderhauptslage" (36,7%) sowie Beckenendlage" (42,4% + 3,5%) führen zu hohen vaginal operativen Entbindungsfrequenzen.

Sofern Geburtsrisiken mit befundeten Schwangerschaftsrisiken sowie mit befundeten **und** anamnestischen Risiken kombiniert auftreten, steigen die kindlichen Verlegungsraten auf das 3fache und die perinatale Mortalität auf das 3–4fache an (siehe hierzu Kapitel 6.2). Obwohl wir beim Vorliegen von Geburtsrisiken bereits eine 2–3fach höhere vaginal operative Entbindungsfrequenz beobachteten (Tabelle 5.18) – unabhängig davon, ob anamnestische oder befundete Schwangerschaftsrisiken vorlagen –, kann man in diesen Fällen eine Verbesserung der kindlichen Morbiditäts- und Mortalitätszahlen vermutlich nur durch steigende operative Entbindungsfrequenzen erkaufen.

Unter den **intrapartualen Überwachungsmaßnahmen** kommt heute der Kardiotokographie ein hoher Stellenwert zu (Saling 1973, Kubli und Rüttgers 1974, Hammacher und Mitarbeiter 1975). Fast Dreiviertel (72,7%) aller in der Studie registrierten Geburten wurden kardiotokographisch überwacht. Dabei ist im Dreijahresverlauf der Studie sowohl die Frequenz der externen als auch der internen sowie die Kombination der beiden Überwachungsmethoden deutlich angestiegen (Tabelle 4.4). Bemerkenswerterweise blieb die Mikroblutuntersuchung in diesem Dreijahreszeitraum mit 2,2% aller Geburten relativ konstant. 75% der mit internem CTG überwachten Kinder wurden spontan geboren. Im Vergleich dazu fällt auf, daß von den durch Mikroblutuntersuchungen überwachten Kinder weniger als die Hälfte (46,6%) spontan entbunden worden sind. Es steht außer Zweifel, daß mit Hilfe der intrapartualen CTG-Überwachung, insbesondere beim Vorliegen von Schwangerschafts- und Geburtsrisiken, sich die kindlichen Ergebnisse gemessen an den Morbiditäts- und Mortalitätsraten deutlich verbessern lassen. Anhand von Daten der Münchner Perinatal-Studie aus den Jahren 1975 und 1976 konnte gezeigt werden (Holzmann und Selbmann 1979), daß beim Vorliegen von Schwangerschafts- und Geburtsrisiken die intrapartual durch CTG überwachten Schwangerengruppen eine um etwa 2‰ geringere perinatale Mortalität und eine um etwa 1% niedrigere Verlegungsrate aufwiesen.

Beachtliche Klinikunterschiede finden sich hinsichtlich der **medikamentösen Einleitung,** die in der vorliegenden Studie mit einer durchschnittlichen Häufigkeit von 24,0% aller Entbundenen vorgenommen worden ist. Unter Einbeziehung aller Kliniken findet man für diese Methode eine Schwankungsbreite von 8–65% (siehe Kapitel 4.4). Bei den Mehrgebärenden werden 4 von 5 medikamentös eingeleiteten Patientinnen spontan entbunden. Bei den Erstgebärenden wird in dieser Studie fast jede zweite der eingeleiteten Geburten (41,9%) anschließend operativ beendet. Das Verhältnis Kaiserschnitt zur vaginal operativen Entbindung nach medikamentöser Einleitung beträgt etwa 2:3. Die hier angegebenen Zahlen werden in gleicher Weise auch für das Merkmal „Blasensprengung vor Wehenbeginn" gefunden.

Wichtig wäre die Beantwortung der Frage, ob die nach medikamentöser Einleitung geborenen Kinder durchschnittlich leichter sind und höhere Morbiditätsraten aufweisen (Maisels und Mitarbeiter 1977, O'Driscoll und Mitarbeiter 1977, Wulf 1979). Die Antwort darauf bleibt weiteren Analysen überlassen (vgl. auch Kapitel 7.1).

Auch die Einstellung zur vaginal operativen Entbindung hat sich in den vergangenen Jahren mit Rücksicht auf die **Geburtsdauer** gewandelt. Einerseits hat man zu Recht aus präventiver kindlicher Indikation heikle vaginale Entbindungssituationen (hohe Zange, hohes Vakuum) zu Gunsten des Kaiserschnitts verlassen. Andererseits soll die für das Kind stark belastende Austreibungsphase mit Kompression des kindlichen Köpfchens, der intracerebralen Drucksteigerung und Zunahme des Gefäßwiderstandes, dem niedrigen Perfusionsdruck am Uterus und der Einschränkung der fetalen Sauerstoffaufnahme verkürzt werden, da eine prospektive Geburtsleitung bei einem protrahierten Geburtsverlauf nicht erst auf die Manifestation einer fetalen Notsituation wartet. Neben der Zunahme vaginal operativer Entbindungen ist in dem Dreijahreszeitraum der Studie auch eine Verkürzung der Geburtsdauer zu beobachten (Abb. 5.7). Der Definitionsunschärfe wegen scheint es sinnvoll, nur die Geburtsdauer der vaginal entbundenen Kinder zu berücksichtigen. Die mittlere Geburtsdauer beträgt bei den vaginal operativ Entbundenen etwa 5,4 Stunden und für die Spontangeburten etwa 4,0 Stunden. Beide Durchschnittswerte haben sich im Verlauf der 3 Jahre geringfügig verkürzt. Auffällig unterschiedliche Verteilungen zeigen auch die Austreibungszeit und die Preßperiode für beide Entbindungsmodi: Während nach einer Austreibungszeit von 20 Minuten 3 von 4 Frauen (75,0%) spontan entbunden worden sind, sind es bei den vaginal operativ Entbundenen nach 20 Minuten erst knapp die Hälfte (47,4%). Die gleichen Zahlenverhältnisse finden sich auch für die Preßperiode bereits nach 10 Minuten. Dieser Befund verwundert angesichts der zunehmenden Tendenzen einer vorausschauenden Geburtsplanung, die in kleinen Kollektiven vaginal entbundener Frauen zu beobachten sind. Möglicherweise läßt er sich in dem vorliegenden großen Zahlenmaterial dadurch erklären, daß der vaginal operativen Entbindung im Vergleich zur Austreibung nach Spontangeburten ein durchschnittlich längerer Zeitraum (Protrahierung) vorausgeht.

5.2.6 Kindliche Ergebnisse nach primärer und sekundärer Sectio

Aussagen über die Morbidität von Neugeborenen anhand der in den Erhebungsbogen eingeschlüsselten Daten im Zusammenhang mit dem Geburtsmanagement sind mit gebotener Zurückhaltung möglich (siehe Kapitel 7.5.2). Hierbei werden in Kenntnis der Tatsache, daß Apgarwerte unmittelbar post partum und der Einsatz verschiedener Reanimationsmaßnahmen (Intubation, Nabelkatheter und Pufferung) sehr unscharfe Zustandsbilder abgeben, diese Merkmale als Kriterien für eine mögliche Frühmorbidität bewertet.

Die kindlichen Ergebnisse bei Schädellagen sind in Tabelle 5.24 (vgl. auch Tabelle 7.17) bezogen auf den Entbindungsmodus zusammengefaßt dargestellt. Hierbei fällt auf, daß in der Gruppe der **Kinder über 2500 g** die Spontanentbindungen im Vergleich zur Gesamtzahl der operativen Entbindungen – gemessen an den verschiedenen Morbiditätskriterien (Apgar nach 1 Minute unter 7, Intubationsfrequenz, Nabelkatheter, Pufferung und Verlegungsrate) am besten abschneiden. Auch die perinatale Mortalität ist hier mit 0,37% am geringsten. Bei der Gegenüberstellung der Ergebnisse der vaginal operativ entbundenen Kinder mit den durch Kaiserschnitt (S_1 und S_2) entbundenen zeigen die vaginal operativ entbundenen Kinder in allen Morbiditätskriterien – abgesehen von der Apgarbewertung nach 1 Minute unter 7 – eine deutlich niedrigere Inzidenz. Am schlechtesten schneiden in dieser Gruppe die durch Sectio entbundenen Kinder ab, wobei die bei primärer Schnittentbindung gefundenen niedrigen Werte gemessen an der sekundären Schnittentbindung offensichtlich dem in dieser Gruppe fehlenden vaginalen Entbindungsversuch anzulasten

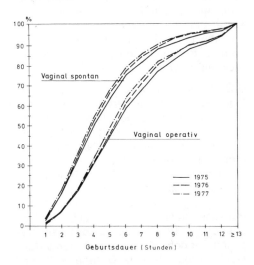

Abb. 5.7: Kumulative Häufigkeiten der Geburtsdauer bei Spontanentbindungen und bei vaginal operativen Entbindungen im zeitlichen Verlauf (1975–1977)

Tabelle 5.24: Zusammenhänge zwischen Entbindungsart und kindlichen Ergebnissen in % bei Schädellagen-Einlingen. Mit Ausnahme der perinatalen Mortalität beziehen sich die Angaben auf lebendgeborene Kinder (* markiert auf dem 1 %-Niveau auffällige Unterschiede)

Entbindungsart	Perinatale Mortalität	Apgar nach 1 min <7	Intubation	Nabelkatheter	Pufferung	Verlegungsrate	N = 100%
Geburtsgewicht < 2500 g							
Häufigkeit ⌀	14,31	21,1*	11,9*	12,6*	35,0*	69,9*	2 446
Prim. Sectio	10,53	34,6	22,4	19,1	46,8	78,2	240
Sek. Sectio	10,53	40,7	25,5	19,6	49,1	67,3	113
Vag. operativ	8,84	23,5	8,8	10,0	35,3	62,1	170
Vag. spontan	15,46	18,0	10,1	11,6	32,7	69,7	1 923
Geburtsgewicht ≧ 2500 g							
Häufigkeit ⌀	0,47*	3,0*	1,1*	0,9*	13,9*	5,9*	49 526
Prim. Sectio	0,88	7,3	3,3	2,0	19,4	11,1	2 821
Sek. Sectio	0,98	11,3	5,3	3,0	26,9	10,8	2 536
Vag. operativ	0,64	6,4	1,7	2,7	21,4	7,3	6 815
Vag. spontan	0,37	1,5	0,6	0,4	11,2	4,9	37 354

sind. Entsprechend der sich bei der Morbidität abzeichnenden Verteilung ist auch die perinatale Mortalität in der Gruppe der durch Kaiserschnitt entbundenen Kinder am höchsten.

Für die **Kinder mit einem Geburtsgewicht unter 2500 g** sind Aussagen dieser Art natürlich der geringeren Zahlen wegen statistisch nicht mit dem gleichen Gewicht möglich. Immerhin wird für die Gruppe der durch Kaiserschnitt entbundenen Untergewichtigen – vergleicht man sie mit den vaginal operativ bzw. den spontan entbundenen Kindern – eine auffällig höhere Morbidität gemessen, erkennbar am Apgarwert nach 1 Minute unter 7, an der Intubations-, Nabelkatheter- und Pufferungsfrequenz sowie in Grenzen an der Verlegungsrate. Die perinatale Mortalität ist bei den spontan geborenen Kindern unter 2500 g mit 15,46% gegenüber den operativ entbundenen am höchsten, ohne jedoch statistisch auffällig zu sein.

Es ist nicht unbekannt, daß der Kaiserschnitt als operativer Eingriff den Zustand des Feten durch eine passive Hyperventilation der Mutter, die horizontale Lagerung bis zur Entwicklung des Kindes sowie durch Narkoseprobleme negativ beeinflussen kann. Insbesondere beobachtet man bei primären Schnittentbindungen, bei denen das Kind vorher in der Regel nicht gefährdet war, nicht selten leichte Formen gemischter respiratorischer und metabolischer Acidosen. Es muß weiteren Studien vorbehalten bleiben, ob die in der Gruppe der Kinder über 2500 g gefundenen schlechteren kindlichen Resultate nach Kaiserschnitt im Vergleich zu den vaginal operativ und spontan entbundenen Kindern auf die oben genannten Faktoren zurückgeführt werden können.

Übereinstimmend wird für die Beckenendlage verglichen mit der Schädellage ein 7–10mal höheres Geburtsrisiko angenommen. Es wundert daher nicht, daß für die Beckenendlage die Raten der perinatalen Mortalität zwischen 2,5 und 22,5% erheblich schwanken (Kubli 1975). In Tabelle 5.25 (vgl. auch Tabelle 7.18) sind vor diesem Hintergrund die kindlichen Ergebnisse bei Beckenendlage getrennt nach Kindern über 2500 g und Kindern unter 2500 g bezogen auf den Entbindungsmodus dargestellt. Hierbei fällt in der Gruppe der Kinder über 2500 g bei den vaginal entbundenen Beckenendlagen eine deutlich höhere Morbidität (Apgar nach 1 Minute unter 7, Verlegungsrate) auf, vergleicht man hier

Tabelle 5.25: Zusammenhänge zwischen Entbindungsart und kindlichen Ergebnissen in % bei Beckenendlagen-Einlingen. Mit Ausnahme der perinatalen Mortalität beziehen sich die Angaben auf lebendgeborene Kinder (* markiert auf dem 1%-Niveau auffällige Unterschiede)

Entbindungsart	perinatale Mortalität	Apgar nach 1 min <7	Intubation	Nabelkatheter	Pufferung	Verlegungsrate	N = 100%
Geburtsgewicht < 2500 g Häufigkeit ⌀	27,49*	46,1	24,9	18,1	48,1	75,1	350
Prim. Sectio	10,64	37,4	16,0	12,8	36,2	66,0	94
Sek. Sectio	12,50	43,5	26,1	17,4	47,8	91,3	23
Vag. oper. Entbind.	34,85	49,8	28,4	20,3	53,0	77,2	233
Geburtsgewicht ≧ 2500 g Häufigkeit ⌀	1,05*	9,3*	3,2	1,9	25,2*	9,7*	1 799
Prim. Sectio	0,11	7,7	2,3	1,2	19,0	8,1	927
Sek. Sectio	0,93	7,0	4,2	2,3	39,7	5,6	214
Vag. oper. Entbind.	2,40	12,3	4,1	2,7	29,2	13,3	658

mit den durch Sectio entbundenen Kindern. Es zeigt sich weiterhin, daß in dieser Gruppe die durch primären Schnitt Entbundenen die günstigste perinatale Mortalität aufweisen.

In der Gruppe der Beckenendlagenkinder unter 2500 g werden verständlicherweise die vaginal entbundenen Kinder erheblich belastet. Die entsprechenden Morbiditäts- und Mortalitätszahlen zeigen dies an. Der Fehler der kleinen Zahl läßt hier leider keine eindeutigen Aussagen zu. Erwartungsgemäß wird in dieser Gruppe die primäre Schnittentbindung die bestmöglichen kindlichen Resultate erbringen.

5.2.7 Mütterliche Morbidität und Mortalität

Gerade weil die operative Entbindung, allem voran der Kaiserschnitt, im Vergleich zur Spontangeburt auch heute immer noch ein hohes Morbiditäts- und Mortalitätsrisiko für die Mutter darstellt, darf der Geburtshelfer angesichts der weiter zu verbessernden kindlichen Resultate in seinem Bemühen um einen strengen Indikationsmaßstab bei operativen Entbindungen nicht erlahmen. Verglichen mit der Spontangeburt liegt die mütterliche Mortalität beim Kaiserschnitt um den Faktor 5–8 höher (Käser 1975). Die mütterliche Mortalität nach Sectio wird heute auf 1–2% geschätzt. In unserer Studie betrug die Sectiomortalität 2,2%. Die mütterliche Morbidität, die in den vergangenen Jahren weiter rückläufig ist, schätzt man gegenwärtig auf 10–30% (Germent und Mitarbeiter 1973).

Morbiditäts- und Mortalitätsangaben, wie sie für die vorliegende Studie abschließend vorgenommen werden (Tabelle 5.26), haben nur grob orientierenden Charakter.

Tabelle 5.26: Zusammenhang zwischen dem Entbindungsmodus und der Morbidität bzw. Mortalität der Mütter (* markiert einen auf dem 1 %-Niveau auffälligen Unterschied in den Entbindungsmodi)

Entbindungs-Modus	Mutter* verlegt	Mutter verstorben (absol. Zahlen)
Primäre Sectio	1,0%	12
Sekund. Sectio	1,1%	4
Vag. operativ	0,3%	4
Vag. spontan	0,2%	11
⌀	0,4% = 200	0,56‰ = 31

Immerhin zeigt das Merkmal „Mutter verlegt" als Morbiditätskriterium für die primäre und sekundäre Schnittentbindung eine Überrepräsentation der Verlegung verglichen mit den vaginal operativ und spontan entbundenen Müttern. Die im Zusammenhang mit den verschiedenen Entbindungsmodi aufgeführten verstorbenen Mütter stellen Fallzahlen ohne wertende Tendenz dar. Hier können keine Summenzahlen, sondern nur Einzelfallanalysen von Klinik zu Klinik weiterhelfen.

Niswander, R., M. Gordon: Safety of the low forceps operation, Amer. J. Obstet. Gynec. 117, 1973, 619.
O'Driscoll, K., M. Coughlan, V. Fenton, M. Shelly: Active management of labour: Care of the fetus, Brit. Med. J. 2, 1977, 1451.
Petitti, D., R. O. Olson, R. L. Williams: Caesarean section in California – 1960 through 1970, Amer. J. Obstet. Gynec. 133, 1979, 391.
Saling, E.: The present situation of clinical monitoring of the fetus during labor, J. Perinat. Med. 1, 1973, 75.
Wulf, K. H.: Die programmierte Geburt, Arch. Gynec., 228, 1979, 57.

Literatur:

Aaro, L. A., F. Saed: Low-incidence caesarean section: 12 years experience Mayo Clinic Proc. 50, 1975, 365.
Albrecht, H.: Operative Geburtshilfe und perinatale Resultate, Urban u. Schwarzenberg (Manuscript), München, Wien, Baltimore 1978.
Germent, Z., J. Gavjox, R. Erny, M. Gammer: Maternal prognosis in hysterotomy. In: Perinatal Medicine, Herausgeb. H. Bossart, J. M. Cruz, H. Huber, C. S. Prod'hom, J. Sistek, Huber, Bern, Stuttgart, Wien 1973, S. 92.
Hammacher, K., P. B. De Grandi, R. Richter, M. Hinselmann, V. M. Roemer: Indikation zur Schnittentbindung: Cardiotokographische Aspekte. Arch. Gynäkol. 219, 1975, 486.
Hickl, E.: Indikation und Risiko von Zangen- und Vakuumextraktionen heute, Gynäkologe 8, 1975, 13.
Holzmann, K., H. K. Selbmann: Perinatale Mortalität versus Morbidität aus geburtshilflicher Sicht, Arch. Gynec., 228, 1979, 80.
Hunter, O. J.: Caesarean section in present day obstetrics, Amer. J. Obstet. & Gynec. 126, 1976, 521.
Johnell, H. E., H. Östberg, T. Wählstrand: Increasing caesarean section rate, Acta Obstet. Gynec. Scand. 55, 1976, 95.
Käser, O.: Sectiotechnik, vergleichende Morbidität und Letalität. In: Perinatale Medizin Bd. VI, Herausgeb. J.W. Dudenhausen, E. Saling, E. Schmidt, G. Thieme, Stuttgart 1975, S. 265.
Kubli, F.: Geburtsleitung bei Beckenendlagen, Gynäkologe 8, 1975, 48.
Kubli, F., H. Rüttgers: Probleme und Bedeutung der kardiotokographischen Überwachung des Fetus, Geburtsh. u. Frauenheilk. 34, 1974, 1.
Maisels, M. J., R. Rees, K. Marks, Z. Friedman: Elective delivery of the term fetus, J. A. M. A. 238, 1977, 2036.

6 Schwangerschafts- und Geburtsrisiken

6.1 Häufigkeit von Schwangerschafts und Geburtsrisiken in Abhängigkeit von Nationalität, sozialem Status und Geburtsjahrgang

Im Erhebungsbogen der Münchner Perinatal-Studie (Kapitel 11.2) wird zwischen Schwangerschafts- und Geburtsrisiken unterschieden, wobei die Schwangerschaftsrisiken in 14 „anamnestische" und 12 „Befund"-Risiken getrennt werden. In Tab. 6.1 sind die 26 Risiken während der Schwangerschaft geordnet nach der Häufigkeit ihres Auftretens aufgeführt. Bei 25 984 Schwangeren (47,2%) wurden **Schwangerschaftsrisiken** in Form von anamnestischen und/oder Befundrisiken gefunden. Am häufigsten trifft man das Befundrisiko „Überschreitung des Geburtstermines/ Unklarheit über den Termin" (12,4%), gefolgt von der vorzeitigen Wehentätigkeit (10,4%). Daran schließen sich die Cervixinsuffizienz (7,0%) und die EPH-Gestose (6,6%) an. Alle übrigen Risiken findet man in weniger als 5% der Schwangerschaften.

Tabelle 6.1: Schwangerschaftsrisiken lt. Katalog A des Erhebungsbogens (nach Häufigkeit geordnet)

	n	%
1. Überschreitung des errechneten Termins bzw. Unklarheit über den Termin	6 827	12,4%
2. Vorzeitige Wehentätigkeit	5 699	10,4%
3. Cervixinsuffizienz	3 860	7,0%
4. EPH-Gestose	3 609	6,6%
5. Z.n. Operation am Uterus	2 597	4,7%
6. Mehrlinge/Pathologische Lage	2 541	4,6%
7. Z.n. 2 und mehr Aborten	2 165	3,9%
8. Erstgebärende über 34 Jahre*	1 929	3,5%
9. Blutungen in der Schwangerschaft	1 662	3,0%
10. Totes Kind in der Anamnese	1 441	2,6%
11. Adipositas	1 342	2,4%
12. Vorausgegangene Frühgeburt	1 049	1,9%
13. Mißverhältnis zwischen Uterusgröße und Dauer der Schwangerschaft	1 045	1,9%
14. Harnwegsinfekt	999	1,8%
15. Mehr als 4 Kinder*	938	1,7%
16. Z.n. Sterilitätsbehandlung	754	1,4%
17. Z.n. Komplikationen bei vorausgegangenen Entbindungen	625	1,1%
18. Mehrgebärende über 40 Jahre*	573	1,0%
19. Blutgruppeninkompatibilität	442	0,8%
20. Diabetes mellitus, insulinbedürftig	365	0,7%
21. Anämie	360	0,7%
22. Chronische Nierenerkrankung	346	0,6%
23. Geschädiges Kind in der Anamnese	293	0,5%
24. Behandlungsbedürftige Herzerkrankungen	153	0,3%
25. Hypotonie im III. Trimenon	138	0,3%
26. Erstgebärende unter 16 Jahre*	89	0,1%
* alle Alters-Paritäts-Risiken zusammen	3 392	6,2%

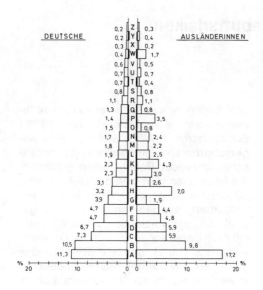

Z	EG < 16 Jahre
Y	Hypotonie
X	Beh. Herzerkrankungen
W	Anämie
V	Geschädigtes Kind i. A.
U	Diabetes
T	Chron. Nierenerkrank.
S	Blutgruppeninkompat.
R	MG > 40 Jahre
Q	Komplizierte Geburt
O	Sterilitätsbehandlung
N	Harnwegsinfekt
M	Uterusmissverhältnis
L	Vorausgeg. Frühgeburt
K	Totes Kind i. A.
J	Adipositas i. SS
H	≧ 2 Aborte
G	EG > 34 Jahre
F	Patholog. Lage/Mehrlinge
E	Uterusoperation
D	EPH-Gestose
C	Cervixinsuffizienz
B	Vorzeitige Wehen
A	fraglicher Termin

Abb. 6.1: Schwangerschaftsrisiken nach Nationalität. Besonders markiert sind auf dem 1%-Niveau auffällige Unterschiede zwischen Deutschen und Ausländerinnen

Faßt man Alter und Parität als einen Risikokomplex zusammen, so erfüllen bereits 6,2% der untersuchten Schwangeren die Bedingungen des Risikokataloges, d. h. jede 15. Schwangere gilt aufgrund ihres Alters oder ihrer Parität als Risikopatientin.

Bei den **Geburtsrisiken** (Tabelle 6.2) steht mit 27,8% das Risiko ,,operative Entbindung" an erster Stelle, gefolgt vom ,,vorzeitigen Blasensprung" (20,6%), der nach unseren Vorstellungen zu den Geburtsrisiken zu zählen ist. Frühgeburten (lt. Katalog B) sind mit 8,9%, Herztonalterationen mit 8,8% vertreten. Die Inzidenz der übrigen Geburtsrisiken liegt unter 5%.

Einfluß der Nationalität. Abb. 6.1 zeigt die unterschiedliche Häufigkeit von Schwangerschaftsrisiken bei Deutschen und Ausländerinnen. Da die deutschen Schwangeren 4/5 des Gesamtkollektivs stellen (80,5%), nimmt es nicht wunder, daß bei ihnen die Reihenfolge der Risiken aus dem Gesamtkollektiv nahezu völlig erhalten bleibt. Lediglich die Risiken ,,Erstgebärende über 34 Jahre", ,,Adipositas", ,,Z.n. Sterilitätsbehandlung", ,,chronische Nierenerkrankungen" und ,,geschädigtes Kind in der Anamnese" rücken in der Reihenfolge ihrer Häufigkeit einen Platz nach oben.

Deutlich häufiger vertreten, aufgezählt nach der Größe ihrer Inzidenz, sind bei:

Tabelle 6.2: Geburtsrisiken lt. Katalog B des Erhebungsbogens (nach Häufigkeit geordnet)

	n	%
1. Operative Entbindung	15 466	27,8%
2. Frühgeburt	4 936	8,9%
3. Herztonalterationen	4 908	8,8%
4. Beckenendlage	2 436	4,4%
5. Geburtsdauer über 12 Stunden	1 766	3,2%
6. Mehrlinge	1 010	1,8%
7. Vorderhauptslage*	723	1,3%
8. Blutdruckanstieg sub partu	549	1,0%
9. Blutungen sub partu	536	1,0%
10. Hoher Gradstand*	396	0,7%
11. Fieber sub partu	313	0,6%
12. Tiefer Querstand*	295	0,5%
13. Acidose sub partu	289	0,5%
14. Querlage	152	0,3%
15. Gesichtslage*	146	0,3%
16. Nabelschnurvorfall	131	0,2%
* alle Haltungsanomalien zusammen	1 560	2,8%
Vorzeitiger Blasensprung	11 446	20,6%

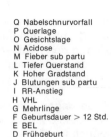
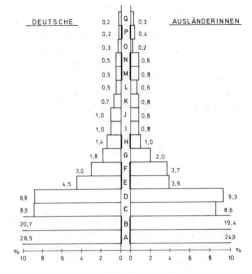

Q Nabelschnurvorfall
P Querlage
O Gesichtslage
N Acidose
M Fieber sub partu
L Tiefer Querstand
K Hoher Gradstand
J Blutungen sub partu
I RR-Anstieg
H VHL
G Mehrlinge
F Geburtsdauer > 12 Std.
E BEL
D Frühgeburt
C Herztonalterationen
B Vorzeitiger Blasenspr.
A Operative Entbindung

Abb. 6.2: Geburtsrisiken nach Nationalität. Besonders markiert sind auf dem 1%-Niveau auffällige Unterschiede zwischen Deutschen und Ausländerinnen

Deutschen
Cervixinsuffizienz
EPH-Gestose
Erstgebärende über 34 Jahre
Blutungen in der Schwangerschaft
Z.n. Sterilitätsbehandlung
Z.n. Komplikationen bei vorausgegangenen Geburten
Chron. Nierenerkrankungen

Ausländerinnen
Terminirrtum/Überschreitung des ET
Z.n. 2 und mehr Aborten
Adipositas
Totes Kind in der Anamnese
Vorausgegangene Frühgeburt
Harnwegsinfekt
Mehr als 4 Kinder
Anämie
Hypotonie im III. Trimenon

Die vorzeitige Wehentätigkeit und der Zustand nach Operation am Uterus zeigen überraschend in beiden Gruppen keine auffällig unterschiedlichen Häufigkeiten.

Mangelhafte Erhebungen bei Ausländerinnen als Folge von Sprachschwierigkeiten haben primär nur für die anamnestischen Risiken Relevanz. Eine auf Verständigungsschwierigkeiten zurückzuführende Differenz kann für die anamnestischen Risiken nicht festgestellt werden. Bei den Befundrisiken allerdings fällt auf, daß das Risiko „unklarer Termin" sich gehäuft bei Türkinnen, Griechinnen und Jugoslawinnen findet, bei denen am ehesten Verständigungsschwierigkeiten vermutet werden dürfen. Dazu aber muß bemerkt werden, daß auch bei den Deutschen der unteren Sozialstufen der unklare Termin häufiger zu registrieren ist als in den höheren Sozialstufen.

Bei den Geburtsrisiken (Abb. 6.2) sind Ausländerinnen vermehrt mit den Risiken „Geburtsdauer über 12 Std.", „Fieber unter der Geburt", „Acidose" und „Querlage" vertreten, während die operative Entbindung, der vorzeitige Blasensprung, die Beckenendlage und die Vorderhauptslage bei den Deutschen überrepräsentiert sind.

Einfluß von Alter und Parität. Die statistische Abhängigkeit der Schwangerschafts- und Geburtsrisiken von Alter und Parität ist in den Tabellen des Kapitels 11.1 unter Fragebogen Zeile 17 und 29 ausführlich dargestellt. Die meisten Risiken zeigen eine Korrelation sowohl mit dem Alter als auch nach dessen statistischer Elimination mit der Parität. Während beim Risiko „vorzeitige Wehen" eine Alters- und Paritätsabhängigkeit vorhanden zu sein scheint, läßt sich beim Risiko „Cervixinsuffizienz" nur eine Korrelation mit der Parität beobachten. Insbesondere die Zweitgebärenden sind davon betroffen. Umgekehrt beobachtet man beim Risiko „Blutungen in der Schwangerschaft" zwar eine Altersabhängigkeit, aber nach deren Elimination keinen Zusammenhang mit der Parität. Das gleiche gilt auch für das Auftreten eines Harnwegsinfektes und das Risiko „Diabetes". Chronische Nierenerkrankungen, behandlungsbedürftige Herzerkrankungen und Hypotonien zeigen als einzige Schwangerschaftsrisiken, wohl auf Grund der für diese seltenen Risiken immer noch zu kleinen Fallzahlen, weder auffällige Abhängigkeiten vom Alter noch von der Parität.

Unter den Geburtsrisiken ist für die Risiken „Geburtsdauer über 12 Std.", „Vorderhauptslage" und „tiefer Querstand" zwar keine Alters- aber eine Paritätsabhängigkeit zu beobachten. Von allen 3 Risiken sind die Erstgebärenden besonders betroffen. Blutungen sub partu zeigen weder eine Alters- noch eine Paritätskorrelation. Das gleiche gilt für die Risiken „Fieber sub partu", „Acidose", „Querlage", „Gesichtslage" und „Nabelschnurvorfall", die alle jedoch Inzidenzen unter 1% aufweisen.

Einfluß des Sozialstatus. Wie bereits 1970 Birch und Gussow, so betonen auch neue epidemiologische Untersuchungen (Korporal und Zink 1978) beim Risikokomplex Alter–Parität den enormen sozialen Einfluß und warnen, das Alter als „rein klinisch-biologisches Phänomen" zu betrachten. Tatsächlich finden sich bei den Ausländerinnen mehr Vielgebärende (3,5%), da diese Gruppe überwiegend durch Gastarbeiterinnen besetzt ist, die den beiden unteren Sozialstufen angehören. Ebenso verwundert nicht, daß bei den Deutschen der beiden höchsten Sozialstufen die Erstgebärenden über 34 Jahre häufiger (4,1%) zu finden sind, entsprechend der bekannten Tatsache, daß höheres reproduktives Alter ein typischer geburtshilflicher Risikofaktor hoher Sozialstufen ist. Dieselben Abhängigkeiten lassen sich auch im Gesamtkollektiv erkennen. Die Tabelle des Kapitels 11.1 zum Sozialstatus (Fragebogen Zeile 5) veranschaulicht den enormen sozio-ökonomischen Einfluß auf das reproduktive Verhalten des Gesamtkollektivs. Während in den unteren Altersgruppen die niederen Sozialstufen überwiegen, sind in den höheren Altersgruppen Angehörige gehobener Sozialstufen gehäuft vertreten.

Änderungen von 1975 bis 1977. Hinsichtlich zeitlicher Veränderungen zeigt die Münchner Perinatal-Studie teils logische Entwicklungen, teils überraschende Tendenzen. So hat die Zahl der Risikoschwangerschaften im Untersuchungszeitraum statistisch auffällig zugenommen (46,4% / 47,1% / 48,1%), wobei die Zahl der anamnestisch belasteten Schwangeren mit ca. 21% jedoch gleich geblieben ist (vgl. Kapitel 4.2). Die Tendenzen der einzelnen Risiken sind für die Schwangerschaft aus Tabelle 6.3 und für die Geburt aus Tabelle 6.4 abzulesen. Abnehmende Tendenz zeigen die Risiken: „Vorausgegangene Frühgeburt", „Komplikationen bei vorausgegangenen Entbindungen", „Harnwegsinfekt" und „unklarer Termin". Die Halbierung der Inzidenzen von „Diabetes mellitus", „Blutgruppeninkompatibilität" und „Anämie" verdient besonders hervorgehoben zu werden.

Lediglich bei den drei Befundrisiken „vorzeitige Wehen", „Cervixinsuffizienz" und „pathologische Kindslage/Mehrlinge" sind auffällige Zunahmen zu beobachten, die allerdings für die oben erwähnte Gesamtzunahme der Risikoschwangeren verantwortlich zeichnen. Im Falle der vorzeitigen Wehentätigkeit (9.2% / 10,9% / 11,0%) läßt sich dies möglicherweise durch eine verbesserte Überwachung erklären.

In diesem Zusammenhang bemerkenswert ist das Verhalten des Geburtsrisikos „Frühgeburt" (Tabelle 6.4), das nach einem Anstieg im Jahre 1976 wieder rückläufig war (8,3% / 9,4% / 8,9%). Die Zunahme der Herztonalterationen mag durch die beträchtliche Erweiterung der CTG-Überwachung im Untersuchungszeitraum erklärt werden, während die stetigen Abnahmen der Acidose sub partu, des Blutdruckanstiegs sub partu und der überlangen Geburtsdauer einer Leistungsverbesserung zugeschrieben werden dürfen.

Tabelle 6.3: Schwangerschaftsrisiken im zeitlichen Verlauf (Tendenzsymbol zeigt auf dem 1%-Niveau auffällige Unterschiede)

	Tendenz	1975	1976	1977
Anamnestische SS-Risiken:				
Z.n. Uterusoperation	–	4,3	4,9	4,9
Z.n. 2 und mehr Aborten	–	3,7	3,8	4,2
Erstgebärende über 34	–	3,4	3,5	3,5
totes Kind in Anamnese	–	2,8	2,7	2,6
Adipositas	–	2,5	2,4	2,4
vorausgegangene Frühgeburt	↘	2,4	1,9	1,7
Vielgebärende (mehr als 4 K.)	↘	2,0	1,7	1,7
Z.n. Sterilitätsbehandlung	–	1,3	1,3	1,5
Z.n. Komplikation bei vorausg. Geburt	↘	1,5	1,1	0,9
Mehrgebärende über 40	–	1,0	1,1	1,1
chronische Nierenerkrankung	–	0,7	0,6	0,6
geschädiges Kind in Anamnese	–	0,7	0,5	0,5
behandlungsbed. Herzerkrankung	–	0,2	0,3	0,3
Erstgebärende unter 16 Jahren	–	0,1	0,1	0,1
Befundete SS-Risiken:				
unklarer Termin, Überschreitung	↘	13,5	11,9	11,9
vorzeitige Wehen	↗	9,2	10,9	11,0
Cervixinsuffizienz	↗	6,3	6,8	7,9
EPH-Gestose	⌒	6,2	6,9	6,6
pathologische Lage/Mehrlinge	↗	3,7	4,8	5,3
Blutungen in der SS	–	2,8	3,0	3,3
Mißverh. zwischen Uterus und SSW	–	1,9	2,1	1,8
Harnwegsinfekt	↘	2,3	1,9	1,6
Blutgruppeninkompatibilität	↘	1,2	0,6	0,6
Diabetes mellitus	↘	0,8	0,7	0,4
Anämie in der SS	↘	0,9	0,6	0,5
Hypotonie im 3. Trimenon	–	0,3	0,2	0,2

Tabelle 6.4: Geburtsrisiken im zeitlichen Verlauf (Tendenzsymbol zeigt auf dem 1 %-Niveau auffällige Unterschiede)

	Tendenz	1975	1976	1977
operative Entbindung	↗	26,9	27,3	29,2
Frühgeburt	⌒	8,3	9,4	8,9
Herztonalterationen	↗	8,1	9,6	9,8
Beckenendlage	–	4,3	4,3	4,5
Geburtsdauer über 12 Stunden	↘	3,7	3,0	2,8
Mehrlinge	–	1,7	1,8	2,0
Vorderhauptslage	–	1,3	1,2	1,4
RR-Anstieg sub partu	↘	1,3	1,0	0,7
Blutungen sub partu	⌣	1,2	0,8	0,9
hoher Gradstand	⌣	0,7	0,6	0,8
Fieber sub partu	–	0,5	0,5	0,6
tiefer Querstand	–	0,6	0,5	0,5
Acidose sub partu	⌣	0,7	0,4	0,5
Querlage	–	0,3	0,3	0,3
Gesichtslage	–	0,3	0,2	0,2
Nabelschnurvorfall	–	0,3	0,2	0,2

Verallgemeinerungsfähigkeit. In der neueren Literatur finden sich keine mit der Münchner Perinatal-Studie vergleichbaren Daten. Die Studie spiegelt eindeutig Großstadtverhältnisse wider, so daß die statistischen Landesdurchschnitte nur mit Einschränkungen zum Vergleich herangezogen werden können. Besonders die unterschiedlich häufigen sozialabhängigen Risiken erschweren den Vergleich (Höhn et al. 1979). Eher vergleichbar sind dagegen die Inzidenzen von Beckenendlagen und Mehrlingsgeburten sowie der Risiken „Diabetes" und „Blutgruppeninkompatibilität". Hier finden sich in der Studie die schon seit langem bekannten Häufigkeiten.

Der Anteil an Frühgeburten (8,9%) entspricht dem für die Jahre 1969–1976 für West-Berlin angegebenen Wert (8,5%) (Korporal und Zink 1978). Die Häufigkeit von manifestem Diabetes mellitus in der Schwangerschaft (0,7%) entspricht knapp dem Erwartungswert in der Bevölkerung, der bei 1,0% liegen dürfte. Behandlungsbedürftige Herzerkrankungen (0,3%) liegen unter den in der Literatur angegebenen Größenordnungen zwischen 1% und 3% (Martius 1974). Bei den Geburtsrisiken ist die Sectiofrequenz mit 13,2% relativ hoch. Die Zunahme der Sectiofrequenz stellt eine weltweite Entwicklung dar. In der 1977 veröffentlichten DFG-Studie wird ein Mittelwert von 7,1% bei Raten von 2,1% bis 19,2% angegeben, wobei zu berücksichtigen ist, daß deren Untersuchungszeitraum von 1964 bis 1972 reichte. Der vorzeitige Blasensprung ist neben der operativen Entbindung das häufigste Risiko. In der Münchner Perinatal-Studie wurde er mit 20,6% häufiger als in der Literatur (10–15%) angegeben (Schlaugat 1975, Wellershaus 1970).

6.2 Chronologische Struktur des Risikogefüges

Der Schluß vom Einzelrisiko, das die Patientin in die Schwangerschaft mitbringt oder frühzeitig erwirbt, auf die perinatale Mortalität ist letztlich nicht zulässig, da zwischen dem Eintreten des Risikos und dem Versterben des Kindes eine Folge von Ereignissen liegt, die ebenfalls zu beachten ist. So kann zum Beispiel der Eindruck entstehen, daß die anamnestischen Risiken wegen der bei ihnen oft gefundenen relativ niederen perinatalen Mortalität in Zukunft zu vernachlässigen seien. Bei strenger Berücksichtigung des zeitlichen Ablaufes läßt sich für viele Schwangerschaften jedoch eine allmähliche Eskalation der Risikobelastung erkennen, die schließlich zum kranken Kind bzw. zum perinatalen Todesfall führt. Untersucht wird im folgenden daher nicht das Einzelrisiko, sondern die in zeitlicher Abfolge stattfindende Verknüpfung der Risiken.

Um diese Ereignisfolge exakter nachvollziehen zu können und eine Doppelregistrierung der Risiken zu vermeiden, war es nötig, die Schwangerschafts- und Geburtsrisikokataloge geringfügig zu verändern. So blieben für diese Analyse die „pathologische Kindslage/Mehrlinge" als befundetes Schwangerschaftsrisiko und das Geburtsrisiko „Geburt nach Risikoschwangerschaft" unberücksichtigt. Das Risiko „operative Entbindung" stellt in aller Regel eine Antwort auf vorausgegangene Risiken dar. Es wurde daher aus dem Katalog der Geburtsrisiken ebenfalls gestrichen und zeitlich als eigene Stufe diesen nachgeordnet. Neu aufgenommen unter die Geburtsrisiken wurde dagegen in Übereinstimmung mit der Literatur der „vorzeitige Blasensprung".

Durch die strenge Trennung von anamnestischen und befundeten Schwangerschaftsrisiken, von Geburtsrisiken und geburtshilflichem Management entsteht ein Ablauf, der in seiner Chronologie Baumstruktur aufweist (Abb. 6.3). Die absoluten und relativen Zahlenangaben beziehen sich in dieser Abbildung, aber auch in den folgenden Kapiteln, auf die Zahl der geborenen Kinder, nicht auf die der Schwangerschaften.

6.2.1 Zeitlicher Aufbau des Risikogefüges

Die anamnestischen Risiken können am Beginn, theoretisch bereits vor Eintritt der

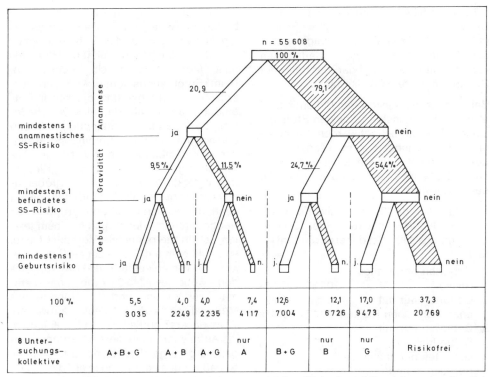

Abb. 6.3: Untersuchungskollektive, wie sie aus dem zeitlichen Verlauf entstehen (ohne operative Entbindung). A = Anamnestische Risiken, B = Befund-Schwangerschaftsrisiken, G = Geburts-Risiken

zu betreuenden Schwangerschaft, für jede Patientin definiert werden. Sie bleiben unverändert über den gesamten Verlauf der Schwangerschaft und der Geburt bestehen. Dagegen verhalten sich die Befundrisiken, sowohl was den Zeitpunkt ihres Auftretens als auch ihre Dauer betrifft, über den gesamten Schwangerschaftszeitraum hinweg variabel. Sie sind teilweise behandelbar und können unter Umständen ohne jegliche Konsequenz für die Geburt sein. Leider erlaubt die Studie nicht, den Risikostatus unmittelbar ante partum festzustellen. Wir wissen nicht, welche Risiken am Geburtsbeginn noch vorhanden waren, welche Risiken die Patientin aus der Schwangerschaft sozusagen als „Hypothek" in die Geburt mitgebracht hat.

Von den 55 089 betreuten Schwangeren, die 55 608 Kinder geboren hatten, waren bei jeder 5. (20,9 %) bereits Risiken vorhanden, die sich aus der Anamnese eruieren ließen. Im Verlauf der Schwangerschaft traten bei einem knappen Drittel (24,7 % von 79,1 %) der anamnestisch Unbelasteten Befundrisiken auf, während von den anamnestisch Belasteten immerhin fast die Hälfte (9,5 % von 20,9 %) Befundrisiken hinzuerwarb. Entsprechend lassen sich zu Beginn der Geburt vier verschiedene Gruppen definieren:

1. Geburten nach risikofreier Schwangerschaft 30 242   54,4 %
2. Geburten nur mit anamnestischen Risiken   6 352   11,5 %
3. Geburten nur mit Befundrisiken   13 730   24,7 %
4. Geburten mit anamnestischen **und** Befundrisiken   5 284   9,5 %

               55 608   100,0 %

Bei einem knappen Drittel der bis zur Geburt risikofreien Schwangerschaften stellten sich mehr oder weniger unvorhergesehen unter der Geburt Geburtsrisiken ein

(17,0% von 54,4%), ebenso auch bei einem Drittel der nur mit anamnestischen Risiken (4,0% von 11,5%) belasteten. Lagen dagegen befundete Schwangerschaftsrisiken vor, so kam in 50% und darüber unter der Geburt ein weiteres Risiko hinzu.

Bei jeder dritten risikofreien Patientin muß also auf der nächsten zeitlichen Stufe mit einem Risiko gerechnet werden. Nachdem ein Risiko vorhanden ist, muß sogar bei jeder zweiten Patientin auf der nächsten zeitlichen Stufe mit einem zusätzlichen Risiko gerechnet werden.

Einschließlich der Geburtsrisiken ergeben sich 8 Geburtenkollektive (der Entbindungsmodus selbst ist dabei noch nicht erfaßt):

1. Geburten ohne jedes Risiko   20 769   37,3%
2. Geburten **nur** mit anamnestischen Risiken   4 117   7,4%
3. Geburten **nur** mit Befundrisiken   6 726   12,1%
4. Geburten mit anamnestischen **und** Befundrisiken   2 249   4,0%
5. Geburten **nur** mit Geburtsrisiken   9 473   17,0%
6. Geburten mit anamnestischen **und** Geburtsrisiken   2 235   4,0%
7. Geburten mit Befund- **und** Geburtsrisiken   7 004   12,6%
8. Geburten mit anamnestischen **und** Befund- **und** Geburtsrisiken   3 035   5,5%

                         55 608   100,0%

Diese 8 chronologisch entstandenen Geburtenkollektive sind die Basis der weiteren Analyse, bei der der Entbindungsmodus, die kindliche Morbidität und die perinatale Mortalität untersucht werden sollen. Beim Entbindungsmodus wird zunächst zwischen spontaner und operativer Entbindung unterschieden; eine Aufgliederung der operativen Entbindung in Sectio und vaginal operative Entbindung erfolgt nach Fragestellung. Bei zusätzlicher Berücksichtigung des Ereignisses „Kind in die Kinderklinik verlegt", das als grober Indikator für die kindliche Morbidität gelten kann, gibt es bereits 32 Untergruppen von Neugeborenen. Nimmt man in einem letzten Schritt die perinatale Mortalität hinzu, so erhält man auf Grund der zeitlichen Genese 64 verschiedene Kollektive von Kindern, wobei jeweils 32 Gruppen das Merkmal „verstorben" und 32 Gruppen das Merkmal „7 Tage überlebt" aufweisen. Trotz unserer großen Fallzahl muß jedoch die Aufgliederung in diese 64 Gruppen wegen zu geringer Besetzung unterbleiben, so daß wir uns im folgenden auf die 8 oben definierten Geburtenkollektive beschränken.

6.2.2 Entbindungsmodus, kindliche „Morbidität" und perinatale Mortalität der 8 Geburtenkollektive

Abb. 6.4 zeigt die Ergebnisse der 8 Geburtenkollektive bezüglich operativer Entbindung, kindlicher Morbidität und perinataler Mortalität. Es erstaunt, daß im **risikofreien**

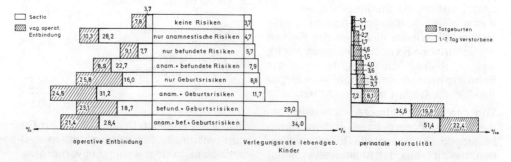

Abb. 6.4: Operationsfrequenz, Verlegungsrate und perinatale Mortalität in den 8 Geburtenkollektiven

Kollektiv in 3,7% eine Sectio und in 7,8% eine vaginal operative Entbindung vorgekommen sind. Man darf im Hinblick auf die perinatale Mortalität aber annehmen, daß bei diesen operativen Entbindungen im Erhebungsbogen nicht angebbare Operationsindikationen wie die Erschöpfung der Mutter, die Wehenschwäche oder der Geburtsstillstand auftraten. Der ab 1978 eingesetzte Erhebungsbogen der Studie (Kapitel 11.3) wird hier weitere Auskünfte geben, da er die Operationsindikationen explizit erfaßt. Die Neugeborenen dieser Gruppe werden am wenigsten von allen Kollektiven (3,7%) in die Kinderklinik verlegt. Die perinatale Mortalität ist bei Kindern nach risikofreier Schwangerschaft erwartungsgemäß die niedrigste aller Kollektive. Von den 20 769 Kindern dieser Gruppe sind 48 perinatal verstorben. Sie teilen sich in 25 Totgeburten (1,2‰) und 23 Frühverstorbene (1,1‰). Die Klärung der Todesursachen muß jedoch Einzelfallanalysen überlassen bleiben. Bezüglich des Entbindungsmodus wurden bei den Sectiones eine, bei den vaginal operativen Entbindungen 7 und bei den Spontangeburten 17 Totgeburten registriert. Bis zum 7. Tag post partum verstarben nach Sectio kein Kind, nach vaginal operativer Entbindung 2, nach Spontangeburt 21 Kinder.

Lagen **nur anamnestische Risiken** vor, so steigt die Zahl der operativen Entbindungen auf 38,5% an. Eine Sectio wird achtmal häufiger (28,2%) durchgeführt als in der Gruppe der risikofreien Gebärenden, die Frequenz der vaginal operativen Entbindungen liegt dagegen nur um 2,5% höher. Auf diese beachtliche Steigerung der Sectiofrequenz wird in Kapitel 6.3 im Detail eingegangen. Die Verlegung ist mit 4,7% gegenüber dem risikofreien Kollektiv geringfügig angestiegen. Die perinatale Mortalität hat sich nahezu verdoppelt und geht mehr zu Lasten der Totgeburten (2,7‰) als der Frühverstorbenen (1,7‰).

Patientinnen, bei denen im gesamten Verlauf **nur Befundrisiken** registriert wurden, haben nach den risikofreien Gebärenden die niedrigste operative Entbindungsfrequenz (7,7% Sectiones und 9,1% vaginal operative Entbindungen). Dabei sind die Verlegungsrate (5,7%) um 1,0% und die perinatale Mortalität (6,0‰) um 1,6‰ höher als in dem Kollektiv mit ausschließlich anamnestischen Risiken. Drei Viertel der perinatal verstorbenen Kinder waren auch hier Totgeburten.

Beim Vorliegen von **anamnestischen und Befundrisiken** wird eine operative Entbindungsfrequenz von 31,6% erreicht, wobei die Zahl der Sectiones (22,7%) um den Faktor 2,5 höher liegt als die der vaginal operativen Entbindungen (8,9%). Verlegungsrate und perinatale Mortalität steigen bei der Doppelbelastung durch anamnestische und Befundrisiken nur geringfügig an (7,9% Verlegungsrate, 7,6‰ perinatale Mortalität, gleichverteilt auf Totgeburten und Frühverstorbene).

Treten **nur Risiken während der Geburt** auf, dann werden häufiger vaginale Operationen (25,8%) als Sectiones (16,0%) durchgeführt. Die Verlegungsrate klettert auf 8,8%, die perinatale Mortalität fällt sogar geringfügig ab (7,2‰). Sicherlich muß die relativ niedere perinatale Mortalität im Zusammenhang mit der hohen operativen Entbindungsfrequenz von immerhin 41,8% gesehen werden. Bei 17,0% des Gesamtkollektivs oder 31,3% der risikofreien Schwangerschaften ist mit Komplikationen unter der Geburt zu rechnen, die sich vorher nicht ankündigen. Diese Ergebnisse stellen ein selbstredendes Argument gegen die Hausgeburtshilfe dar (vgl. Kapitel 6.6.3).

Die Kombination von **anamnestischen und Geburtsrisiken** erreicht die höchste operative Entbindungsfrequenz. Mehr als jede zweite Patientin dieser Gruppe (55,7%) wird operativ entbunden, davon 31,2% durch Sectio. Während die Verlegungsrate nur um knapp 3% im Vergleich zum Vorkollektiv ansteigt, verdoppelt sich die perinatale Mortalität und erreicht 15,3‰, wobei sie sich aus 8,1‰ Totgeburten und 7,2‰ frühverstorbenen Kindern zusammensetzt.

Liegen **Befund- und Geburtsrisiken** vor, dann finden sich wieder mehr vaginal operative Entbindungen (23,1%) als Sectiones (18,7%). Dagegen vollzieht sich bei der Verlegungsrate der Kinder ein Sprung auf 29,0%. Parallel hierzu steigt die perinatale

Mortalität um den Faktor 3,5 an (54,4‰). Sie geht überwiegend zu Lasten der Frühsterblichkeit (34,6‰).

Bei gleichzeitigem Vorliegen von **anamnestischen, Befund- und Geburtsrisiken** wird wie in dem Kollektiv mit anamnestischen **und** Geburtsrisiken jede zweite Schwangere operativ entbunden: 28,4% durch Sectio, 21,4% vaginal operativ. Die Verlegungsrate der Kinder ist mit 34,0% um nahezu den Faktor 10 höher als bei den risikofreien Schwangerschaften. Ebenso trifft man in dieser Gruppe die höchste perinatale Mortalität (73,8‰) an, die wiederum bezogen auf die risikofreien Patientinnen um mehr als den Faktor 30 höher liegt. Die perinatale Mortalität wird wie im Vorkollektiv zu zwei Dritteln (51,4‰) durch die Frühverstorbenen getragen, und zu einem Drittel (22,4‰) ist sie durch Totgeburten verursacht.

Drei Ergebnisse sind für die 8 Geburtenkollektive besonders bemerkenswert:

1. Die Sectiofrequenz erreicht in den Kollektiven mit anamnestischen Risiken auffallende Spitzen. Sie korreliert nicht mit den kindlichen Parametern Morbidität und perinataler Mortalität.

2. Die Inzidenz der vaginal operativen Entbindungen steigt wie zu erwarten beim Vorliegen von Geburtsrisiken sprunghaft an.

3. Die kindlichen Parameter „Morbidität" und perinatale Mortalität korrelieren miteinander sehr eng. Sie nehmen mit zunehmender Risikobelastung ebenfalls zu. Beim Vorliegen von Befund- **und** Geburtsrisiken sind die schlechtesten kindlichen Ergebnisse zu erwarten.

6.3 Anamnestische Risiken und Sectiofrequenz

In den vier Gruppen mit anamnestischen Risiken werden 44,0% aller Sectiones durchgeführt, obwohl diese 4 Kollektive nur 20,9% des Gesamtkollektivs ausmachen. Nahezu jede zweite Patientin, die in unserer Studie durch Sectio entbunden wurde, hatte also mindestens ein anamnestisches Risiko. Eine Analyse dieser anamnestischen Risiken (vgl. Tabelle 6.9) ergibt für das Risiko „Z.n. Operation am Uterus", das mit 4,7% im Gesamtkollektiv vertreten ist, eine Sectiofrequenz von 64,0%. Dies ist die höchste Sectiorate aller anamnestischen Risiken, gefolgt von den Risiken „Erstgebärende über 34 Jahre" mit 31,3%

Tabelle 6.5: Sectiofrequenzen der 8 Geburten-Kollektive in Abhängigkeit vom Zustand nach Operation am Uterus

	keine anamesti- SS-Risiken		mind. 1 anamnestisches SS-Risiko					
					davon **ohne** Z.n. Uterusoperation		davon **mit** Z.n. Uterusoperation	
	n = 100%	Sectio	n = 100%	Sectio	n = 100%	Sectio	n = 100%	Sectio
keine befundeten SS- und Geburtsrisiken	20 769	3,7	4 117	28,2	2 882	11,0	1 235	68,4
nur befundete SS-Risiken	6 726	7,7	2 249	22,7	1 799	12,5	450	63,6
nur Geburtsrisiken	9 473	16,0	2 235	31,2	1 781	23,9	454	60,1
befundete SS- und Geburtsrisiken	7 004	18,7	3 035	28,4	2 551	23,0	484	56,6

und „Z.n. Sterilitätsbehandlung" mit 29,4%. Tabelle 6.5 zeigt das Absinken der Sectiofrequenz in den Kollektiven mit anamnestischen Risiken nach Elimination des Risikos „Z.n. Operation am Uterus". Patientinnen ohne dieses Risiko aber mit anderen anamnestischen Risiken wurden nur zu 11,0% abdominal entbunden. Kommt das Risiko „Z.n. Operation am Uterus" hinzu, so steigt die Sectiofrequenz auf 68,4% an. Die gleichen Zahlenverhältnisse finden sich auch für die Schwangeren mit anamnestischen **und** befundeten Schwangerschaftsrisiken. Beim Hinzukommen von Geburtsrisiken wird die Wirkung des Risikos „Z.n. Operation am Uterus" abgeschwächt, da Geburtsrisiken per se die operative Entbindungsrate etwa um 10% erhöhen. Trotzdem ist der durchschlagende Effekt dieses anamnestischen Einzelrisikos auf den Entbindungsmodus unverkennbar, obwohl auch nach der Elimination des Risikos „Z.n. Operation am Uterus" die Sectiofrequenz in den Kollektiven mit anamnestischen Risiken immer noch höher liegt als in den Vergleichsgruppen ohne irgendwelche anamnestischen Risiken. Nach weiterer Elimination der Risiken „Erstgebärende über 34 Jahre" und „Z.n. Sterilitätsbehandlung" sinkt die Sectiofrequenz auf die Werte der Kollektive ohne anamnestische Risiken. Vorausgegangene Operationen am Uterus, „hohes Alter" von Erstgebärenden und der Zustand nach Sterilitätsbehandlung beeinflussen also schon vorab ganz wesentlich die Entscheidung, wie die Schwangerschaft beendet wird (vgl. Kapitel 5.2.3).

6.4 Geburtsrisiken und vaginal operative Entbindungen

Den Zusammenhang zwischen Geburtsrisiken und vaginal operativer Entbindung zeigt Tabelle 6.6. Beim Vorliegen von mindestens einem Geburtsrisiko liegt die durchschnittliche Rate vaginal operativer Entbindungen bei 24,2% und damit dreimal so hoch wie in den Geburtenkollektiven ohne Geburtsrisiken (8,4%). Ebenso wie die Korrelation von Kaiserschnitt und anamnestischen Risiken durch Einzelfaktoren entscheidend beeinflußt wird, führen auch hier einzelne Geburtsrisiken zu einer besonders hohen vaginal operativen Entbindungsfrequenz. An der Spitze liegt dabei mit 84,7% das Risiko „tiefer Querstand". Bei Herztonalterationen wird die Geburt in 49,7%, bei Acidose in 43,6% und bei Vorderhauptslagen in 36,7% vaginal operativ beendet (vgl. Tabelle 6.11). Im Falle der Beckenendlage (42,4 +3,5% vaginal operative Entbindungen) ist die Manualhilfe nach Bracht eingeschlossen.

Tabelle 6.6: Vaginal operative Entbindungsrate der 8 Geburten-Kollektive in Abhängigkeit von den geburtshilflichen Risiken

	keine Geburtsrisiken		mind. 1 Geburtsrisiko	
	n = 100%	vag. op. Entb.	n = 100%	vag. op. Entb.
keine anamnestischen u. befundeten SS-Risiken	20 769	7,8	9 473	25,8
nur anamnestische SS-Risiken	4 117	10,3	2 235	24,5
nur befundete SS-Risiken	6 726	9,1	7 004	23,1
anamnestische und befundete SS-Risiken	2 249	8,9	3 035	21,4

Tabelle 6.7: Perinatale Mortalität der 8 Geburten-Kollektive in Abhängigkeit vom Geburtsrisiko Frühgeburt

kein Geburtsrisiko	abs. Häuf. n = 100%	P.M. ‰				
keine anamnestischen u. befundeten SS-Risiken	20 769	2,3				
nur anamnestische SS-Risiken	4 117	4,4				
nur befundete SS-Risiken	6 726	6,1				
anamnestische und befundete SS-Risiken	2 249	7,6				
mind. 1 Geburtsrisiko			davon **ohne** Geburtsrisiko Frühgeburt Häuf.	P.M.‰	davon **mit** Geburtsrisiko Frühgeburt Häuf.	P.M.‰
keine anamnestischen u. befundeten SS-Risiken	9 473	7,2	93,1%	4,5	6,9%	42,7
nur anamnestische SS-Risiken	2 235	15,2	88,9%	7,0	11,1%	80,3
nur befundete SS-Risiken	7 004	54,4	61,2%	8,4	38,8%	127,0
anamnestische und befundete SS-Risiken	3 035	73,8	56,4%	18,7	43,6%	145,2

6.5 Die Kombination von Befund- und Geburtsrisiken und die davon ausgehende perinatale Mortalität

Die perinatale Mortalität konzentriert sich in unserer Studie auf die beiden letzten Untersuchungskollektive mit Befund- **und** Geburtsrisiken und mit anamnestischen, Befund- **und** Geburtsrisiken. 85,1% der perinatal verstorbenen Kinder kommen aus diesen beiden Gruppen, die zusammen nur 18,1% des Gesamtkollektivs stellen. Forscht man nach dem Anteil an Frühgeburten (Tabelle 6.7) in diesen beiden Kollektiven, so findet man in der Gruppe mit Befund- und Geburtsrisiken, wie nicht anders zu erwarten, einen Anteil von 38,8% Frühgeborenen und in der Gruppe mit anamnestischen, Befund- und Geburtsrisiken sogar einen Anteil von 43,6%. Somit korreliert die extrem hohe perinatale Mortalität der beiden genannten Kollektive mit einem überdurchschnittlich hohen Anteil an Frühgeborenen. Nach Elimination der Frühgeburten aus beiden Kollektiven fällt die perinatale Mortalität auf 8,4‰ bzw. 18,7‰ ab. Über eine Senkung der Frühgeburtenrate kann also die überhohe perinatale Mortalität dieser Geburtenkollektive gesenkt werden.

Tabelle 6.8 zeigt die Frühsterblichkeit und die perinatale Mortalität der beiden betroffenen Kollektive in Abhängigkeit vom Entbindungsmodus. Mit der Sectio läßt sich zwar eine eindrucksvolle Senkung der perinatalen Mortalität in diesen Geburtenkollektiven erreichen. Ihre Ergebnisse hinsichtlich der perinatalen Mortalität liegen trotzdem noch um den Faktor 2 bzw. 3 über

Tabelle 6.8: Einfluß des Entbindungsmodus auf die perinatale Mortalität und die Frühsterblichkeit in den Kollektiven mit Befund- und Geburtsrisiken

	Sectio			Vaginal operativ			Vaginal spontan		
	n=100%	PM	−7. Tag verst.	n=100%	PM	−7. Tag verst.	n=100%	PM	−7. Tag verst.
Befund- und Geburtsrisiken	1308	46 35,2‰	35 26,8‰	1619	88 54,4‰	48 29,6‰	4077	247 60,6‰	159 39,0‰
anamnestische, Befund- und Geburtsrisiken	8612	39 45,2‰	34 39,4‰	651	55 84,5‰	37 56,8‰	1522	130 85,4‰	85 55,8‰

denen des Gesamtkollektivs (14,9‰). Die vaginal operative Entbindung vermag kaum gegenüber der Spontanentbindung die Mortalität von Frühgeborenen zu verbessern und kann demnach nur als Notfallmaßnahme zur Beherrschung akuter Komplikationen in der Austreibungsperiode verstanden werden. So scheint nur die Sectio ein probates Mittel im Management von besonders gefährdeten Frühgeborenen zu sein, wenn alle konservativen Maßnahmen zur Behandlung der vorzeitigen Wehentätigkeit voll ausgeschöpft bzw. kontraindiziert sind (vgl. auch Kapitel 5.2.6 und 7.5.2).

Eine extrem hohe perinatale Mortalität ist also in den Gruppen anzutreffen, wo Befund- und Geburtsrisiken **gemeinsam** gefunden werden. Sicherlich ist dieses Ergebnis zunächst als statistisches Artefakt zu interpretieren, da z. B. im Falle der Frühgeburt sowohl das Befundrisiko ,,vorzeitige Wehentätigkeit" als das Geburtsrisiko ,,Frühgeburt" in die Dokumentation eingehen. Bei jeder 2. Patientin (53,8%) mit vorzeitigen Wehen kam es in dieser Studie zu einer Frühgeburt. Aber gerade durch diese Doppeldokumentation wird auf eine Tatsache hingewiesen, die es erlaubt, zur Wertigkeit von Befundrisiken Stellung zu nehmen. Denn dort, wo nur Befundrisiken alleine registriert worden sind, findet sich mit 6,0‰ die zweitniedrigste perinatale Mortalität, während sie bei der Kombination von Befund- **und** Geburtsrisiken um den Faktor 10 auf 54,4 bzw. 73,8‰ ansteigt. Dies spricht für die Annahme, daß es sich im ersten Falle um Schwangerschaftsrisiken handelte, die nur passager vorhanden waren, therapierbar und ohne Bezug zur Geburt selbst gewesen sind. Im zweiten Fall gewinnt man den Eindruck, daß es sich um Schwangerschaftsrisiken handelt, die nicht oder nur teilweise therapierbar waren und einen Einfluß auf die Geburt nahmen, von der Patientin sozusagen als ,,Hypothek" aus der Gravidität in die Geburt eingebracht worden sind.

6.6 Einordnung der Einzelrisiken in das chronologische Risikogefüge

Im folgenden soll der Versuch unternommen werden, durch die Einordnung des einzelnen Risikos in das in der Abb. 6.3 dargestellte chronologische Risikogefüge auf seine Wertigkeit zu schließen. Dabei muß berücksichtigt werden, daß in der Regel nicht ein Einzelfaktor eine Schwangerschaft belastet, sondern ein multifaktorielles Geschehen vorliegt. So gelangt man auch bei dem Versuch, einzelne Risiken zu gewichten, stets zu bestimmten Risikokonstellationen, die der unmittelbaren zeitlichen Wirkung eines Einzelrisikos entsprechen.

Die Interaktionen eines jeden einzelnen Risikos mit allen übrigen Risiken sind in Abb. 6.5 in Form eines Diagramms dargestellt. Aus den dick umrandeten Feldern, die diagonal von links oben nach rechts unten verlaufen, lassen sich die Inzidenzen der ein-

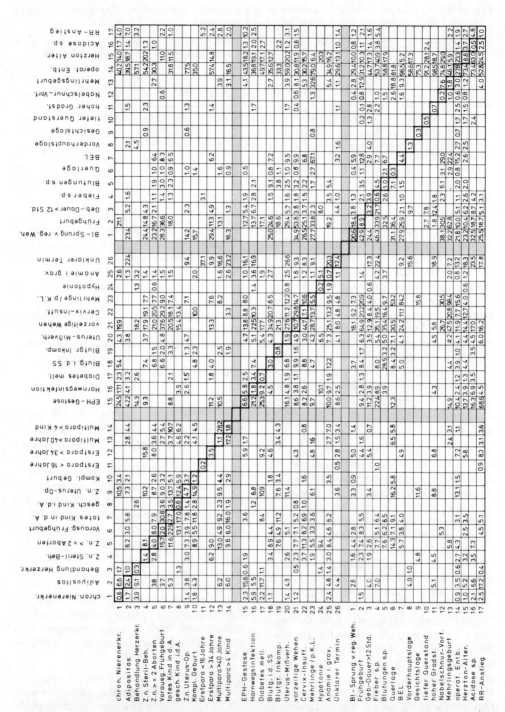

Abb. 6.5: Relative Häufigkeiten für das Auftreten der Kopfspaltenrisiken unter der Bedingung, daß ein Vorspaltenrisiko vorliegt. Die Diagonale enthält die Inzidenzen der Risiken. (Nur auf dem 1%-Niveau auffällige Unter- bzw. Überrepräsentationen der Risiken sind angegeben.)

zelnen Risiken ablesen. Aus den übrigen Feldern können die bedingten Wahrscheinlichkeiten für das Auftreten eines jeden Einzelrisikos (Kopfspalte) entnommen werden, wenn ein anderes Risiko (Vorspalte) bereits vorliegt. So kann man der Abbildung z. B. entnehmen, daß jede 4. Schwangere mit Blutungen in graviditate (24,6%) von einem zu früh geborenen Kind entbunden wird. Die Zahl der statistisch auffälligen Assoziationen des Einzelrisikos mit allen übrigen ist aus der Zahl der eingetragenen Werte pro Zeile zu ersehen. Die Kombinationen innerhalb eines chronologischen Abschnitts sind für die anamnestischen Risiken im linken oberen Rechteck, für die Befundrisiken im mittleren Rechteck und für die Geburtsrisiken im rechten unteren Rechteck zu erkennen.

Die Abb. 6.5 enthält mit ihren 861 Assoziationen, von denen jede 2. (47,9%) einen auffälligen positiven oder negativen Zusammenhang zwischen je zwei Risiken andeutet, eine Fülle von Hinweisen, auf die im folgenden immer zurückgegriffen werden wird.

6.6.1 Wertung der anamnestischen Risiken

Bei der Wertung der anamnestischen Risiken wird von der Frage ausgegangen, ob sie zu Recht den breiten Raum einnehmen, der ihnen im Risikokatalog zugedacht worden ist. Anamnestische Risiken wurden bei 11 636 Schwangerschaften (20,9%) 14 150mal registriert, so daß sich eine durchschnittliche Registrierung von 1,3 Risiken pro anamnestisch belasteter Schwangerschaft ergibt.

Soweit die anamnestischen Risiken eine operative Entbindung nach sich ziehen, ist die hohe Sectiofrequenz der Risiken „Z.n. Operation am Uterus" (64,0%), „Erstgebärende über 34 Jahre" (31,3%) und „Z.n. Sterilitätsbehandlung" (29,4%) in Kapitel 6.3 bereits erörtert worden. Ohne Zweifel beeinflussen diese drei Risiken die Entscheidung des Geburtshelfers für eine Sectio erheblich. Obwohl heute kindliche Indikationen häufiger zum Kaiserschnitt den Anlaß geben (Riegel et al. 1977), scheint hier die mütterliche Indikation im Vordergrund zu stehen. Denn die genannten Risiken können sowohl die geringste kindliche Verlegungsrate als auch eine unter den anamnestischen Risiken relativ niedrige perinatale Mortalität (18,7‰ / 17,0‰ / 22,2‰) vorweisen (Tabelle 6.9). Allerdings muß eingewandt werden, daß gerade die niedere kindliche „Morbidität" und perinatale Mortalität ein Erfolg der hohen Sectiorate sein könnten.

Die Risiken „chronische Nierenerkrankungen", „Adipositas", „behandlungsbedürftige Herzerkrankungen", „Z.n. Sterilitätsbehandlung", „vorausgegangene Frühgeburt" und „Erstgebärende über 34 Jahre" weisen in mehr als 50% Verbindungen mit Befund- und Geburtsrisiken bzw. mit Geburtsrisiken alleine auf (Tabelle 6.9). Die übrigen Risiken sind überwiegend mit anderen anamnestischen Faktoren und/oder Befundrisiken alleine korreliert.

Bei der Erhebung der Anamnese lassen sich somit schon durch die sorgfältige Beachtung der Einzelrisiken Hinweise auf die zu erwartende Risikobelastung der Schwangerschaft und der Geburt gewinnen. Tatsächlich ist die perinatale Mortalität bei den Einzelrisiken „chronische Nierenerkrankung" (42,7‰) und „vorausgegangene Frühgeburt" (49,2‰) erhöht, aber auch bei den Risiken „Z.n. zwei und mehr Aborten" (37,8‰), „totes Kind in der Anamnese" (42,6‰), „geschädigtes Kind in der Anamnese" (52,3‰), „Mehrgebärende über 40 Jahre" (31,1‰) und „Vielgebärende" (31,0‰) läßt sich eine auffällig hohe perinatale Mortalität beobachten. Ebenso wären für die Risiken „Erstgebärende über 34 Jahre" und „Z.n. Sterilitätsbehandlung" aufgrund ihrer über 50% liegenden Interaktionen zu Befund- und Geburtsrisiken hohe Mortalitätsraten zu erwarten gewesen. Sie betragen aber nur 17,0‰ bzw. 22,2‰. Dies ist wohl der Tatsache zuzuschreiben, daß Schwangere mit diesen Risiken häufig durch Sectio entbunden wurden (31,3% bzw. 29,4%).

Tabelle 6.9: Einordnung anamnestischer Risiken in die einzelnen Geburtenkollektive und ihre Wirkung auf Entbindungsmodus, Verlegung und perinatale Mortalität, A = Anamnestische Schwangerschaftsrisiken, B = Befund-Schwangerschaftsrisiken, G = Geburtsrisiken

Risiko (abs = 100%)	Einordnung der Einzelrisiken in das chronologische Risikogefüge	%	Sectio %	vaginal oper. %	kindliche Verlegung %	PM ‰
chronische Nierenerkrankung	A A+B A+G A+B+G	21,1 24,5 16,5 37,9	24,8	15,4	18,0	42,7
Adipositas	A A+B A+G A+B+G	19,7 27,7 13,1 39,5	20,8	18,8	14,2	18,4
behandlungs. Herzerkrankungen	A A+B A+G A+B+G	33,1 12,3 21,4 33,1	26,0	31,2	14,4	13,0
Z.n. Sterilitätsbehandlung	A A+B A+G A+B+G	28,2 17,5 24,4 29,9	29,4	24,8	11,8	22,2
Z.n. 2 und mehr Aborten	A A+B A+G A+B+G	32,2 23,2 17,7 27,0	17,5	12,8	16,6	37,8
Vorausgegangene Frühgeburt	A A+B A+G A+B+G	17,5 21,5 15,1 45,9	14,6	12,3	29,3	49,2
totes Kind i.A.	A A+B A+G A+B+G	32,5 21,0 15,7 30,8	20,9	11,0	18,6	42,6
geschädigtes Kind i.A.	A A+B A+G A+B+G	39,2 22,9 15,0 22,9	19,9	10,1	16,2	52,3
Z.n. Operation am Uterus	A A+B A+G A+B+G	47,1 17,2 17,3 18,5	64,0	13,5	12,4	18,7
Z.n. kompl. Geburt	A A+B A+G A+B+G	42,2 19,0 16,1 21,7	25,3	9,7	12,2	21,5

Tabelle 6.9: Fortsetzung

Risiko (abs = 100%)	Einordnung der Einzelrisiken in das chronologische Risikogefüge	%	Sectio %	vaginal oper. %	kindliche Verlegung %	PM ‰
EG < 16 J.	A	30,9	10,3	20,6	14,6	0,0
	A+B	25,8				
	A+G	16,5				
	A+B+G	26,8				
EG > 34 J.	A	32,3	31,3	26,0	11,0	17,0
	A+B	13,5				
	A+G	29,9				
	A+B+G	24,3				
Mehrgebärende > 40 J.	A	37,5	19,2	8,4	16,4	31,1
	A+B	19,3				
	A+G	21,5				
	A+B+G	21,6				
Vielgebärende > 4 Kinder	A	44,3	8,8	7,7	16,0	31,0
	A+B	19,9				
	A+G	16,4				
	A+B+G	19,4				

Bei den übrigen genannten Risiken scheint sich bereits aus der mütterlichen Anamnese ein erhöhtes Risiko für den Feten anzukündigen. Dabei handelt es sich um typische Risikokomplexe, die unbestritten ein erhöhtes Risiko beinhalten. Chronische Nierenerkrankungen und Adipositas müssen ihren Korrelationen entsprechend (Abb. 6.5) als Indiz sowohl für die EPH-Gestose als auch für Frühgeburtlichkeiten gelten. Die Zustände nach Sterilitätsbehandlung und nach zwei und mehr Aborten, vorausgegangene Frühgeburten und totes oder geschädigtes Kind in der Anamnese können als Hinweis für eine vorzeitige Wehentätigkeit während der Schwangerschaft eingestuft werden, die ihrerseits dann in jedem zweiten Fall zur Frühgeburt führt.

Vom Alters-Paritätskomplex zeigen besonders die Mehr- und Vielgebärenden eine erhöhte Gefährdung. In der Risikogruppe der Erstgebärenden unter 16 Jahren findet sich bei relativ niedriger Sectiofrequenz von 10,3% kein einziger kindlicher Todesfall.

Die als anamnestisch definierten Risiken verdienen somit die volle Aufmerksamkeit des Geburtshelfers. Sie scheinen zwar die perinatale Mortalität höchstens mittelbar zu beeinflussen, haben aber unmittelbare Bedeutung als Vorzeichen für eine mögliche Belastung mit Befundrisiken, die ihrerseits häufig Geburtsrisiken zur Folge haben.

6.6.2 Wertung der befundeten Risiken

Befundrisiken verhalten sich völlig variabel, was den Zeitpunkt ihres Auftretens, ihre Dauer und ihren Einfluß auf die Geburt betrifft. Da diese Dynamik in der vorliegenden Untersuchung nicht erfaßt werden konnte, ist die Wertung der Befundrisiken äußerst schwierig. Bei 19 014 (34,2%) Schwangerschaften wurden 27 689 Befundrisiken registriert. Das entspricht einer durchschnittlichen Belastung von 1,5 Befundrisiken.

Beinahe alle Befundrisiken sind zu mehr als 50% mit Geburtsrisiken verknüpft (Tabelle 6.10). Lediglich die Risiken „Blutgruppeninkompatibilität" und „fraglicher Termin" sind seltener mit Geburtsrisiken assoziiert. Das Risiko „pathologische Kindeslage/Mehrlinge" war bekanntlich für diese Untersuchungen aus dem Risikokatalog herausgelöst worden.

Für den behandelnden Arzt bedeutet das häufige Auftreten der Kombination von Befund- und Geburtsrisiken, daß er bei jeder zweiten Schwangeren mit Befundrisiken auch während der Geburt noch mit einem zusätzlichen Risiko rechnen muß (Abb. 6.3). In besonders hohem Maße gilt dies für die Risiken „vorzeitige Wehentätigkeit" (in 74,8% mit Geburtsrisiken verknüpft) und „Mißverhältnis zwischen Uterusgröße und Schwangerschaftsdauer" (in 62,0% mit Geburtsrisiken verknüpft). Beide nehmen auch bezüglich der perinatalen Mortalität die ersten Plätze unter den Befundrisiken ein (80,0‰ und 59,1‰). Die ebenfalls sehr hohe perinatale Mortalität des Faktors „Blutungen in der Gravidität" (57,6‰) ist einerseits einer engen Korrelation zum Befundrisiko „vorzeitige Wehentätigkeit" zuzuschreiben, andererseits der ebenfalls sehr engen Korrelation mit dem Geburtsrisiko „Blutungen unter der Geburt" (vgl. Abb. 6.5).

Nur 2 Faktoren unterscheiden sich von den übrigen Befundrisiken durch eine deutlich niedrigere perinatale Mortalität: die EPH-Gestose (19,8‰) und der fragliche Termin bzw. die Überschreitung des Termins (19,5‰). Dies verwundert, da beide Risiken als schwerwiegend eingeschätzt werden. So berichten z. B. Harper et. al. (1977), daß bei jedem zehnten perinatal verstorbenen Kind eine Überschreitung des errechneten Termines registriert wurde.

Kommt es auf dem Boden einer EPH-Gestose zu einer Plazentainsuffizienz, so re-

Tabelle 6.10: Einordnung von Befundrisiken in die einzelnen Geburtenkollektive und ihre Wirkung auf Entbindungsmodus, Verlegung und perinatale Mortalität, A = Anamnestische Schwangerschaftsrisiken, B = Befund-Schwangerschaftsrisiken, G = Geburtsrisiken

Risiko (abs = 100%)	Einordnung der Einzelrisiken in das chronologische Risikogefüge	%	Sectio %	vaginal oper. %	kindliche Verlegung %	PM ‰
EPH-Gestose	B A+B B+G A+B+G	30,3 15,0 33,2 21,6	22,2	21,3	14,6	19,8
Harnwegsinfekt	B A+B B+G A+B+G	33,2 12,3 37,3 17,2	17,5	19,3	12,9	25,7
Blutungen in graviditate	B A+B B+G A+B+G	32,9 11,3 38,5 17,3	20,9	14,7	22,0	57,6
Blutgruppen-Inkompatib.	B A+B B+G A+B+G	37,4 13,2 29,8 19,7	21,7	11,6	31,4	58,2
Mißverhältnis Uterusgröße/ Graviditätsdauer	B A+B B+G A+B+G	25,6 12,4 40,0 22,0	46,7	12,3	27,1	59,1

Tabelle 6.10: Fortsetzung

Risiko (abs = 100%)	Einordnung der Einzelrisiken in das chronologische Risikogefüge	%	Sectio %	vaginal oper. %	kindliche Verlegung %	PM ‰
vorzeitige Wehen	B A+B B+G A+B+G	18,4 6,8 51,7 23,1	15,1	15,7	38,1	80,0
Cervix-insuffizienz	B A+B B+G A+B+G	30,0 13,6 36,6 19,8	13,1	17,1	21,3	40,1
Mehrlinge/path. Lage	B A+B B+G A+B+G	entfällt	48,9	30,2	28,8	57,0
Hypotonie	B A+B B+G A+B+G	32,6 13,0 37,0 17,4	20,3	10,1	14,0	36,2
Anämie	B A+B B+G A+B+G	34,1 13,8 28,4 23,8	18,4	16,5	22,1	58,6
fraglicher Termin	B A+B B+G A+B+G	46,1 11,6 31,1 11,2	14,4	15,2	12,8	19,5
Diabetes	B A+B B+G A+B+G	28,5 21,5 29,1 21,2	32,6	17,1	25,6	38,0

sultiert klinisch infolge der Wachstumsretardierung des Feten ein Mißverhältnis zwischen Uterusgröße und Schwangerschaftsdauer, das wiederum als eigenes Risiko zu dokumentieren ist. In unserer Studie wurde nur bei jeder 20. Schwangeren (4,7%) mit einer EPH-Gestose auch ein Mißverhältnis dokumentiert. Die perinatale Mortalität ist beim Vorliegen eines Mißverhältnisses dreimal so hoch (59,1‰) wie bei der EPH-Gestose (19,8‰). In diesem Zusammenhang ist auch die hohe Sectiorate des Risikos „Mißverhältnis zwischen Uterusgröße und Schwangerschaftsdauer" (46,7%) zu berücksichtigen, die es deutlich vom Geburtsrisiko „Frühgeburt" mit einer Sectiofrequenz von 16,2% unterscheidet und offensichtlich durch seine hohe Korrelation mit dem Risiko „Herztonalterationen" verursacht worden ist. Bei jeder 5. Geburt (20,2%) nach einem Risiko „Mißverhältnis zwischen Uterusgröße und Schwangerschaftsdauer" wurden Herztonalterationen beobachtet. Damit stellt sich auch zahlenmäßig das Risiko „Mißverhältnis zwischen Uterusgröße und Schwangerschaftsdauer" als eigenständiges Risiko mit Wirkung auf die Geburt dar.

Die EPH-Gestose könnte demnach als therapierbares Risiko angesehen werden mit weniger schwerwiegenden Konsequenzen für die Geburt und die Neonatalperiode, während beim Mißverhältnis zwischen Uterusgröße und Schwangerschaftsdauer nach Manifestation einer Pädatrophie trotz der enorm hohen Sectiofrequenz die perinatale Mortalität hoch bleibt.

Gerade die Tatsache der engen Korrelation von Befund- und Geburtsrisiken ist ein Argument für die Dringlichkeit der Schwangerenvorsorge. Denn nur durch die frühzeitige Erfassung von Befundrisiken ist eine kausale Therapie möglich. Gelingt die Beseitigung des Befundrisikos, kommt das korrespondierende Geburtsrisiko überhaupt nicht zustande. Daß es sich bei diesen kombinierten Befund-Geburtsrisiken um diejenigen handelt, die sowohl häufig auftreten (z. B. vorzeitige Wehentätigkeit mit 10,3%) als auch qualitativ durch eine hohe perinatale Mortalität charakterisiert sind, unterstreicht das angeführte Argument zusätzlich. Am Beispiel der vorzeitigen Wehentätigkeit läßt sich dieser Effekt demonstrieren: nur bei 53,8% aller Schwangeren mit dem Befundrisiko „vorzeitige Wehentätigkeit" kommt es später zu einer Frühgeburt. Die übrigen scheinen erfolgreich behandelt worden zu sein, wenn man nicht Überdiagnostik und -therapie unterstellen will.

6.6.3 Wertung der Geburtsrisiken

Ein wesentliches Kriterium bei der Beurteilung der Geburtsrisiken ist die Frage, ob sie vorhersehbar sind oder eigenständige Probleme während der Geburt darstellen. Dementsprechend kann der Geburtshelfer sein Management ausrichten und möglicherweise eine Verlegung in eine Schwerpunktklinik im Sinne einer Regionalisierung ins Auge fassen. Abb. 6.6 zeigt die Häufigkeit der einzelnen Geburtsrisiken nach risikofreier Schwangerschaft. Risikofrei ist in diesem Fall eine Schwangerschaft, für die weder ein anamnestisches noch ein befundetes Risiko – incl. des Risikos „pathologische Kindslage/Mehrlinge" – dokumentiert wurde. Knapp jede 5. bis zur Geburt risikofrei gebliebene Schwangere (18,5%) wurde operativ entbunden. Mit der gleichen Häufigkeit trat auch der vorzeitige Blasensprung nach risikofreien Schwangerschaften auf. Bei jeder 2. Vorderhauptslage und jedem 2. tiefen Querstand (49,8 und 49,7%) war eine risikofreie Schwangerschaft vorausgegangen. Dagegen lagen bei 9 von 10 Frühgeburten (89,3%) schon in der Schwangerschaft Risiken vor. Bei der Betrachtung der Abb. 6.6 fällt auf, daß die kaum vorhersehbaren Geburtsrisiken eine niedrigere perinatale Mortalität aufweisen als die vorhersehbaren, die korrespondierende Risiken in der Schwangerschaft besitzen.

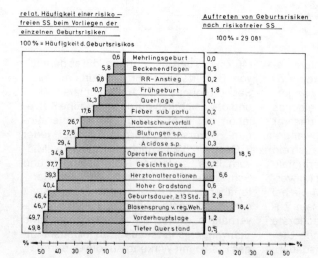

Abb. 6.6: Vorhersehbarkeit von Geburtsrisiken

In Tabelle 6.11 sind die Geburtsrisiken mit ihrer Einordnung in das chronologische Risikogefüge und ihrer unmittelbaren Wirkung auf den Entbindungsmodus, die kindliche Verlegung und die perinatale Mortalität dargestellt. Bei 21 747 Neugeborenen des Gesamtkollektivs (39,1%) wurden 30 121 Geburtsrisiken registriert. Dies entspricht einer durchschnittlichen Häufigkeit von 1,4 Geburtsrisiken.

Tabelle 6.11: Einordnung von Geburtsrisiken in die einzelnen Geburtenkollektive und ihre Wirkung auf Entbindungsmodus, Verlegung und perinatale Mortalität, A = Anamnestische Schwangerschaftsrisiken, B = Befund-Schwangerschaftsrisiken, G = Geburtsrisiken

Risiko (abs. = 100%)	Einordnung der Einzelrisiken in das chronologische Risikogefüge	%	Sectio %	vaginal oper. %	kindliche Verlegung %	PM ‰
Frühgeburt	G	13,3	16,2	15,0	59,8	118,4
	A+G	5,0				
	B+G	55,0				
	A+B+G	26,8				
Geburtsdauer > 12 Std.	G	47,5	19,8	24,9	12,0	26,0
	A+G	9,2				
	B+G	31,7				
	A+B+G	11,6				
Fieber sub partu	G	18,2	24,6	29,1	37,8	92,7
	A+G	7,3				
	B+G	44,1				
	A+B+G	30,4				
Blutungen sub partu	G	28,7	43,1	15,7	33,8	113,8
	A+G	7,1				
	B+G	41,6				
	A+B+G	22,6				
Querlage	G	entfällt	77,3	4,5	35,8	90,9
	A+G					
	B+G					
	A+B+G					
BEL	G	entfällt	54,1	42,4 +3,5	23,7	63,2
	A+G					
	B+G					
	A+B+G					
Vorderhauptslage	G	51,6	22,0	36,7	12,9	18,0
	A+G	11,1				
	B+G	27,5				
	A+B+G	9,8				
Gesichtslage	G	44,5	67,8	7,5	17,5	61,6
	A+G	16,4				
	B+G	24,0				
	A+B+G	15,1				
tiefer Querstand	G	51,5	6,4	84,7	8,9	3,4
	A+G	8,5				
	B+G	31,2				
	A+B+G	8,8				

Tabelle 6.11: Fortsetzung

Risiko (abs = 100%)	Einordnung der Einzelrisiken in das chronologische Risikogefüge	%	Sectio %	vaginal oper. %	kindliche Verlegung %	PM ‰
hoher Gradstand	G A+G B+G A+B+G	41,7 16,2 28,3 13,9	95,5	3,0	9,4	12,6
Nabelschnurvorfall	G A+G B+G A+B+G	36,6 11,5 35,1 16,8	52,7	22,1	29,8	137,4
Mehrlingsgeburt	G A+G B+G A+B+G	entfällt	23,6	22,5	48,8	78,1
Herztonalterationen	G A+G B+G A+B+G	39,9 10,5 33,8 15,9	23,7	49,7	15,8	22,2
Acidose sub partu	G A+G B+G A+B+G	29,8 10,4 38,4 21,5	29,8	43,6	29,6	41,5
Blutdruckanstieg sub partu	G A+G B+G A+B+G	10,0 7,8 44,3 37,9	26,9	26,0	22,0	38,1
vorzeitiger Blasensprung	G A+G B+G A+B+G	49,0 10,4 28,9 11,6	11,5	17,9	16,8	21,9

6.6.3.1 Geburtsrisiken als Konsequenz von Risikoschwangerschaften

„Frühgeburt", „Fieber sub partu", „Blutungen sub partu", „Acidose sub partu" und „Blutdruckanstieg sub partu" haben zu mehr als 60% ein korrespondierendes Risiko in der Schwangerschaft. So korreliert das Risiko „Frühgeburt" eng mit den Befundrisiken „vorzeitige Wehentätigkeit" und „Cervixinsuffizienz" (Abb. 6.5). Das Fieber sub partu ist eng mit vorzeitiger Wehentätigkeit, Cervixinsuffizienz, unklarem Termin/Übertragung und EPH-Gestose verbunden. Blutungen sub partu sind einerseits mit der vorzeitigen Wehentätigkeit und dem Risiko „Cervixinsuffizienz", andererseits mit Blutungen während der Schwangerschaft verknüpft. Für das Geburtsrisiko „Acidose sub partu" werden als korrespondierende Befundrisiken „vorzeitige Wehentätigkeit", „EPH-Gestose" und „unklarer Termin" gefunden, und dem Blutdruckanstieg sub partu geht als Befundrisiko in 68,6% eine EPH-Gestose voraus. Alle diese Zusammenhänge sind bekannt und plausibel. Lediglich der Zusammenhang des Risikos „Fieber sub partu" mit den Befundrisiken scheint über den vorzeitigen Blasensprung zustande zu kommen, da in 46,3% dem Risiko „Fieber sub partu" ein vorzeitiger Blasensprung vorausging.

Die perinatale Mortalität ist bei diesen Geburtsrisiken, die sich durch befundete Risiken in der Schwangerschaft ankündigen, sehr hoch. Die höchste perinatale Mortalität überhaupt wurde allerdings mit 137,4‰ für das Risiko „Nabelschnurvorfall" registriert (Tabelle 6.11). Bei 2 von 3 Geburten (63,4%) mit Nabelschnurvorfall lagen Risiken aus der Schwangerschaft vor, insbesondere waren es die Risiken „vorzeitige Wehentätigkeit" und „pathologische Kindslage/Mehrlinge". Zudem wurde auch jedes 4. Kind (29,0%) aus einer Beckenendlage geboren, so daß der Nabelschnurvorfall als weitgehend „vorhersehbares" Risiko eingestuft werden kann. Nur bei 52,7% der Nabelschnurvorfälle wurde mit Sectio reagiert. Bei einem Viertel der Fälle (25,2%), die spontan entbunden wurden, fühlte man sich offensichtlich zu keiner operativen Notfallhandlung genötigt. Entweder konnte die Nabelschnur reponiert werden, oder es wurde bei totem Kind eine Spontangeburt abgewartet.

6.6.3.2 Der Einfluß nicht vorhersehbarer Geburtsrisiken auf die perinatale Mortalität

Relativ niedrig ist die perinatale Mortalität bei jenen Schwangeren, die überwiegend den beiden Geburtenkollektiven mit ausschließlich Geburtsrisiken bzw. zusätzlichen anamnestischen Risiken angehören. Dabei handelt es sich sozusagen um eigenständige geburtshilfliche Risiken, die sich während der Schwangerschaft nicht oder nur bedingt ankündigen, allen voran die Haltungsanomalien. Sie weisen mit einer durchschnittlichen perinatalen Mortalität von 17,9‰ die niedrigsten Raten auf. Eine Ausnahme bildet innerhalb der Haltungsanomalien nur das Risiko „Gesichtslage" mit einer perinatalen Mortalität von 61,6‰ (Tabelle 6.11). Daneben haben noch die Risiken „Geburtsdauer über 12 Stunden", „vorzeitiger Blasensprung" und „Herztonalterationen" eine perinatale Mortalitäts-

rate von deutlich unter 30,0‰. Inwiefern dies im Falle der Herztonalterationen auf eine „Hypersensibilisierung" auf Grund der vermehrt eingesetzten kardiotokographischen Überwachungen oder aber auf die hohe operative Entbindungsfrequenz (73,4%) zurückzuführen ist, läßt sich anhand der Studie nicht beantworten.

6.6.3.3 Frühgeburt, Lage-Anomalien, Notfall- und Überwachungsrisiken

Versucht man, die 16 Geburtsrisiken (ohne „Z.n. Risikoschwangerschaft" und „operative Entbindung") zu übergeordneten Komplexen zusammenzufassen, so lassen sich 4 Problemkreise darstellen (Tabelle 6.12):

1. **Frühgeburt:** entspricht zu 100% dem Risiko 02 des Katalogs B (insgesamt 8,9%)

2. **Notfallrisiken:** Blutungen sub partu, Nabelschnurvorfall, Blutdruckanstieg sub partu (insgesamt 2,2%).

3. **Anomalien von Lage und Haltung:** Querlage, Beckenendlage, Vorderhauptslage, Gesichtslage, tiefer Querstand, hoher Geradstand, **regelwidriger Geburtsablauf:** vorzeitiger Blasensprung, Geburtsdauer über 12 Stunden, Fieber sub partu, Mehrlinge (insgesamt 29,3%).

4. **„Überwachungsrisiken":** Herztonalterationen und Acidose sub partu (insgesamt 9,0%).

Wiederum zeigt sich, daß dort, wo die meisten Verknüpfungen mit Befundrisiken bestehen (Frühgeburts- und Notfallgruppe), die höchste perinatale Mortalität vorhanden ist (118,4‰ / 80,0‰). Die Sectiofrequenz korreliert primär mit der Aktualität des Ereignisses, also den Notfallrisiken (36,7%). An zweiter Stelle der Sectiofrequenz rangieren die Überwachungsrisiken (23,8%), auf deren erhöhte operative Entbindungsfrequenz bereits hingewiesen wurde. Es folgen die Lage- und Haltungsanomalien, die regelwidrigen Geburtsabläufe und Mehrlingsgeburten (20,3% Sectiones), die den Geburtshelfer ebenfalls

Tabelle 6.12: Einteilung der Geburtsrisiken in Problemkreise. F = Frühgeburt; N = Notfallrisiken: Blutungen sub partu, Nabelschnurvorfall, RR-Anstieg sub partu; A = Anomalien von Lage/Haltung: Querlage, Beckenendlage, VHL, Gesichtslage, tiefer Querstand, hoher Gradstand; Anomaler Geburtsverlauf: vorzeitiger Blasensprung, Geburtsdauer über 12 Std., Fieber sub partu, Mehrlingsgeburten; Ü = Überwachungsrisiken: Herztonalterationen, Acidose sub partu; A = anamnestische Schwangerschafts-Risiken, B = Befund-Schwangerschafts-Risiken, G = Geburtsrisiken

	Einzelkoll. n = 100%	Zugehörigkeit zum Geburtenkoll.			operat. Entbindg.		kindl. Verlegung %	kindl. Mortalität	
		nur G %	A+G %	B+G A+B+G %	Sectio %	vaginal operat. %		Totgeburt %	Frühverst. %
F	4942	655 13,3	249 5,0	4038 81,7	802 16,2	742 15,0	2829 59,8	199 4,0	386 7,8
N	1200	255 21,2	92 7,7	853 71,1	441 36,7	251 20,9	316 27,6	43 3,6	53 4,4
A	16275	7731 47,5	1749 10,7	6795 41,8	3305 20,3	3455 21,2	2697 16,8	144 0,9	297 1,8
Ü	5017	1999 39,8	524 10,4	2494 49,7	1193 23,8	2487 49,6	800 16,1	33 0,5	77 1,5

zum Handeln zwingen. Die Feststellung, daß die Frühgeburten am wenigsten operativ entbunden werden, zwingt angesichts der hohen perinatalen Mortalität wieder zu der Frage, ob dies berechtigt ist.

6.7 Folgerungen

Schwangerschafts- und Geburtsrisiken lassen sich als zeitliches Gefüge interpretieren. Die anamnestischen Risiken können bereits zu Beginn der Schwangerschaft definiert werden, sie bleiben während der gesamten Schwangerschaft und der Geburt unverändert bestehen. Die Befundrisiken verhalten sich dagegen sowohl was den Zeitpunkt ihres Auftretens, als auch ihre Dauer betrifft völlig variabel. Unsere Studie erlaubt jedoch leider nicht, den Risikostatus einer Schwangeren unmittelbar vor der Geburt festzustellen. Die Notwendigkeit eines solchen Maßes scheint uns aber aus vielerlei Gründen offenkundig.

Bei gemeinsamer Registrierung von Befund- und Geburtsrisiken steigt die perinatale Mortalität sprunghaft an. Die Ursache dieser hohen perinatalen Mortalität sind die sogenannten „Hypothekenrisiken", die die Schwangerschaft belasten und unter den Geburtsrisiken in der Regel einen korrespondierenden Faktor haben. Damit werden die Befundrisiken zum Dreh- und Angelpunkt der gesamten therapeutischen Bemühungen zur Senkung der kindlichen Morbidität und perinatalen Mortalität.

Wollte man Vorschläge für eine Neugestaltung der Risikokataloge machen, so sollten sie auch unter dem Blickwinkel einer Verkleinerung des Kataloges stattfinden. Dies ist möglich durch eine Straffung bzw. Streichung von bedeutungslosen Risiken. Aufgrund der vorliegenden Analysen wäre im anamnestischen Katalog das Risiko „Erstgebärende unter 16 Jahren" entbehrlich, da es bezüglich des Entbindungsmodus und der perinatalen „Morbidität" und Mortalität unauffällig ist. Ob dies vom klinischen Standpunkt her vertretbar ist, muß diskutiert werden. Die beiden Risiken „totes" und „geschädigtes Kind in der Anamnese" können wieder zusammengefaßt werden. Sie sollten aber schärfer definiert werden, so daß tatsächlich nur der Tod bzw. die Schädigung des Kindes während der perinatalen Periode erhoben wird.

Bei den Befundrisiken müßte dem Faktor „Mißverhältnis zwischen Uterusgröße und Graviditätsdauer" durch Betonung der Plazentainsuffizienz bzw. Pädatrophie noch mehr Gewicht und Eigenständigkeit verliehen werden.

Innerhalb der Geburtsrisiken können die Haltungsanomalien zu einem Risikofaktor zusammengefaßt werden. Obwohl der vorzeitige Blasensprung nicht in dem Maße wie erwartet für das Kind belastend ist, sollte er doch in den Katalog der Geburtsrisiken aufgenommen werden, da er eine unverzichtbare Information für Geburtshelfer und Pädiater darstellt.

Ein statistischer Versuch, den im Laufe der Jahre mehr und mehr überladenen Risikokatalog auf seine eigentlichen Problemaussagen zu reduzieren, muß immer sehr problematisch bleiben, da neben dem klinischen Aspekt auch der didaktische über die Zugehörigkeit eines Faktors zum Risikokatalog entscheidet. Sicherlich sind noch viele Studien nötig, um endgültige Aussagen über die Wertigkeit der Risiken zu erhalten. Diesen Aufgaben aber kann man nur gerecht werden, wenn man die zeitliche Dynamik der Risikobelastung einer Schwangerschaft und Geburt grundsätzlich berücksichtigt.

Martius, H.: Lehrbuch der Geburtshilfe, Thieme, Stuttgart 1974, S. 163.
Schlaugat, F.: Die Säuglingssterblichkeit in Köln, Köln, Med. Fak. Diss. 1975.
Wellershaus, D.: Totgeburten und mütterliche Todesfälle, Berlin, Med. Fak. Diss. 1970.

Literatur:

Birch, H. G., J. D. Gussow: Disadvantaged children: health, nutrition and school failure, Harcourt, Brace & World, New York 1970, S. 87.
Deutsche Forschungsgemeinschaft: Schwangerschaftsverlauf und Kindesentwicklung, Boppard 1977, S. 72.
Harper, R. G., et al.: The high-risk perinatal registry – a systematic approach for reducing perinatal mortality, Obstet. & Gynec. 50, 1977, 264.
Höhn, Ch., K. Holzmann, K. J. Scheppe, E. Schmidt, K. Riegel: Senkung der Säuglingssterblichkeit – Möglichkeiten und Aussichten, Pädiatr. Praxis 1979 (im Druck).
Korporal, J., A. Zink: Epidemiologie der Säuglingssterblichkeit, Thieme, Stuttgart 1978, S. 33.
Riegel, K., H. Elser, R. Craffonara, M. A. Schreiber, K. Messow: Kaiserschnittkinder, Med. Klin. 72, 1977, 1481.

7 Das Kind

7.1 Geburtszeiten – Zufälliges und Nichtzufälliges

In Tabelle 7.1 sind die relativen Häufigkeiten einiger ausgewählter geburtshilflicher Daten für die einzelnen **Kalendermonate** aufgelistet. Wie man sieht, waren die Geburten mehr oder weniger gleichmäßig um den Erwartungswert verteilt – etwas häufiger zwischen März und September, etwas seltener zwischen Oktober und Januar – ohne auffällige Inhomogenität. Die medikamentöse Einleitung, die CTG-Überwachung der Geburt und die operativen Entbindungen stiegen von Januar bis Dezember linear an. Dies dürfte damit zusammenhängen, daß die Studie am 1. 1. 1975 begann und diese geburtshilflichen Aktivitäten über die 3 Jahre hinweg stetig zunahmen. Die Frühsterblichkeit lag in den Monaten Dezember bis April auffällig über dem Durchschnitt, irgendwelche Gründe dafür lassen sich aus den Daten jedoch nicht ableiten. Alle übrigen Parameter wie z. B. die Zahl der Kinder mit niedrigem Geburtsgewicht und die Verlegungen lassen keine jahreszeitlich gerichteten Änderungen erkennen.

Aus Tabelle 7.2 und Abb. 7.1 geht hervor, daß an den **Wochenendtagen** auffällig weniger Kinder zur Welt kommen als während der Woche. Ähnliche Häufigkeitsverteilungen zeigen die medikamentöse Einleitung und die primäre Sectio. Dagegen wurden die Geburten relativ häufiger durch CTG überwacht und vaginal-operativ beendet. Auch der Anteil der Kinder mit niedrigem Geburtsgewicht war inhomogen über die Woche verteilt mit einer relativen Häufung am Wochenende. Die Totgeburten- und die Überweisungsraten scheinen hingegen gleichmäßig verteilt, und auch die Änderungen der Frühsterblichkeitsziffern waren unauffällig. Die relativ höhere Frühsterblichkeit der am Sonntag Geborenen – sie ist absolut gesehen niedriger – dürfte nichts anderes anzeigen, als daß die nicht oder

Tabelle 7.1: Relative Häufigkeiten ausgewählter perinatologischer Daten in den Kalendermonaten (* auf dem 1%-Niveau auffällig)

	Jan.	Febr.	März	April	Mai	Juni	Juli	Aug.	Sept.	Okt.	Nov.	Dez.	Ø 100% = Gleichwert.
Relative. Häufigkeit der Geburten %	97,2	99,7	103,3	101,3	104,2	103,0	104,1	97,8	104,5	96,0	94,5	94,6	
Medikam. Einleitung %	21,7	22,7	24,4	22,1	21,9	22,9	23,1	24,4	23,0	25,1	23,5	23,6	23,2*
CTG-Überwachung %	61,9	63,6	63,9	65,1	63,7	65,2	66,0	68,2	68,8	69,4	68,9	69,6	66,2*
Operative Entbindung %	26,9	26,0	27,0	27,3	26,6	27,8	28,5	28,4	29,1	29,1	29,0	28,4	27,8*
Untergewichtige Kinder (<2500 g) %	6,0	6,1	6,4	7,0	6,1	6,1	6,2	6,8	6,0	6,3	7,6	6,7	6,4
Verlegung des Kindes %	9,2	9,2	10,5	11,4	10,1	8,8	9,7	11,2	9,6	10,2	11,4	10,6	10,2*
Mortalität ‰													
Totgeborene ‰	4,6	7,2	6,2	5,8	5,9	6,4	6,3	5,2	6,1	5,1	7,6	5,8	6,0
Frühsterbl. (–7. Tag) ‰	10,2	9,5	11,3	12,1	7,9	5,3	8,1	7,8	9,0	8,4	7,0	10,5	8,9
P.M. <2500 g ‰	163,0	182,5	191,1	176,5	175,5	114,6	150,8	123,4	176,1	139,4	131,1	160,5	156,8
P.M. ≧2500 g ‰	4,9	5,9	5,5	5,4	3,3	3,9	5,4	4,9	4,9	4,9	4,8	6,0	5,0

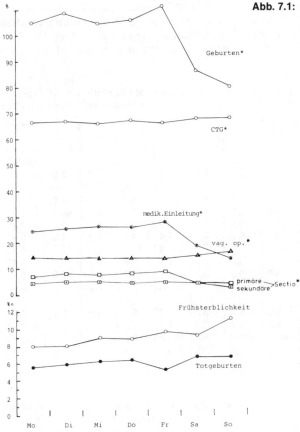

Abb. 7.1: Relative Häufigkeiten ausgewählter perinatologischer Daten an einzelnen Wochentagen (vgl. Tab. 7.2, * bedeutet auffällige Abweichung von der Gleichverteilung)

Tabelle 7.2: Relative Häufigkeiten ausgewählter perinatologischer Daten bezogen auf die Wochentage (* auf dem 1%-Niveau auffällig, + Definition siehe Kap. 5.2.2)

	Mo	Di	Mi	Do	Fr	Sa	So	Ø
Relative Häufigkeiten der Geburten	104,7	108,2	105,2	105,7	110,1	86,1	80,0	100% = 7870*
medikam. Einleitung %	24,3	25,0	25,7	24,8	27,1	18,3	13,7	23,2*
CTG-Überwachung %	66,0	65,8	65,1	66,4	65,1	67,6	67,8	66,2*
Sectio primäre + %	7,8	8,8	8,6	8,8	9,2	5,1	5,0	7,8*
sekundäre + %	5,2	5,9	5,9	5,6	5,8	5,1	3,7	5,4*
Vag. operat. Entb. %	14,4	14,8	14,4	14,6	14,3	14,6	15,6	14,6*
Untergewichtige Kinder (<2500 g) %	6,1	6,3	6,6	6,3	6,3	6,7	7,2	6,4
Verlegung des Kindes %	9,5	10,0	10,8	9,5	10,2	10,3	10,8	10,2
Mortalität ‰								
Totgeborene ‰	5,6	5,9	6,2	6,2	5,1	6,6	6,6	6,0
Frühsterbl. (−7. Tag) ‰	7,9	8,0	8,9	8,7	9,5	9,1	11,0	8,9
P.M. < 2500 g ‰	156,4	142,1	155,8	168,6	162,4	145,1	167,0	156,8
P.M. ≧ 2500 g ‰	4,2	5,2	4,9	4,4	4,4	6,1	5,9	5,0

wenig problembeladenen Geburten vornehmlich wochentags erfolgten. Andere Schlüsse (z. B. Bull 1979) sind u. E. nicht zulässig.

In Tabelle 7.3 und in Abb. 7.2 sind die selben Parameter 8 **Dreistundenintervallen** während des Tages zugeordnet. Die Zeitangabe bezieht sich dabei auf den Zeit-

Tabelle 7.3: Relative Häufigkeiten ausgewählter perinatologischer Daten bezogen auf die Tageszeit des Ereignisses „Geburt" (* auf 1 %-Niveau auffällig, + Definition siehe Kapitel 5.2.2)

	6–9	9–12	12–15	15–18	18–21	21–24	0–3	3–6	⌀
Relative Häufigkeiten der Geburten %	102,8	145,9	145,2	109,7	83,8	70,7	68,4	73,5	100% = 6686*
medikam. Einleitung %	6,9	25,1	40,7	38,6	26,1	14,3	7,5	4,3	23,2*
CTG-Überwachung %	56,7	62,8	70,9	71,1	73,0	69,2	63,8	60,7	66,2*
Sectio primäre + %	18,2	11,4	5,4	5,1	5,9	5,5	4,0	2,7	7,8*
Sectio sekundäre + -	4,3	5,7	6,7	7,7	7,4	4,8	2,3	1,6	5,4*
Vag. operat. Entbindung %	11,1	13,3	16,5	17,5	17,2	14,5	12,9	13,2	14,6*
Untergewichtige Kinder %	6,7	6,0	5,8	6,1	7,3	8,0	6,1	6,5	6,4*
Verlegung des Kindes %	10,6	9,9	9,3	10,3	11,9	11,1	9,1	9,6	10,2*
Mortalität ‰									
Totgeborene ‰	4,2	6,2	6,3	6,2	8,2	5,7	5,9	5,1	6,0*
Frühsterbl. (–7. Tag) ‰	7,1	8,2	7,7	9,2	11,2	13,8	7,6	9,0	8,9*
P.M. < 2500 g ‰	102,1	161,5	167,2	158,5	180,3	176,0	152,2	157,1	156,8
P.M. ≧ 2500 g ‰	4,7	4,9	4,3	5,9	6,1	5,8	4,5	3,8	5,0

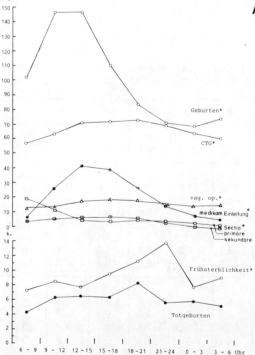

Abb. 7.2: Relative Häufigkeiten ausgewählter perinatologischer Daten für 8 Dreistundenintervalle des Tages (vgl. Tab. 7.3, * bedeutet auffällig inhomogene Verteilung)

punkt der Geburt und nicht auf den der geburtshilflichen Maßnahme. Überdurchschnittlich viele Geburten (61,1%) finden zwischen 6 und 18 Uhr statt. Etwas zeitversetzt finden sich Gipfel in den Kurven der Geburten nach medikamentöser Einleitung (12–15 Uhr), der CTG-überwachten Kinder (18–21 Uhr) und der Frequenz vaginal-operativer Entbindungen (15–21 Uhr). Die Sectiofrequenz nimmt hingegen von morgens bis abends kontinuierlich ab. Die primären Sectiones werden überwiegend zwischen 6 und 12 Uhr durchgeführt. Die sekundären Sectiones zeigen dagegen das gleiche zeitliche Verhalten wie die vaginal-operativen Entbindungen mit einem Häufigkeitsgipfel zwischen 15 und 21 Uhr. Während die Totgeburtenrate auf Grund der kleinen Fallzahl trotz einer Variationsbreite zwischen 4,2 und 8,2‰ statistisch unauffällig bleibt, steigt die Frühsterblichkeit über den Tag an bis zu einem Gipfel vor Mitternacht. Da die Frühsterblichkeit der in den übrigen „ungünstigen" Dienstzeiten geborenen Kinder relativ niedrig ist, dürften nicht so sehr organisatorische als vielmehr medizinische Probleme eine Rolle spielen. Es wird zu prüfen sein, ob die medikamentöse Einleitung damit zu tun hat (vgl. Rindfuss et al. 1978).

7.2 Intrauterines Wachstum und dessen Gefährdung

Neugeborene nach ihrer Tragzeit **und** ihrer intrauterinen somatischen Entwicklung zu klassifzieren (Battaglia u. Lubchenco 1967; Yerushalmy 1967) hat große praktische Bedeutung. Erlaubt dies doch, die Kinder Gruppen mit unterschiedlicher Mortalitäts- und Morbiditätsprognose zuzuordnen. In diesem Konzept wird die Tragzeit – gemäß der Empfehlung der WHO – in 3 Perioden unterteilt: bis 36 Wochen (frühgeboren); 37–42 Wochen (termingeboren); 43 Wochen und mehr (nach dem Termin geboren). Für die somatischen Maße gibt es ebenfalls 3 Kollektive: normalgediehen (Maße liegen zwischen der 10. und der 90. Perzentile der intrauterinen Wachstumskurve); mangelgediehen (Maße liegen unter der 10. Perzentile); überdurchschnittlich gediehen (Maße liegen über der 90. Perzentile). Obwohl „deutsche" intrauterine Wachstumskurven vorhanden sind (Lit. Hohenauer 1976), erscheint es nützlich, die Daten der Studie dafür auszuwerten: Wachstumskurven unterliegen u. a. demographischen und sozioökonomischen Einflüssen und können sich mit den Jahren ändern. Darüber hinaus wollten wir auf solche Kurven Mortalität und spezifische Risikohäufungen projizieren.

7.2.1 Benutzte Parameter

Hier werden nur Gewichtswachstumskurven von deutschen Einlingen, getrennt für Knaben und Mädchen wiedergegeben, die im übrigen aber nicht selektiert wurden (vgl. Naeye und Dixon 1978). Die Kurven sind daher am ehesten mit jenen von Bjerkedal et al. 1973 oder Brenner et al. 1976 vergleichbar. Wie bei allen diesen Kurven konnten nur jene Dokumentationsbogen ausgewertet werden, die vollständige Angaben zum Geschlecht, zum Gewicht und zur Tragzeit enthalten. Es ist zu vermuten, daß die Datenerhebung und -registrierung in den beteiligten Kliniken mit unterschiedlicher Akribie erfolgte, so daß hierdurch eine gewisse Selektion aufgetreten sein kann. Die über 10% fehlenden Angaben bei der Tragzeit, verursacht überwiegend von dem Risiko „unklarer Geburtstermin", erzeugen sicher ebenfalls eine Selektion.

Ungenauigkeiten in der Angabe des Geburtsgewichts, die durch Auf- oder Abrunden entstehen, heben sich mehr oder weniger auf. Die Tragzeitangabe ist dagegen problematischer. Sie kann z. B. durch Nachblutungen fehlerhaft sein. Aber auch unterschiedliche Definitionen sind möglich. Die Tragzeit sollte nämlich in vollen Wochen angegeben werden (gemessen vom 1. Tag der letzten Periode). Nun sind die verschiedenen Gravidariummodelle nicht einheitlich beschriftet. Es kann sowohl die volle Woche als auch die angefangene Woche eingetragen sein. Wir müssen annehmen, daß für einen unbestimmbaren Teil der Daten die reale Tragzeit bis zu 6 Tagen kürzer ist als dokumentiert wurde.

Wenn man allerdings die Kurven mit solchen vergleicht, die unter strengen Kautelen erhoben wurden (z. B. Usher und McLean 1969; Wong und Scott 1972), scheint auch dieser Fehler wenig bedeutsam.

Vor der 30. Woche wurden zu wenig Kinder in den 3 Jahren entbunden, um Perzentilkurven zu berechnen. Wir müssen uns mit dem Median (50%) begnügen. Die Daten von Ausländern haben wir herausgelassen, da die ethnischen Gruppen zu inhomogen und die einzelnen Kollektive zu klein sind. Faßt man jedoch alle Ausländer zusammen, so sind keine wesentlichen Unterschiede zu den „deutschen" Standardkurven festzustellen, so daß letztere auch für die Neugeborenen von Ausländern herangezogen werden können.

7.2.2 Gewichtswachstumskurven für Knaben und Mädchen

Mädchen sind bekanntlich in allen somatischen Parametern im Durchschnitt untermaßiger als Knaben. In Abb. 7.3 sind links die Wachstumskurven von 18 748 Mädchen und rechts die von 20 260 Knaben wiedergegeben. Die Säulen kennzeichnen den Bereich zwischen der 10. und der 90. Perzentile, der Median (50%) ist als stärkerer Querstrich eingetragen. Median und Grenzwerte differieren, beginnend etwa ab der 34. Tragzeitwoche, bei Knaben und Mädchen um 100–200 Gramm. Die nachfolgenden Abb. 7.5 bis 7.8 stellen zwar das Geschlecht außer acht lassende mittlere Wachstumskurven dar; die berechneten Inzidenzen berücksichtigen in den einzelnen Bereichen jedoch die geschlechtsspezifischen 10. und 90. Perzentile.

7.2.3 Tragzeit/Gewichtsklassen und perinatale Mortalität

In der Abb. 7.4 sind die Mortalitätsraten der Tragzeit- (1 Woche) und Geburtsgewichtsklassen (250 g) für Knaben und Mädchen (deutsche Einlinge) graphisch dargestellt. Ohne Kommastelle wurden jene Raten angegeben, die auf weniger als 40 Kindern be-

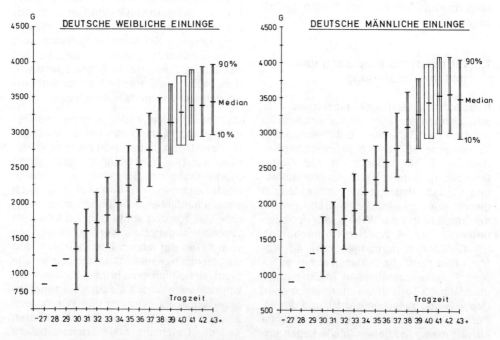

Abb. 7.3: Intrauterine Wachstumskurven des Gewichts (Tragzeit in Wochen, Gewicht in Gramm)

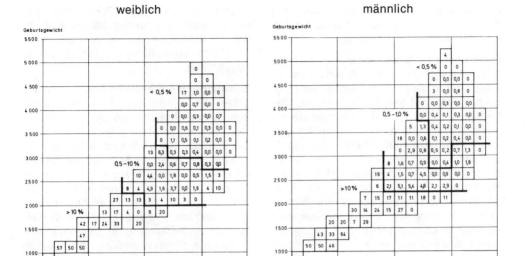

Abb. 7.4: Perinatale Mortalität über der Tragzeit/Gewichtsebene. Links Mädchen, rechts Knaben

ruhen. Man beobachtet zum einen den bekannten Gewichtsunterschied zwischen den Geschlechtern, zum anderen aber auch, daß offensichtlich Mädchen mit dem geringeren Gewicht besser zurecht kommen als Knaben.

Da trotz großer Gesamtfallzahl die einzelnen Tragzeit/Gewichtsklassen gerade in den entscheidenden Bereichen schwach besetzt sind, haben wir 8 große Tragzeit/Gewichtsklassen gebildet (Tabelle 7.4). Die Fallzahlen über der 90. und unter der 10. (vor 30 Wochen der 50.) Perzentile weichen geringfügig von den Erwartungswerten ab. Dieser „Fehler" entsteht durch das Glätten der Kurven und die Zuordnung von Grenzwerten auf der 90. oder 10. Perzentile nach oben bzw. unten. Wie man sieht, ist die Gefahr des Versterbens ante partum oder sub partu bei zu kleinen Kindern generell erhöht, zwischen der 30. und

Tabelle 7.4: Perinatale Mortalität und Verlegungsrate in Abhängigkeit von Tragzeit und Gewicht (die Verlegungsrate bezieht sich auf lebendgeborene Kinder)

	Fall-zahl	Tot-geburt. %	Früh-sterbl. %	P.M. %	Verleg.-rate %
−29 Wochen/unter Median	87	13,8	64,4	78,2	60,0
−29 Wochen/über Median	62	8,1	37,1	45,2	86,0
30−36 Wochen/unter 10. Perz.	160	18,1	12,5	30,6	92,4
30−36 Wochen/10.−90. Perz.	1 061	4,3	8,1	12,4	76,3
30−36 Wochen/über 90. Perz.	140	7,1	5,0	12,1	44,6
37−43 Wochen/unter 10. Perz.	3 925	0,9	0,7	1,6	17,5
37−43 Wochen/10.−90. Perz.	29 572	0,2	0,2	0,4	5,1
37−43 Wochen/über 90. Perz.	4 004	0,2	0,2	0,4	5,6
∅	39 011	0,49	0,74	1,22	8,9

36. Woche sogar auffällig hoch. Dies gilt in dieser Tragzeitklasse sogar für die Kinder, die über der 90. Perzentile liegen.

Die Frühsterblichkeitsrate fällt in den einzelnen Gewichtsklassen mit zunehmender Tragzeit und steigt in den einzelnen Tragzeitperioden mit fallendem Gewicht. Das bedeutet, daß 1. sowohl die Tragzeit als auch das intrauterine Wachstum Determinanten der Mortalität zu sein scheinen, 2. vor dem Termin abnormes Wachstum zu erhöhter Aufmerksamkeit zwingt. Mit anderen Worten: Die klinischen und sonographischen Kontrollen des mutmaßlichen Geburtstermins wie des angemessenen Gedeihens können nicht ernst genug genommen werden.

7.2.4 Tragzeit/Gewichtsklassen und Risikohäufungen

In den Abb. 7.5 bis 7.8 sind die Schwangerschafts- und Geburtsrisiken auf die Gewichtswachstumskurven projiziert, wobei als Bezugsgruppe (Risikogewicht = 1) die termingeborenen Kinder mit Normalgewicht (zwischen 10. und 90. Perzentile) gewählt wurden. Alle angegebenen relativen Risiken unterscheiden auf dem adjustierten 1 %-Niveau auffällig vom Risiko der Bezugsgruppe.

Schwangerschaftsrisiken. Abb. 7.5 und 7.6 geben die Risiken wieder, die bereits vor Schwangerschaftsbeginn bekannt waren. Man erkennt, daß 1. „Sozialrisiken" vor allem in den Klassen mit niedrigem Geburtsgewicht vertreten sind, 2. die anamnestischen Frühgeburtsrisiken („vorausgehende Frühgeburt" in hohem Maße assoziiert mit „totem Kind in der Anamnese"; „zwei und mehr Aborte") merklich die Gefahr einer Frühgeburt in der laufenden Schwangerschaft in sich bergen. Mit dem Risiko „chronische Nierenerkrankungen" ist vor allem Unreife und intrauterine Mangelentwicklung verknüpft. Bei den termingeborenen übergewichtigen Kindern finden sich vermehrt Mütter mit überdurchschnittlichem Gewichtsansatz (in 42,2 % assoziiert mit EPH-Gestose), Mehrgebärende und Schwangere mit vorausgegangener komplizierter Geburt (wegen Übergewichts?).

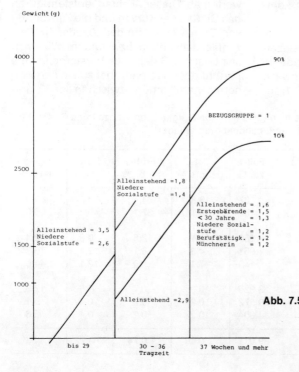

Abb. 7.5: „Sozialrisiken" nach Tragzeit und Gewicht (Bezugsgruppe für die angegebenen relativen Risiken ist die Klasse 37 und mehr Wochen/ 10–90 %)

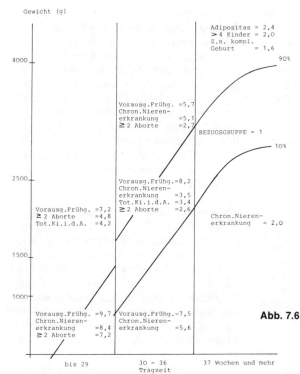

Abb. 7.6: Anamnestische Schwangerschaftsrisiken nach Tragzeit und Gewicht (Bezugsgruppe für die angegebenen relativen Risiken ist die Klasse 37 und mehr Wochen/10–90%)

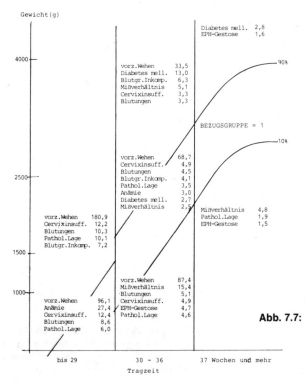

Abb. 7.7: Befundete Schwangerschaftsrisiken nach Tragzeit und Gewicht (Bezugsgruppe für die angegebenen relativen Risiken ist die Klasse 37 und mehr Wochen/10–90%)

In Abb. 7.7 finden sich die Risiken, die spezifische Maßnahmen während der Schwangerschaft erfordern. Es leuchtet ein, daß der „Frühgeburten-Cluster" (vorzeitige Wehen, Cervixinsuffizienz) um so stärker vorherrscht, je mehr die Tragzeit verkürzt ist. Bemerkenswert eng mit Frühgeburtlichkeit korreliert sind Blutungen in graviditate und die wahrscheinlich zu selten diagnostizierte Schwangerschaftsanämie. Pathologische Lagen (s. u.) dominieren, wie zu erwarten, bei den Kindern mit niedrigem Geburtsgewicht.

Blutgruppeninkompatibilität ist überrepräsentiert vor dem Termin und verbunden mit normalem oder vermehrtem Gewichtsansatz. Der mütterliche Diabetes herrscht im oberen Gewichtsbereich vor mit relativer Präferenz vor dem Termin. Bemerkenswerterweise erscheint er auch in der Normalgewichtsklasse zwischen 30 und 36 Wochen.

Geburtsrisiken (Abb. 7.8). Wie bereits erwähnt, sind Lageanomalien bei Frühgeburten bzw. in den Klassen mit niedrigem Geburtsgewicht überrepräsentiert. Hier finden sich auch der vorzeitige Blasensprung und das relativ seltene Risiko „Fieber sub partu" (0,6%) überrepräsentiert. Fieber sub partu ist in jedem 2. Fall (46,3%) mit vorzeitigem Blasensprung assoziiert. Ähnlich gravierend spielen Blutungen sub partu und der Nabelschnurvorfall bei Frühgeburten eine Rolle. Blutdruckanstieg sub partu (stark assoziiert mit EPH-Gestose: 68,6%) ist überdurchschnittlich häufig vertreten in den Klassen der niedrigen Gewichte ab der 30. Woche.

Risikohäufungen bei Ausländerkindern. In den Tabellen 7.5 und 7.6 sind für Neugeborene ausländischer Eltern relative Häufigkeiten von Schwangerschafts- und Geburtsrisiken zusammengestellt. Wenn man von den unterschiedlichen Gewichtungen der einzelnen Risiken absieht, finden sich dieselben auffälligen Merkmale wie bei den Kindern deutscher Eltern mit folgenden Ausnahmen: „Erstgebärende unter 16 Jahren" erscheint als Frühgeburtsrisiko nur bei Ausländern, wohingegen „Anämie in

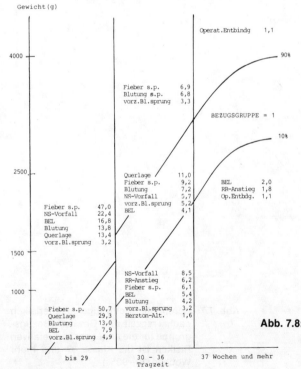

Abb. 7.8: Geburtsrisiken nach Tragzeit und Gewicht (Bezugsgruppe für die angegebenen relativen Risiken ist die Klasse 37 und mehr Wochen/10–90%)

Tabelle 7.5: Schwangerschaftsrisiken nach Tragzeit/Geburtsgewichtsklassen für ausländische Einlinge (n = 8837) (Bezugsgruppe der angegebenen relativen **Risiken** ist die Klasse 37–43 Wochen/10–90%)

–29 Wochen <10%		30–36 Wochen				37–43 Wochen			
		<10%		10–90%	>90%	<10%		>90%	
Chronische Nierenerkr.	85,6	Vorz. Wehen	124,2	Vorz. Wehen 98,2	Vorz. Wehen	Mißverhältn.	3,2	Z. n. kompl. Geburt	2,8
Vorz. Wehen	52,9	Cervixinsuff.	13,2	Cervixinsuff. 7,2	Blutungen 8,4	Pathol. Lage	1,8	Adipositas	2,2
vorausg. Frühgeb.	14,2	vorausg. Frühgeb.	10,1	Erstgebärende	Mehrgebärende 8,1			>4 Kinder	1,9
Blutungen	14,2	Blutungen	9,7	<16 Jahre 6,8	>40 Jahre			EPH-Gestose	1,7
≥2 Aborte	11,8			vorausg. Frühgeb. 6,1					
Cervixinsuff.	8,0			Blutungen 4,3					
vorausg. Frühgeb.	5,2			Pathol. Lage 2,8					
Pathol. Lage				≥2 Aborte 2,5					
				Totes Kind i. d. Anamnese 2,4					

graviditate", „Diabetes mellitus", „Blutgruppeninkompatibilität" und „Blutdruckanstieg sub partu" hier nicht herausfallend vertreten sind. Letzteres kann zum Teil an der wesentlich kleineren Fallzahl der ausländischen Einlinge liegen.

7.2.5 Tragzeit/Gewichtsklassen, Verlegungsraten und Verlegungsgründe

In Tabelle 7.4 wurden die Verlegungsraten in eine Kinderklinik der einzelnen Tragzeit/Gewichtsklassen mit aufgeführt. Aus dem Verlegungsmuster ist abzuleiten, daß „Verlegung" ohne standardisierte Verlegungsindikationen nur bedingt als Morbiditätsindex (s. Kapitel 7.5) brauchbar ist. Im Immaturitätsbereich (Tragzeit unter 30 Wochen) nimmt die Überweisungsquote mit fallendem Geburtsgewicht stark ab, zwischen 30 und 36 Wochen Gestationsalter hingegen stark zu. Es wundert nicht, daß bei Frühgeburten (Tragzeit unter 37 Wochen) Unreife als Verlegungsgrund an erster Stelle genannt wird, bei den Kindern deutscher (Tabelle 7.7) wie ausländischer Mütter (Tabelle 7.8), und daß kardiorespiratorische Störungen eine bedeutsame Rolle spielen. Mißbildungen erscheinen, wie zu erwarten, relativ gehäuft bei den untermaßigen Termingeborenen, aber auch bei deutschen übergewichtigen Frühgeborenen. Ein hohes Geburtsgewicht am Termin begünstigt Verletzungen. Hinter den in dieser Gruppe aufgeführten Stoffwechselstörungen dürften sich Hypoglykämien und Hypokalzämien verbergen.

7.3 Geschlecht und Perinatalrisiken

Daß mehr Knaben als Mädchen konzipiert und geboren werden, ist seit langem bekannt; wir fanden bei der Geburt ein Verhältnis von 51,8/48,2. Ebenso bekannt ist die höhere Gefährdung von Schwangerschaften mit männlichen Früchten. Gemäß unseren Daten scheinen jedoch in der engeren Perinatalperiode (neuerdings? vgl. z. B. Naeye et al. 1971; Hinckers 1978) Geschlechtsunterschiede in der Mortalität nicht mehr vorzuherrschen: Die Geschlechtsrelation lautete bei den Totgebur-

Tabelle 7.6: Geburtsrisiken nach Tragzeit/Geburtsgewichtsklassen für ausländische Einlinge (n = 8837) (Bezugsgruppe der angegebenen **relativen Risiken** ist die Klasse 37–43 Wochen/10–90%)

−29 Wochen	30–36 Wochen <10%	10–90%	>90%	37–43 Wochen <10%	>90%
Fieber s.p. 23,6	Querlage 20,2	Blutungen s.p. 8,6	vorz. Blasen-	BEL 2,0	
Blutungen 8,1	Fieber s.p. 16,8	Nabelschnur-	sprung 4,3	Herzton-	
BEL 7,7		vorfall 7,9		alteration 1,6	
vorz. Blasen-		Fieber s.p. 7,2			
sprung 3,3		vorz. Blasen-			
		sprung 4,3			
		BEL 3,5			

Tabelle 7.7: Verlegungsgründe nach Tragzeit/Geburtsgewichtsklassen für deutsche Einlinge (Bezugsgruppe der angegebenen **relativen Risiken** ist die Klasse 37–43 Wochen/10–90%)

−29 Wochen <50%	>50%	30–36 Wochen <10%	10–90%	>90%	37–43 Wochen <10%	>90%
Unreife 244,6	Unreife 1050,7	Unreife 1362,5	Unreife 357,3	Unreife 69,9	Unreife 17,7	Stoffwechs. 3,1
Atemins. 25,2	Atemins. 62,4	Atemins. 22,4	Ödeme 24,0	Stoffwechs. 20,8	Atemins. 2,9	Verletzung 2,6
Cyanose 19,4	Cyanose 19,7	Cyanose 8,5	Ateminsuf. 19,1	Blutgruppen-	Mißbildung 2,7	
			Cyanose 5,8	inkomp. 15,5	Erbrechen 2,4	
			Blutgruppen-	Ateminsuf. 9,7	Cyanose 1,9	
			inkomp. 5,2	Mißbildung 5,1		
			Infektion 4,6	Ikterus 4,6		
			Stoffwechs. 3,9	Cyanose 4,5		
			Mißbildung 3,6			

Tabelle 7.8: Verlegungsgründe nach Tragzeit/Geburtsgewichtsklassen für ausländische Einlinge (n = 8837) (Bezugsgruppe der angegebenen **relativen Risiken** ist die Klasse 37–43 Wochen/10–90%)

−29 Wochen	30–36 Wochen <10%	10–90%	>90%	37–43 Wochen <10%	>90%
Unreife 371,2	Unreife 857,9	Unreife 305,6	Unreife 102,1	Unreife 14,6	Verletzung 8,1
Ateminsuf. 43,7	Ateminsuf. 44,5	Ateminsuf. 21,2	Ateminsuf. 27,3	Mißbildung 3,2	Stoffwechsel-
Cyanose 20,8		Blutgruppen-	Erbrechen 13,8		erkrank. 5,4
Stoffwechsel-		inkomp. 7,6			
erkrank. 18,9		Cyanose 6,2			
		Ikterus 4,9			

ten 50,9/49,1 und bei der Frühsterblichkeit 52,5/47,5. Die Unterschiede entsprechen nahezu den Erwartungswerten. Die geringen Abweichungen werden jeweils durch 3 Fälle verursacht; die Kollektive dürften folglich für weitere Aussagen zu klein sein.

Die nicht differierenden Sterblichkeitsinzidenzen lassen nicht vermuten, daß erhebliche Geschlechtsunterschiede bei der Risikoverteilung existieren. Es gibt für männliche und weibliche Feten sogar typische Merkmalshäufungen (Tabelle 7.9):

Mädchen fanden sich gehäuft unter Mehrlingen/pathologischen Kindslagen, vor allem unter Steißlagen. Frühgeburt wurde als Risiko bei ihnen öfter registriert, und nach dem Petrussa-Index waren sie vermehrt unreif. Jedoch endete die Schwangerschaft nicht häufiger als bei den Knaben vor der 37. Woche. Mädchen sind im Durchschnitt in allen Schwangerschaftswochen, wie bekannt, gegenüber Knaben untermaßiger (vgl. Kapitel 7.2.2). Bei Mädchen war die Geburtsdauer öfters verkürzt. Die Apgar-Werte nach 1, 5 und 10. Min. wa-

Tabelle 7.9: Ausgewählte Geschlechtsunterschiede (alle auf dem 1 %-Niveau auffälligen Unterschiede (*) sind enthalten)

	Männlich	Weiblich	Auffälligkeit
Mind. 1 anamnestisches SS-Risiko	21,0	20,8	
Mind. 1 befundetes SS-Risiko	34,4	33,9	
Beh. Herzerkrankung	0,3	0,2	
Mehrlinge/Path. Ki-Lage	5,0	6,0	*
Blasensprung v. reg. Wehen	20,9	20,3	
Fruchtwasser grün	12,1	12,7	
Vollnarkose	19,4	18,1	*
Vollnarkose bei Sectio	91,7	91,8	
Sectiones	13,6	12,7	*
Manualhilfe bei BEL	42,2	44,6	
Vakuum oder Versuch	12,3	10,3	*
Forceps oder Versuch	2,4	1,8	*
Intubation	2,1	2,8	*
Pufferung	16,2	15,3	*
Nabelkatheter	1,8	1,6	
Mind. 1 Geburtsrisiko (−OE+BS)	39,8	38,3	*
Frühgeburt	8,6	9,2	
Geburtsdauer $\geq$ 13 Stunden	3,3	3,0	
Beckenendlage	3,9	4,9	*
Gesichtslage	0,2	0,3	
Tiefer Querstand	0,6	0,4	
Hoher Gradstand	0,8	0,6	*
Operative Entbindung	29,2	26,4	*
Herztonalterationen	9,7	8,0	*
Tragzeit in Wochen ($\leq$ 36)	4,7	4,4	
Geburtsdauer ($\leq$ 6 h)	73,4	74,1	
Min. vollst. MM bis Geburt ($\leq$ 20)	69,0	71,8	*
Min. Preßperiode ($\leq$ 10)	60,3	62,4	*
Länge in cm ($\leq$ 51)	53,0	65,0	*
Geburtsgewicht in g ($\leq$ 2499)	5,9	7,0	*
Apgar nach 1 Min. ($<$ 7)	5,1	4,1	*
Apgar nach 5 Min. ($<$ 9)	5,0	4,1	*
Apgar nach 10 Min. ($<$ 9)	1,7	1,6	
Petrussa-Index ($\leq$ 39 Wo.)	23,9	29,8	*
Durchgeführte U 2 auffällig	21,8	19,9	*
Kind verlegt	10,7	9,6	*
VLG Ateminsuffizienz	3,1	2,4	*
VLG Cyanose	1,7	1,3	*
VLG Verletzung	0,2	0,1	
VLG Mißbildung	0,9	0,7	

ren bei ihnen im Durchschnitt besser als bei Knaben.

Knabengeburten zeigten häufiger Komplikationen, z. B. Herztonalterationen und Einstellungsanomalien. Es wundert nicht, daß häufiger operative Entbindungen notwendig wurden. Knaben wurden auch öfters in eine Kinderklinik überwiesen. Das Ergebnis der Basisuntersuchung war bei ihnen unverhältnismäßig auffällig.

Die mitgeteilten Daten bestätigen bzw. ergänzen frühere Mitteilungen (z. B. Hinckers

1977). Obwohl die geschlechtsspezifischen Unterschiede zum Teil sehr groß sind, dürften sie im Einzelfall ohne praktische Relevanz sein, da das Kindsgeschlecht bisher nur in den seltensten Fällen ante partum bekannt ist. Die Kenntnis spezifischer Risiken könnte aber an Bedeutung gewinnen, wenn man von der antenatalen Geschlechtsbestimmung, vor allem bei hoher Risikobelastung, vermehrt Gebrauch macht.

Bemerkenswert und weiterer Analysen würdig erscheint die geschlechtsspezifische Diskrepanz zwischen Tragzeit, Wachstum, Reife und Streßtoleranz. Bisher vorliegende endokrinologische Daten (z. B. Murphy 1978, Nwosu et al. 1975, 1978, Sippell et al. 1978) lassen auf diesem Sektor weitere wichtige Aufschlüsse erwarten, u. a. zur Frage, ob bei Mädchen zu oft zu früh die Geburt eingeleitet wird.

7.4 Totgeburten und Frühsterblichkeit

7.4.1 Probleme der Definition

Der perinatalen Mortalität kommt in der gesundheitspolitischen Diskussion eine entscheidende Bedeutung zu, da sie u. a. als Indikator für die Qualität der gesundheitlichen Versorgung eines Landes angesehen wird. Zahlreiche Publikationen haben sich mit dem Definitionsproblem befaßt (z. B. Schreiber und Elser 1976, Harmsen 1973, Piedmont 1977).

Durch die jeweiligen Personenstandsgesetze wurden in den einzelnen Ländern die Begriffe der Fehlgeburt, der Tot- und der Lebendgeburt definiert. Allen Definitionen gemeinsam ist die Bestimmung einer Lebendgeburt nach den festgestellten Lebenszeichen. Über die „Art" der Lebenszeichen treten genauso erhebliche Differenzen auf, wie über die Begriffsbestimmung der Fehl- und Totgeburt.

Für die Vergleichbarkeit unseres Zahlenmaterials mit der amtlichen Statistik gilt die Definition nach § 29, Abs. 1–3 der Verordnung zur Ausführung des Personenstandsgesetzes von 12. 8. 1957 (BGBl. I, S. 1139):

(1) Eine Lebendgeburt, für die die allgemeinen Bestimmungen über die Anzeige und die Eintragung gelten, liegt vor, wenn bei einem Kind nach der Scheidung vom Mutterleib entweder das Herz geschlagen oder die Nabelschnur pulsiert oder die natürliche Lungenatmung eingesetzt hat.

(2) Hat sich keines der in Abs. 1 genannten Merkmale des Lebens gezeigt, ist die Leibesfrucht jedoch mindestens 35 cm lang, so gilt sie im Sinne des § 24 des Gesetzes als ein totgeborenes oder in der Geburt verstorbenes Kind.

(3) Hat sich keines der in Abs. 1 genannten Merkmale des Lebens gezeigt und ist die Leibesfrucht weniger als 35 cm lang, so ist die Frucht eine Fehlgeburt. Sie wird in den Personenstandsbüchern nicht beurkundet.

Obwohl nur Tot- und Lebendgeborene nach dieser Definition in die Studie aufgenommen werden sollten, befinden sich in unserem Material 13 Totgeburten unter 35 cm Länge, sowie 6 Totgeburten ohne eine Längenangabe. Diese Kinder wurden jedoch in der Auswertung belassen und auch als Totgeburten gewertet, um nicht verschiedene Klassen perinatal verstorbener Kinder berücksichtigen zu müssen.

Danach wurden im Beobachtungszeitraum von 1975–1977 831 perinatal verstorbene Kinder – 334 Totgeburten und 497 bis zum 7. Tag verstorbene Kinder – erfaßt, die einer Mortalitätsrate von 14,9‰ entsprechen.

Für internationale Vergleiche empfiehlt die WHO eine Unterteilung nach Lebendgeburt und Fetaltod, unabhängig von der Dauer der Schwangerschaft oder der Größe der Feten. Weiter sollten die Mitgliedsländer „Standard – Perinatal – Statistiken" erstellen, die sowohl im Zähler als auch im Nenner nur Feten und Neugeborene mit einem Geburtsgewicht von 1000 g oder mehr enthalten (oder bei fehlendem Geburtsgewicht die entsprechende Schwangerschaftsdauer $\geq$ 28 Wochen oder Körperlänge $\geq$ 35 cm Scheitel-Fersen-Länge).

Für diesen Vergleich haben wir Tabelle 7.10 erstellt. Nach der WHO-Definition enthält unser Material 55 494 Kinder mit einem Geburtsgewicht von 1000 g oder mehr (darin

Tabelle 7.10: Perinatale Mortalität nach WHO im zeitlichen Verlauf

	1975 abs.	‰	1976 abs.	‰	1977 abs.	‰	Gesamt abs.	‰
Totgeburten	113	6,2	106	5,7	94	5,1	313	5,6
verst.–7. Tag	132	7,3	134	7,1	121	6,5	387	7,0
7. Tag überlebend	17 860	986,5	18 511	987,2	18 378	988,4	54 749	987,4
P.M. (WHO)	245	13,5	240	12,8	215	11,6	700	12,6

10 Kinder ohne Gewichtsangabe, jedoch mit einer Tragzeit von 28 Wochen oder mehr).

Davon sind 313 Totgeburten (5,6‰) und 387 (7,0‰) bis zum 7. Tag verstorbene Kinder. Die perinatale Mortalität nach WHO sank zwischen 1975 und 1977 um 1,9‰ (35 Kinder), woran zu gleichen Teilen die Totgeburten und die Frühverstorbenen beteiligt waren.

Leider unterscheidet unser Fragebogen nicht zwischen ante partum und sub partu Totgeborenen. Dennoch finden sich in unserem Material einige Totgeburten, bei denen Reanimationsmaßnahmen durchgeführt wurden. Ob es sich hierbei um Kinder handelt, die sub partu verstorben sind oder um lebendgeborene Kinder, die unmittelbar nach der Geburt verstarben und deswegen zu Totgeburten erklärt wurden oder ganz einfach um Dokumentationsfehler, läßt sich nicht klären.

Tabelle 7.11 zeigt einige der diagnostischen und therapeutischen Reanimationsmaßnahmen bei Totgeburten. Daraus geht hervor, daß möglicherweise 19 „Totgeburten" reanimiert wurden.

7.4.2 Soziodemographische Merkmale

Der Einfluß sozialer Faktoren auf die perinatale Mortalität ist in zahlreichen Studien nachgewiesen worden (z. B. Brach 1978, Schmidt et. al. 1974, Schulze und Fleisch 1961, Spielmann et. al. 1961). Hier sind es besonders die Legitimität, die Nationalität, die Parität und die Ausbildung, die die perinatale Mortalität nachdrücklich beeinflussen.

Eine Aufgliederung der **Nationalität** in Deutsche der beiden unteren bzw. der beiden oberen Sozialstufen und in Kinder von Müttern aus typischen Gastarbeiterländern läßt keinen Unterschied in der perinatalen Mortalität der deutschen Arbeiter- (23,8‰) und der Gastarbeiterkinder (20,1‰) erkennen (Tabelle 7.12). Die Mortalitätsraten der Neugeborenen aus den typischen Gastarbeiterländern liegen ziemlich einheitlich bei ca. 20‰. Dieses Ergebnis steht weitgehend in Übereinstimmung mit neueren Arbeiten aus der Literatur (z. B. Höfling et.al. 1975). Die Einstufung der Schwangeren in unterschiedliche Sozialgruppen ist bekanntlich mit einer großen Unzuverlässigkeit verknüpft. Unter Berücksichtigung des auf der Fragebogenrückseite (Anhang 11.2) abgedruckten Sozialschlüssels haben wir ein Spektrum sozialer Gruppierungen erstellt, in dem zusätzlich die Nationalität sowie die Legitimität berücksichtigt wird (vgl. Kapitel 5.1.2).

Tabelle 7.11: Relative Häufigkeit postnataler Überwachung sowie möglicher Reanimationsmaßnahmen bei „Totgeburten" (bezogen auf entsprechende Untermengen)

	Totgeburten N = 313	N= 100%
Fötalblutanalyse	9	2,9
Intubation	19	6,1
Pufferung	17	5,4
Nabelkatheter	7	2,2

Tabelle 7.12: Aufgliederung der totgeborenen und frühverstorbenen Kinder nach der Nationalität

Nationalitäten	Kinder	Totgeburten abs.	‰	Frühverst. abs.	‰	P.M. abs.	‰	‰
Deutsche:								
untere Sozialstufen	5 088	50	9,8	71	13,9	121	23,8	
obere Sozialstufen	39 054	199	5,1	313	8,0	512	13,1	14,3
Gastarbeiter:								
Jugoslawin	2 403	18	7,5	31	12,9	49	20,4	
Türkin	3 013	27	9,0	33	10,9	60	19,9	
Griechin	1 506	16	10,6	14	9,3	30	19,9	20,1
Italienerin	534	7	13,1	4	7,5	11	20,6	
Sonstige	2 784	13	4,7	14	5,0	27	9,7	
Ohne Angabe	1 226	4	3,3	17	13,9	21	17,1	
Gesamt	55 608	334	6,0	497	8,9	831	14,9	

Abb. 7.9 zeigt die Totgeburtenrate sowie die Frühsterblichkeit der sich ergebenden **Sozialgruppen**. Je größer die Vertrauensbereiche der Raten sind, desto kleiner sind die Fallzahlen.

Die Totgeburtenraten der 3 Gruppierungen mit niedrigem Sozialstatus (9,9‰ im Durchschnitt) liegen durchweg höher als die entsprechenden Raten der Schwangeren mit höherem Status (5,5‰). Die erstaunlich niedrige Rate bei den alleinstehenden Schwangeren aus der gehobenen Sozialgruppe erklärt sich durch die geringe Fallzahl (siehe Vertrauensbereiche). Anders als bei den Totgeborenen ragt bei den

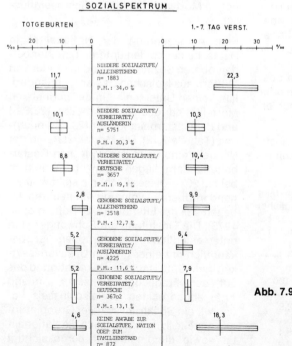

Abb. 7.9: Sozialgruppierungen und Häufigkeit von totgeborenen und frühverstorbenen Kindern (95% Vertrauensbereiche = Länge der Balken, proportionales Verhältnis der Fallzahlen = Breite der Balken)

Frühverstorbenen nur die Rate der alleinstehenden Mütter mit niederem Sozialstatus heraus (22,3‰), alle anderen Gruppierungen bewegen sich zwischen 6,4 und 10,4‰ (8,3‰ im Durchschnitt).

In der Gesundheitspolitik wird in den letzten Jahren die möglicherweise unterschiedliche Versorgung der Stadt- und Landbevölkerung diskutiert. Aus den Postleitzahlen der **Wohnorte** wurden 3 Gruppen gebildet: München, München 30-km-Umgebung und andere Wohnorte. Jede Gruppe wurde weiter aufgeteilt in Mütter der unteren Sozialstufen (nie) und denen der oberen Sozialstufen (geh). Getrennt für Deutsche und Ausländerinnen wurden die totgeborenen und frühverstorbenen Kindern analysiert und das Ergebnis in Abb. 7.10 dargestellt.

Den größten Einfluß hat der Sozialstatus bei deutschen Kindern in München (27,5‰ : 12,3‰) und bei ausländischen Kindern, die außerhalb des direkten Einzugsbereichs unserer Studie wohnen (28,7‰ : 10,2‰). Überraschend schneiden in München die ausländischen Kinder besser ab als die deutschen, unabhängig von den sozialen Schichten. In der Münchner Umgebung ist das Verhältnis gerade umgekehrt, wobei hier die hohe Zahl totgeborener ausländischer Kinder auffällt.

Die Analysen bezüglich der Nationalität, des Sozialspektrums und des Wohnorts machen deutlich, daß die auffällig höheren Mortalitätsraten der niederen Sozialstufen noch nicht geklärt sind. Der Begriff „sozialer Faktor" ist eine Unbekannte, die dringend weiter untersucht werden sollte. Möglicherweise werden Patientinnen dieser Gruppe durch eine zunehmende Optimierung der geburtshilflichen Versorgung mit guter pränataler Überwachung nicht erreicht.

7.4.3 Schwangerschafts- und Geburtsrisiken

Über die Analyse der Schwangerschafts- und Geburtsrisiken in Kapitel 6 hinaus, haben wir die perinatalen Mortalitätsraten (P.M.) bezogen auf die Anzahl der Schwangerschafts- und Geburtsrisiken untersucht.

Abb. 7.11 zeigt die P.M.-Rate bezogen auf die Zahl befundeter Schwangerschaftsrisiken. Von den Kindern, bei deren Mütter während der Schwangerschaft kein befundetes Risiko festgestellt wurde, versterben 4,3‰. Bei einem befundeten Risiko steigt die Rate mit 20,3‰ auf das Eineinhalbfache der mittleren perinatalen Mortalität von 14,9‰. Bei 2 Risiken liegt sie bei 51,3‰ und

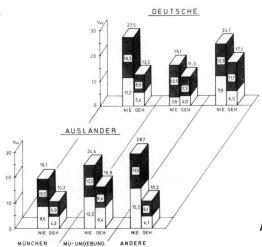

Abb. 7.10: Wohnort deutscher und ausländischer Mütter von totgeborenen und frühverstorbenen Kindern unter Berücksichtigung der Sozialstufe

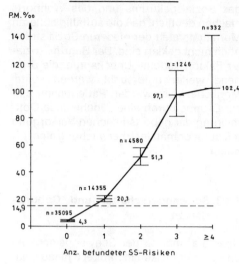

Abb. 7.11: Perinatale Mortalität und Anzahl befundeter Schwangerschaftsrisiken (95% Vertrauensbereiche)

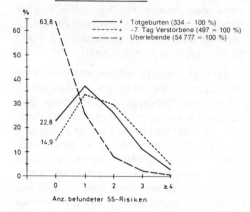

Abb. 7.12: Prozentuale Verteilung der totgeborenen, frühverstorbenen und den 7. Tag überlebenden Kinder nach der Anzahl befundeter Schwangerschaftsrisiken (Unterschiede zwischen perinatal verstorbenen und überlebenden Kindern auffällig auf dem 1%-Niveau)

steigt bei 3 Risiken auf mehr als das Sechsfache der mittleren perinatalen Mortalität. Die Anzahl der Schwangerschaftsrisiken ist offensichtlich als ein Gradmesser für den Schweregrad der Risikobelastung geeignet. Unterschiedlich ist auch die prozentuale Verteilung der totgeborenen, frühverstorbenen und der am 7. Tag noch lebenden Kinder, dargestellt in Abb. 7.12. Bemerkenswert ist in dieser Abbildung, daß 22,8% aller Totgeburten kein befundetes Risiko aufweisen sollen – ein weiterer Hinweis dafür, daß die Ursachen der Totgeburtlichkeit bei einem Viertel aller Totgeburten auch einem umfassenden Risikokatalog entgehen, und damit möglicherweise auch durch eine intensive Schwangerenvorsorge nicht rechtzeitig erkannt werden. Zur weiteren Untersuchung dieses Phänomens müssen Einzelfallanalysen angeschlossen werden, die allerdings eine Durchbrechung der Anonymitätsgarantie mit sich bringen.

Einen exponentiellen Verlauf nimmt die Kurve der perinatalen Mortalitätsraten mit zunehmender Anzahl der Geburtsrisiken (Abb. 7.13). Aus dem Katalog Geburtsrisi-

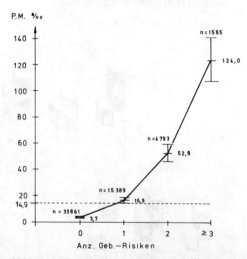

Abb. 7.13: Perinatale Mortalität und Anzahl Geburtsrisiken – ohne operative Entbindung mit vorzeitigem Blasensprung – (95% Vertrauensbereiche)

ken wurde das Risiko „operative Entbindung" entfernt, dafür der „vorzeitige Blasensprung" hinzugefügt und entsprechend dem geänderten Katalog die Zahl der Geburtsrisiken pro Kind bestimmt.

3,7‰ aller Kinder ohne ein Geburtsrisiko sterben, bei einem Geburtsrisiko liegt die P.M.-Rate mit 16,9‰ knapp über der mittleren Mortalität, steigt dann bei 2 Geburtsrisiken jedoch steil auf 52,8‰ und erreicht bei 3 und mehr Risiken 124,0‰. Auch hier korreliert die Anzahl der Geburtsrisiken gut mit der perinatalen Mortalität. Bei der prozentualen Verteilung der Kinder auf die Anzahl der Geburtsrisiken fällt wieder auf, daß 22,8% der Totgeburten kein eingeschlüsseltes Geburtsrisiko aufwiesen (Abb. 7.14). Bei den frühverstorbenen Kindern haben dagegen nur 9,7% kein Geburtsrisiko. Statistisch auffällig ist auch der Unterschied zwischen Totgeburten und Frühverstorbenen, die genau ein Geburtsrisiko aufwiesen (36,2% bzw. 28,0%).

Eine weitergehende Aufschlüsselung der Risikogruppen in Einzelrisiken und deren Beziehung zur Mortalität und Morbidität findet sich in Kapitel 6.

Abb. 7.15 enthält die Risiken, die einen auffälligen Unterschied zwischen den Totgeburten und frühverstorbenen Kindern zeigen. Risiken mit einer hohen Verhältniszahl sind typische Risiken der Frühsterblichkeit, Risiken mit einer Verhältniszahl weit unter 1 typische Totgeburtsrisiken. Das bedeutet z. B., daß bei dem Schwangerschaftsrisiko EPH-Gestose auf ein frühverstorbenes Kind zwei Totgeburten kommen. Bei dem Risiko „vorausgegangene Frühgeburt" ist bei 3,6 frühverstorbenen Kindern nur eine Totgeburt zu erwarten.

Hohe Verhältniszahlen (> 3.0) finden sich außerdem bei den Risiken:

− Z. n. 2 oder mehr Aborten
− Cervixinsuffizienz
− vorzeitiger Blasensprung.

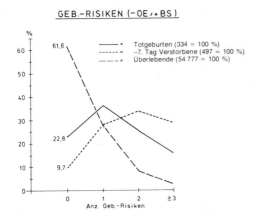

Abb. 7.14: Prozentuale Verteilung der totgeborenen, frühverstorbenen und den 7. Tag überlebenden Kinder nach der Anzahl Geburtsrisiken − ohne operative Entbindung mit vorzeitigem Blasensprung − (Unterschiede auf dem 1%-Niveau auffällig zwischen perinatal verstorbenen und überlebenden Kindern)

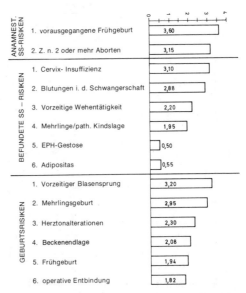

Abb. 7.15: Verhältnis von Frühverstorbenen zu Totgeburten bei vorliegenden Schwangerschafts- und Geburtsrisiken (aufgeführt sind nur auf dem 1%-Niveau auffällige Unterschiede)

Eine ähnlich niedrige Verhältniszahl (<1,0) wie die EPH-Gestose zeigt nur noch das Risiko „Adipositas", von dem bekannt ist, daß es häufig zusammen mit einer EPH-Gestose auftritt.

7.4.4 Tragzeit und Geburtsgewicht

In unserer Studie betrug das Verhältnis von frühverstorbenen zu totgeborenen Kindern durchschnittlich 1,5. Zum Vergleich seien die Ergebnisse der amtlichen Statistik der Bundesrepublik Deutschland erwähnt. Danach lag das Verhältnis 1974 und 1975 bei 1,5, 1976 und 1977 bei 1,3.

Selektiv für die Tragzeit und das Geburtsgewicht sollen hier zusätzlich Unterschiede zwischen Totgeburten und Frühverstorbenen aufgezeigt werden. Die prozentuale Verteilung der totgeborenen, frühverstorbenen und den 7. Tag überlebenden Kinder nach der Tragzeit ist in Abb. 7.16 dargestellt.

Der höchste Prozentsatz der frühverstorbenen Kinder weist eine Tragzeit von unter 28 Schwangerschaftswochen auf (n = 67, 16,4%). Die Häufigkeit der frühverstorbenen Kinder sinkt von 11,3% bei einer Tragzeit von 30 Wochen auf 4,2% bei einer Tragzeit von 39 Wochen. 40 Kinder oder 9,8% aller frühverstorbenen Kinder weisen eine Tragzeit von 40 Wochen auf.

Der prozentuale Anteil der Totgeburten nimmt mit steigender Tragzeit (mit geringen Abweichungen) jedoch zu. 5 Totgeburten (1,8%) hatten eine Tragzeit unter 28 Wochen, 38 oder 13,9% wiesen eine Schwangerschaftsdauer von 40 Wochen auf.

Eine Tragzeit von 36 Wochen oder weniger wiesen 50,2% aller Totgeburten auf; unter den frühverstorbenen Kindern waren sogar 70,1% Frühgeborene.

Die perinatale Mortalität, aufgeteilt in einzelne Geburtsgewichtsklassen zeigt einen exponentiellen Verlauf (Abb. 7.17). Alle Kinder mit einem Gewicht von weniger als 500 g verstarben. Es ist jedoch interessant im Vergleich zu früheren Untersuchungen,

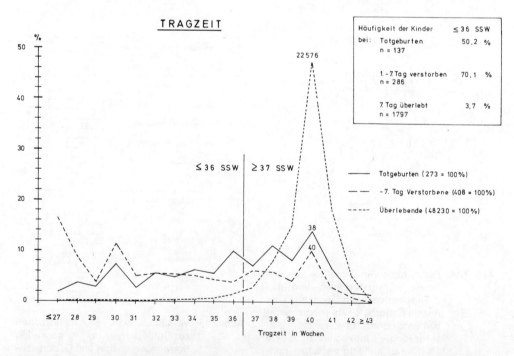

Abb. 7.16: Prozentuale Verteilung der totgeborenen, frühverstorbenen und den 7. Tag überlebenden Kinder nach der Tragzeit

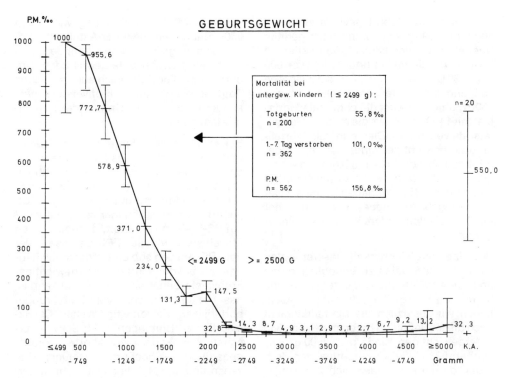

Abb. 7.17: Perinatale Mortalität und Geburtsgewicht (95% Vertrauensbereiche)

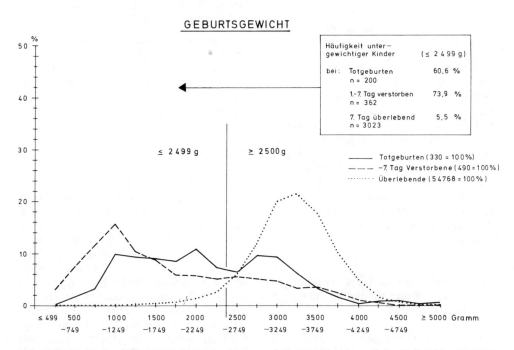

Abb. 7.18: Prozentuale Verteilung der totgeborenen, frühverstorbenen und den 7. Tag überlebenden Kinder nach dem Geburtsgewicht

daß mit einem Geburtsgewicht zwischen 500 g und 999 g eine, wenn auch geringe Überlebenschance besteht. So überlebten 2 Kinder mit einem Geburtsgewicht von 600 bzw. 730 Gramm, sogar 20 Kinder zwischen 750 und 999 g. Bei einem Gewicht von 2500 g unterschreitet die perinatale Mortalität mit 14,3‰ erstmals die mittlere Mortalitätsrate von 14,9‰. Die perinatale Mortalität untergewichtiger Kinder (≦ 2499 g) beträgt 156,8‰, davon entfallen auf die Totgeburten 55,8‰ und auf die frühverstorbenen Kinder 101‰. Wir haben bei dieser Gewichtsangabe die neueste Definition der WHO bezüglich untergewichtiger Kinder gewählt.

Um eine Vergleichbarkeit unserer Daten mit früheren Studien zu ermöglichen, die noch die alte Definition für untergewichtige Kinder (≦ 2500 g) berücksichtigt haben, haben wir zusätzlich die Mortalitätsraten nach dieser Definition berechnet: Von 3883 untergewichtigen Kindern (≦ 2500 g) verstarben 573 (147,6‰) im perinatalen Zeitraum, darunter befinden sich 205 Totgeburten, die einer Totgeburtenrate von 52,8‰ entsprechen.

Die prozentuale Verteilung verstorbener Kinder nach dem Geburtsgewicht, die in Abb. 7.18 abgebildet ist, zeigt einen auffälligen Unterschied zwischen Totgeburten und Frühverstorbenen. Frühverstorbene Kinder sind bis zu einem Geburtsgewicht von einschl. 1499 g relativ häufiger als Totgeburten, ab 1500 g bis 3499 g ist es umgekehrt. Die Häufigkeit untergewichtiger Kinder (< 2500 g) beträgt bei Totgeburten 60,6%, dagegen sind 3 von 4 frühverstorbenen Kindern (73,9%) untergewichtig. Hier bestehen also gewichtsbedingte Unterschiede zwischen Totgeburten und Frühverstorbenen, die noch anschließend zu analysieren sind.

7.4.5 Totgeburten und Frühverstorbene unter Berücksichtigung des Geburtsgewichts

Unter den 3585 untergewichtigen Kindern befinden sich mit 10,1% fast doppelt so viele frühverstorbene wie totgeborene (5,6%). Bei einem Geburtsgewicht von 2500 g und mehr liegt der Anteil mit 0,2% bei beiden gleich. Dennoch finden sich nicht nur bei den untergewichtigen Kindern auffällige Unterschiede zwischen Totgeborenen und Frühverstorbenen, sondern auch in der Gruppe der normalgewichtigen.

Bei 45,5% aller untergewichtigen Totgeburten fand sich grünes Fruchtwasser, jedoch nur bei 15,9% aller untergewichtigen Frühverstorbenen (Tabelle 7.13). Zwar wurden bei Müttern untergewichtiger Totgeburten dreimal häufiger keine befundeten SS-Risiken registriert, dennoch waren Einzelrisiken wie die „EPH-Gestose" oder der „RR-Anstieg sub partu" bei ihnen häufiger als bei den Müttern untergewichtiger Frühverstorbenen vertreten. Umgekehrt ist das Vorkommen von typischen Frühgeburtsrisiken wie vorzeitige Wehen, Cervixinsuffizienz, Blutungen in der Schwangerschaft, Z. n. 2 oder mehr Aborten, vorausgegangene Frühgeburt, vorzeitiger Blasensprung und Mehrlingsgeburt bei untergewichtigen frühverstorbenen etwa zweimal häufiger als bei untergewichtigen totgeborenen Kindern.

Unterschiede zwischen normalgewichtigen totgeborenen (Tabelle 7.14) und frühverstorbenen Kindern sind seltener. Die Risiken „grünes Fruchtwasser" und „EPH-Gestose" weisen auch hier häufiger auf Totgeburten hin.

7.4.6 Folgerungen

Während die Todesursachen bei lebendgeborenen Kindern häufig bekannt sind und sich durch eine Intensivierung der pränatalen Überwachung bei Risikopatienten sowie durch eine Bewältigung des Frühgeburtenproblems in dieser Gruppe die Mortalität senken läßt, liegt ein hoher Prozentsatz der Todesursachen bei Totgeburten völlig im Dunkeln. Erstaunlich ist vor diesem Hintergrund, daß durch die gegenwärtigen Bemühungen zur Senkung der Säuglingssterblichkeit Totgeburtlichkeit und Frühsterblichkeit gleichermaßen betroffen sind.

Tabelle 7.13: Auffällige Unterschiede zwischen totgeborenen und frühverstorbenen untergewichtigen Kindern (≦2499 g) bei verschiedenen Risiken (* markiert Auffälligkeit auf dem 1 %-Niveau)

	Totgeburten ≦2499 g		1.–7. Tag Verst. ≦2499 g	
	N 200	% 100,0	N 362	% 100,0
Grünes Fruchtwasser*	90	45,5	57	15,9
Keine anamn. SS-Risiken	138	69,0	219	60,5
Keine befundeten SS-Risik.*	23	11,5	15	4,1
Vorzeitige Wehen*	124	62,0	294	81,2
Cervix-Insuffizienz*	30	15,0	103	28,5
EPH-Gestose*	28	14,0	17	4,7
Blutungen in der Schw.*	20	10,0	66	18,2
Z.n. ≧2 Aborten*	12	6,0	50	13,8
vorausgeg. Frühgeburt*	9	4,5	40	11,0
Chron. Nierenerkrankungen	9	4,5	4	1,1
Keine Geburtsris. (–OE, +BS)*	10	5,0	3	0,8
vorzeitiger Blasensprung*	39	20,4	152	42,3
Beckenendlage	37	18,5	96	26,5
Geb.-Dauer ≧13 Std.	17	8,5	15	4,1
Mehrlinge*	16	8,0	57	15,7
RR-Anstieg sub partu	9	4,5	5	1,4

Tabelle 7.14: Auffällige Unterschiede zwischen totgeborenen und frühverstorbenen normalgewichtigen Kindern (≧2500 g) bei verschiedenen Risiken (* markiert Auffälligkeit auf dem 1 %-Niveau)

	Totgeburten ≧2500 g		1.–7. Tag Verst. ≧2500 g	
	N 130	% 100,0	N 128	% 100,0
Grünes Fruchtwasser*	76	59,4	29	23,0
Keine anamn. SS-Risiken	86	66,2	88	68,8
Keine befundeten SS-Risik.	53	40,8	57	44,5
EPH-Gestose*	21	16,2	7	5,5
Keine Geburtsris. (–OE, +BS)*	65	50,0	42	32,8
Herztonalterationen	20	15,4	36	28,2
vorzeitiger Blasensprung*	19	14,8	38	29,7
RR-Anstieg sub partu	6	4,6	1	0,8

Bis weitere soziologische Erkenntnisse und diesbezüglich therapeutische Möglichkeiten aufgezeigt werden, sollte der mit der Schwangerenvorsorge betraute Arzt den „sozialen Risiken" besondere Aufmerksamkeit schenken. Auch durch pathologisch-anatomische Routineuntersuchung einer jeden Totgeburt, wie sie z. B. in der DDR praktiziert wird, können Impulse zur Senkung der Totgeburtenrate erwartet werden.

7.5 Neonatale „Morbidität"

Die nachfolgenden Ausführungen sind aus 2 Gründen als ein Versuch aufzufassen: 1. gibt es, wie andernorts ausgeführt (Riegel u. Selbmann 1979), bisher keine einfache, umfassende Umschreibung des Begriffs „Neugeborenenmorbidität", 2. war die Münchner Perinatal-Studie in erster Linie darauf abgestimmt, die Hintergründe kindlicher Mortalität zu erfassen. Nachdem die häufig als Morbiditäts-Indikatoren benützten Apgar-Indizes, pH-Werte aus dem Nabelschnurblut, Intubationsfrequenz etc. nur Teilaspekte abdecken – wir werden noch darauf zurückkommen –, haben wir einen anderen Modus der Gewichtung und Gliederung von Morbidität versucht:

– Schwerste Morbidität, zumindest akut vitale Bedrohung, dürfte vorgelegen haben, wenn ein Kind stirbt.

– Gravierende Morbidität ist anzunehmen, wenn ein Kind in eine Kinderklinik verlegt werden muß, denn man wird Mutter und Kind nur trennen, wenn dies zwingend geboten ist. Adelstein et al. 1977 konnten zeigen, daß die Überweisung von Neugeborenen als brauchbarer Parameter für Morbidität schlechthin anzusehen ist. Allerdings muß für unsere Daten einschränkend gesagt werden, daß die Überweisungs-Indikationen nicht einheitlich geregelt sind; die Verlegungspraxis dürfte erheblich von lokalen Umständen mitbestimmt sein.

– Nicht oder nur unerheblich krank dürften die Kinder sein, die in der Frauenklinik verbleiben können. Wir haben diese Gruppe unterteilt nach dem Ergebnis der Neugeborenen-Basis-Untersuchung, d. h., wir nehmen „kleine" Morbidität an, wenn „U 2 auffällig" vermerkt wurde.

7.5.1 Neonatale „Morbidität" und ihre Beziehung zu Schwangerschafts- und Geburtsrisiken

Gemäß oben beschriebener Grobeinteilung konnten die Lebendgeborenen der Studie einer von 6 Gruppen zugeordnet werden, und zwar:

1. In der Geburtsklinik während der ersten Woche verstorben, n = 131 = 0,24%.

In der Geburtsklinik geblieben, nicht verstorben, n = 49 574 = 89,69%; unterteilt in:

2. in der Geburtsklinik geblieben, nicht verstorben, U 2 unauffällig, n = 40 347 = 72,99% und

3. in der Geburtsklinik geblieben, nicht verstorben, U 2 auffällig, n = 8554 = 15,48%;

4. in der Geburtsklinik geblieben, nicht verstorben, U 2 entweder nicht durchgeführt oder Ergebnis nicht dokumentiert, n = 673 = 1,22%.

In die Kinderklinik überwiesen, n = 5569 = 10,08%, unterteilt in:

5. in die Kinderklinik überwiesen und verstorben, n = 366 = 0,66% und

6. in die Kinderklinik überwiesen, während der ersten Woche nicht verstorben, n = 5203 = 9,41%.

Demnach hätten bei solcher Grobeinschätzung rund 1% aller Lebendgeborenen schwerste, rund 10% gravierende und rund 15% geringe Morbidität aufgewiesen.

In Tabelle 7.15 und 7.16 sind die relativen Häufigkeiten der erfaßten Risiken in diesen 6 Gruppen wiedergegeben. Es wundert nicht, daß die Inzidenz von „Risikoschwangerschaft" bzw. „Risikogeburt" (darin enthalten „Frühgeburt") und grob vereinfacht dazu proportional die Frequenz der Einzelrisiken mit dem Morbiditätsschweregrad zunehmen. Da aber auch das „Normalkollektiv" noch in erheblichem Umfang mit Schwangerschafts- und Geburtsrisiken belastet ist, müssen die einzelnen Gruppen differenzierter betrachtet werden.

Tabelle 7.15: Relative Häufigkeiten von Schwangerschaftsrisiken bei Lebendgeborenen in den verschiedenen Klassen des kindlichen Verlaufes bis zum 7. Lebenstag (* markiert auf dem 1 %-Niveau auffällige Unterschiede)

	Kind in Geb.-Kl. verstorb.	Kind in Kinderkl. verstorb.	Kind in Kinderkl. verl., nicht verst.	Kind nicht verlegt, U2 auffällig	Kind nicht verlegt, U2 unauffällig	Kind nicht verlegt, U2 k.A.
N = 100%	131	366	5203	8554	40 347	673
mind. 1 anam. SS-Risiko*	46,6	34,4	28,9	19,9	19,8	20,8
chron. Nierenerkrankung*	0,8	0,8	1,1	0,6	0,6	0,3
Adipositas*	3,1	1,1	3,6	2,8	2,2	1,5
beh. Herzerkrankungen	0,0	0,3	0,4	0,3	0,3	0,1
Z.n. Sterilitätsbehandlung	3,1	2,5	1,6	1,4	1,3	1,5
Z.n. 2 und mehr Aborten*	18,3	10,7	6,2	3,7	3,6	3,9
Vorausgeg. Frühgeburt*	9,9	8,2	5,6	1,6	1,5	2,1
Totes Kind in Anamnese*	9,9	5,7	4,8	2,2	2,4	3,0
Geschädiges Kind in Anamnese*	1,5	1,4	0,8	0,5	0,5	0,4
Z.n. Uterusoperation*	4,6	6,0	5,8	4,1	4,7	2,8
Z.n. komplizierter Geburt	1,5	1,9	1,4	0,9	1,2	1,9
EG < 16 Jahre	0,0	0,0	0,3	0,2	0,2	0,3
EG > 34 Jahre	5,3	4,1	3,7	3,8	3,4	4,0
MG > 40 Jahre*	3,1	1,9	1,7	1,1	1,0	0,6
Vielgebärende (> 4 Kinder)*	6,1	1,1	2,9	1,5	1,7	2,5
mind. 1 bef. SS-Risiko*	87,8	84,2	65,9	37,9	32,1	30,3
EPH-Gestose*	5,3	4,6	9,8	7,5	6,1	4,0
Harnwegsinfekt*	3,8	1,6	2,3	1,5	1,8	0,9
Diabetes*	0,8	1,4	1,7	0,5	0,6	0,3
Blutungen*	19,1	12,8	6,1	2,9	2,5	1,8
Blutgruppeninkompatibilität*	3,1	2,7	2,4	0,6	0,6	1,6
Mißverhältnis*	11,5	6,0	5,0	1,8	1,4	1,2
Vorzeitige Wehen*	66,4	65,8	37,7	8,8	6,7	6,8
Cervixinsuffizienz*	31,3	21,6	14,5	7,3	5,9	5,5
Mehrlinge/pathol. Lage*	25,2	22,4	14,9	5,3	4,0	5,2
Hypotonie	0,8	0,5	0,3	0,3	0,2	0,0
Anämie*	6,1	1,6	1,4	0,6	0,5	1,0
Unklarer Termin*	17,6	14,2	15,7	13,6	11,6	11,6

Tabelle 7.16: Relative Häufigkeiten von Geburtsrisiken bei Lebendgeborenen in den verschiedenen Klassen des kindlichen Verlaufs bis zum 7. Lebenstag (* markiert auf dem 1 %-Niveau auffällige Unterschiede)

	Kind in Geb.-Kl. verstorb.	Kind in Kinderkl. verstorb.	Kind in Kinderkl. verl., nicht verstorb.	Kind nicht verl., U2 auffällig	Kind nicht verl., U2 unauffällig	Kind nicht verl., U2 k. A.
n = 100%	131	366	5203	8554	40 347	673
mind. 1 Geburtsrisiko*	94,7	89,3	74,0	37,5	33,8	33,3
Frühgeburt*	79,4	77,0	49,0	6,3	3,1	4,6
Geburtsdauer über 12 Std.	3,8	4,6	3,7	3,4	3,0	2,1
Fieber sub partu*	5,3	2,7	2,0	0,6	0,3	0,3
Blutungen sub partu*	9,9	7,1	2,8	0,8	0,6	0,3
Querlage*	0,8	2,2	0,9	0,2	0,2	0,3
Beckenendlage*	25,2	19,4	9,5	4,4	3,4	3,7
Vorderhauptslage	1,5	1,6	1,7	1,1	1,3	1,2
Gesichtslage	0,0	0,8	0,4	0,2	0,2	0,0
Tiefer Querstand	0,0	0,3	0,5	0,8	0,5	0,7
Hoher Gradstand	0,8	0,5	0,7	0,6	0,8	0,3
Nabelschnurvorfall*	0,8	1,9	0,6	0,1	0,2	0,1
Mehrlingsgeburt*	8,4	13,1	8,3	1,5	0,9	1,5
Herztonalterationen*	19,8	13,7	13,8	9,8	7,9	8,0
Acidose*	0,8	1,9	1,5	0,4	0,4	0,3
RR-Anstieg sub partu*	1,5	1,1	2,2	1,1	0,8	0,6
Blasensprung v. regelm. Wehen*	45,0	36,1	34,1	19,0	19,1	16,8
grünes Fruchtwasser*	16,9	18,0	15,0	12,0	11,7	11,0
Blasensprengung v. Wehenbeginn	3,8	1,7	4,3	4,7	4,5	3,8
Medikamentöse Einleit.*	16,2	12,4	18,1	21,2	24,1	25,0
Wehenmittel bei Geb.*	40,0	37,8	48,4	54,5	59,9	54,7
Operative Entbindung*	32,8	40,4	37,7	27,5	26,5	25,4
Intubation*	30,8	42,6	12,0	0,7	0,5	0,4
Pufferung*	37,7	63,2	36,9	11,6	13,6	7,9
Nabelkatheter*	24,0	28,7	11,0	0,7	0,5	0,3

Zwei Befunde fallen besonders ins Auge:

1. Jedes vierte Frühverstorbene (26,4%) stirbt in der Geburtsklinik, und das zugehörige Risikospektrum ist nahezu identisch mit dem der in Kinderkliniken Verstorbenen. „Schwerste Morbidität" kann man folglich gemeinsam abhandeln. In etwa 4 von 5 Fällen liegt eine Frühgeburt vor, und alle zuvor bereits abgehandelten Frühgeburtsrisiken sind, wie zu erwarten ebenso überrepräsentiert (vgl. Abb. 7.6 und 7.7), wie Lageanomalien und Mehrlingsgeburten. Es erstaunt nicht, daß sich alle akuten Schwierigkeiten sub partu (Fieber, Blutung, Nabelschnurvorfall, Herztonalteration, Acidose, grünes Fruchtwasser) merklich gehäuft bei den Frühverstorbenen finden. Bemerkenswert jedoch ist der relativ spärliche Einsatz von Reanimationsmaßnahmen bei den in der Geburtsklinik Verstorbenen. Wir werden auf „schwerste Morbidität" noch einmal zurückkommen, wenn wir die klinischen Konsequenzen ansprechen.

2. Auffällig gering unterscheiden sich die Risikospektren des Normalkollektivs und der Gruppe mit „geringer Morbidität", abgesehen davon, daß letztere etwas mehr

Frühgeburtsrisiken verzeichnet. Auffälligkeiten in der Neugeborenenperiode, die nicht zu kinderklinischer Behandlung veranlassen, können folglich ohne weitere Differenzierung nicht auf Schwangerschafts- und Geburtsrisiken zurückgeführt werden. Oder umgekehrt: Schwangerschafts- und Geburtsrisiken scheinen belanglos zu sein, wenn sie nicht zur Verlegung in eine Kinderklinik zwingen.

7.5.2 Neonatale „Morbidität" in Abhängigkeit von Kindslage, Tragzeit und Entbindungsmodus

In diesem Abschnitt untersuchen wir für Schädel- und Steißlagen getrennt und nur für Einlinge die Tragzeitverteilung, dazu die Inzidenzen der Entbindungsmodi mit den jeweiligen Häufigkeiten asphyktischer Kinder bzw. einschneidender Reanimationsmaßnahmen, der Verlegungen in eine Kinderklinik („gravierende Morbidität") sowie der Frühsterblichkeit („schwerste Morbidität" vgl. Kapitel 7.5.1). Diese Betrachtungsweise gründet sich u. a. auf folgenden Überlegungen: Beckenendlagekinder haben durch vermehrte Traumatisierungsgefahr (Durkin et al. 1976) und Mißbildungsrisiken (Braun et al. 1975) eine relativ ungünstigere Prognose. Morbidität und Mortalität werden andererseits wesentlich von der Tragzeit mitbestimmt. Die Sectio ist geeignet, Geburtsrisiken wie zum Beispiel die Beckenendlage (Brenner et al. 1974, Kubli et al. 1975) zu umgehen. Es war also zu prüfen, welchen Effekt der Entbindungsmodus unter Berücksichtigung der Tragzeit auf den Zustand des Kindes hat. Dabei sind wir uns der groben Vereinfachung bewußt, wenn wir alle übrigen Risi-

Tabelle 7.17: Ergebnisse der aus Schädellage lebendgeborenen Einlinge, untergliedert nach Tragzeit, bzw. bei unklarem Termin nach Geburtsgewicht und Entbindungsmodus (* markiert auf dem 1 %-Niveau auffällige Unterschiede)

Tragzeit	Entbindungsart	N	Häufigkeit (%)					
			APGAR 1' <7	APGAR 5' <7	Intubation	Pufferung	Verlegung 1. Lebenst.	Mortalität 1. Woche
<32 Wo.	vag. spont.	244	51	36	33	53	81	41,8
	vag. operat.	7	(57)	(43)	(29)	(57)	(71)	(29)
	Sectio	15	(73)	(53)	(57)	(69)	(93)	(27)
32–36 Wo.	vag. spont.	1 006	14,1*	5,5*	7,9*	31,2*	64,0*	5,2
	vag. operat.	90	24,4	5,6	5,6	37,8	54,4	1,1
	Sectio	161	36,0	11,8	27,5	45,9	75,8	8,7
>36 Wo.	vag. spont.	33 282	1,5*	0,3*	0,5*	11,5*	3,0*	0,2*
	vag. operat.	6 082	6,2	0,9	1,7	21,5	4,5	0,3
	Sectio	4 779	10,3	2,4	4,4	23,4	9,1	0,8
K.A. GG <2500 g	vag. spont.	368	17*	8	8	31*	67	8,4
	vag. operat.	37	(32)	(5)	(14)	(43)	(65)	(2,7)
	Sectio	69	35	16	18	54	67	7,2
K.A. GG >2499 g	vag. spont.	4 379	2,0*	0,5*	0,8*	10,2*	3,5*	0,3
	vag. operat.	771	9,5	2,1	2,3	20,7	5,8	0,4
	Sectio	687	11,8	3,1	5,1	22,6	10,6	0,9
alle	vag. spont.	39 279	2,3*	0,8*	1,0*	12,3*	5,7*	0,6*
	vag. operat.	6 987	6,8	1,2	1,9	21,8	5,7	0,4
	Sectio	5 711	11,0	3,1	5,4	24,5	12,1	1,1
Summe		51 977	3,9	1,1	1,6	14,9	6,4	0,67

ken und die Indikationen zum operativen Vorgehen außer acht lassen.

Bei den Schädellage-Einlingen konnten folgende Gruppen gebildet werden (Tabelle 7.17):

1. Termin bekannt – frühgeboren (Gesamthäufigkeit 2,93%) untergliedert in Tragzeit unter 32 Wochen (0,51%) und 32–36 Wochen (2,42%).
2. Termin bekannt – nach der 36. Woche geboren (84,93%).
3. Termin unbekannt (12,14%) – untergliedert in Geburtsgewicht unter 2500 g (0,91%) bzw. über 2499 g (11,23%).

Bei den Steißlage-Einlingen (Tabelle 7.18):

1. Termin bekannt – frühgeboren (11,34%), unter 32 Wochen (3,53%), 32–36 Wochen (7,81%).
2. Termin bekannt – nach der 36. Woche geboren (78,88%).
3. Termin unbekannt (9,77%), Geburtsgewicht unter 2500 g (2,14%), über 2499 g (7,63%).

Diese Daten bestätigen die Ergebnisse der ersten Auswertung (Münchner Perinatal-Studie 1975): Beckenendlagekinder kommen wesentlich häufiger als Frühgeborene (und untermaßig) zur Welt; bei Steißlagen ist auffällig häufiger der Geburtstermin bekannt.

Angesichts der hohen Rate an Frühgeburten (besonders vor Ablauf von 32 Wochen, vgl. Henner et al. 1975) nimmt es nicht Wunder, daß Beckenendlagen verglichen mit Schädellagen mit höherer Frühsterblichkeit (3,8/0,7%), Morbidität (Verlegung am 1. Tag 17/6%), vitalen Beeinträchtigungen unmittelbar post partum (APGAR 1' unter 7: 15/4%, 5' unter 7: 4/1%) belastet sind, was mehr Reanimationsmaßnahmen erforderlich macht (Intubationsfrequenz 7/2%, Pufferung 29/15%). Betrachtet man nur die Termingeborenen, so schneiden in allen Belangen die spontan aus Schädellage geborenen Kinder erwartungsgemäß am besten ab. Die vaginal aus Steißlage Geborenen weisen zwar etwa dieselbe Frühsterblichkeit auf wie die vaginal operativ aus

Tabelle 7.18: Ergebnisse der aus Beckenendlage lebendgeborenen Einlinge, untergliedert nach Tragzeit bzw. bei unklarem Termin nach Geburtsgewicht und Entbindungsmodus (* markiert auf dem 1 %-Niveau auffällige Unterschiede)

Tragzeit	Ent-bindung	N	Häufigkeit (%)					
			APGAR 1' <7	APGAR 5' <7	Intuba-tion	Puffe-rung	Verlegung 1. Lebenst.	Mortalität 1. Woche
<32 Wo.	vag.	70	72	47	54	64	74	52,9
	Sectio	6	(83)	(50)	(33)	(83)	100	(83)
32–36 Wo.	vag.	101	44	12	16*	49	83	13,9
	Sectio	67	52	16	34	46	76	4,5
>36 Wo.	vag.	617	12,2*	1,6	4,4*	28,9*	10,5*	0,3
	Sectio	1079	7,2	0,7	1,9	22,1	6,1	0,4
K.A. GG <2500 g	vag.	32	(50)	(22)	(31)	(50)	(72)	(41)
	Sectio	14	(36)	(0)	(7)	(36)	(86)	(7)
K.A. GG >2499 g	vag.	72	15	7	6	40	10	4,2
	Sectio	92	8	2	5	29	5	0
alle	vag.	892	21,9*	7,5*	10,7*	35,4*	26,0*	7,6*
	Sectio	1258	10,3	1,9	4,1	24,4	11,3	1,0
Summe		2150	15,2	4,2	6,8	29,0	17,4	3,76

Schädellage Geborenen, jedoch ist bei ersteren eine größere Morbidität zu verzeichnen. Die Beckenendlage-Sectiokinder haben verglichen mit vaginal entbundenen Beckenendlagen eine relativ niedrige Morbidität, aber eine etwa gleichgroße Mortalität. Mittels Sectio sind bei Beckenendlage besonders günstige Überlebensraten erzielt worden bei den Frühgeborenen über 31 Wochen (darunter ist die Fallzahl für einen Vergleich zu niedrig) sowie in beiden Gruppen mit unbekanntem Termin. Man möchte daraus schließen, daß die Kaiserschnittentbindung bei Beckenendlage über 31 Wochen Tragzeit das schonendere Verfahren ist als die vaginale Geburt; allerdings scheint die Sectio selbst ein meßbares Morbiditätsrisiko für das Kind zu beinhalten.

In allen Gruppen der aus Schädellage lebendgeborenen Einlinge, besonders aber bei den Frühgeborenen und Untermaßigen, fallen die günstigen Ergebnisse der vaginal operativen Entbindung auf.

7.6 Folgerungen

Ein Ziel der Studie war, anhand der Bestandsaufnahme perinatologisch relevanter Fakten nach Möglichkeiten zu suchen, wo und wie die Versorgung der Schwangeren und der Neugeborenen und die Qualität ärztlicher Leistung verbessert werden könnten. Hier sollen einige der bemerkenswerten Zahlen kommentiert werden. Es sei vorab betont, daß einige, sich aus der retrospektiven Betrachtung ergebende Einwände durch die heutige Praxis bereits überholt sind; die Änderungen zwischen 1975 und 1977 deuteten eine solche Entwicklung schon an.

Verlegung und Frühsterblichkeit. Es war bemerkenswert gefunden worden, daß 26,4% der Frühsterblichkeit den geburtshilflichen Abteilungen zuzuordnen sind, bedingt in überwiegendem Umfang durch Frühgeburten und vermutlich noch im Kreißsaal erfolgend. Soweit der Kindstod auf schweren Mißbildungen beruht, ist das hinzunehmen. Falls Mängel in der Primärversorgung des Kindes beteiligt sein sollten oder die Überlebenschancen bzw. die Gefährdung des Kindes falsch eingeschätzt würden – für beide Annahmen gibt es Hinweise – ist Abhilfe nötig. Die Zahlen zeigen, daß die Überweisungspraxis zu sehr noch von der Größe des Kindes und zu wenig von seinem Reifegrad beeinflußt wird.

In Abb. 7.19 haben wir, tragzeitbezogen, die Verlegungsrate und die Frühsterblichkeit eingetragen. Wie man sieht, fällt die Kurve

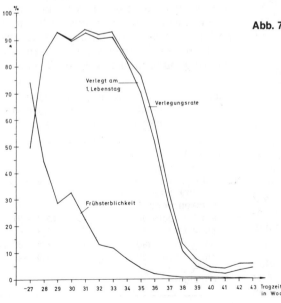

Abb. 7.19: Frühsterblichkeit und Verlegungsraten in Abhängigkeit von der Tragzeit

der Frühsterblichkeit exponentiell ab, während die der Verlegungsquote einen breiten Gipfel zwischen 29 und 33 Wochen Gestationsalter aufweist, 50%ige Verlegungsraten aber sowohl bei 27 Wochen und weniger als auch bei 36 Wochen zu verzeichnen sind. Zweifellos verhindert bei stark verkürzter Tragzeit der Tod noch im Kreißsaal die vorgesehene Verlegung; das Nicht-verlegt-Werden vor der 34. Woche dürfte vornehmlich auf Nicht-mehr-verlegt-werden-Können beruhen. Man ist geneigt, die abfallende Überweisungskurve nach oben zu extrapolieren, womit 100% bei etwa 32 Wochen erreicht würden. Es gibt genügend Belege dafür, daß alle Kinder bis zu diesem Gestationsalter allein durch Unreife, unabhängig von anderen, sich überlagernden Krankheiten, hochgefährdet sind.

Nun sollten die Überlebensaussichten der Kinder, die zwischen der 27. und 34. Woche geboren werden, im Mittel über 85% betragen (Riegel 1980). Solche Zahlen sind bei enger Zusammenarbeit zwischen Geburtshilfe und Pädiatrie realisierbar, bei Bedingungen, die in der Regel nur in einem Perinatalzentrum gegeben sind. Um regional zu besseren Ergebnissen zu kommen, sind zwei Möglichkeiten erprobt: 1. Die Verlegung der Risikoschwangeren zur Geburt in ein Perinatalzentrum und 2. die Verfügbarkeit eines neonatologischen Notarztdienstes, der zur Risikogeburt in den Kreißsaal gerufen werden kann.

ad 1. Der Transport von Schwangeren, vor allem mit drohender Frühgeburt, in die ihrem Risiko angemessenen Versorgungsstufe bringt bessere Resultate als der Transport von Risikoneugeborenen (Harris et al. 1978). Wir hatten gesehen, daß bei der Mehrzahl der Frühverstorbenen in der geburtshilflichen Anstalt gravierende anamnestische und befundeten Schwangerschafts-Risiken vorlagen. Das Dilemma war also oft vorhersehbar. Die relevanten Frühgeburtsrisiken müssen ernster genommen werden.

ad 2. Bei einem Teil der Kinder treten vital bedrohliche Zwischenfälle unvorhersehbar sub partu auf (Nabelschnurkomplikationen etc.), so daß eine Verlegung der Schwangeren nicht mehr möglich ist. Kliniken ohne pädiatrischen Dienst rund um die Uhr sollten bei solchen Zwischenfällen fachkundige Hilfe anfordern können. Seit April 1978 steht in München ein zentral organisierter neonatologischer Kreißsaal- und Transportdienst zur Verfügung, der sich, wie andernorts, vorzüglich bewährt hat.

Aus Abb. 7.19 geht weiter hervor, daß die meisten Frühgeborenen am 1. Lebenstag verlegt werden, während die am Termin Geborenen etwa zur Hälfte auch nach dem 1. Tag in eine Kinderklinik überwiesen werden. Man sollte annehmen, daß bei späterer Verlegung keine vital bedrohlichen Gründe mehr vorliegen. Tabelle 7.19 zeigt jedoch, daß auch die zwischen dem 2. und 4. Tag überwiesenen Neugeborenen zur Frühsterblichkeit noch maßgeblich beitragen. Dies läßt vermuten, daß das kindliche Gefährdungsausmaß nicht immer richtig eingeschätzt wurde. Bei kritischer Würdigung belastender Faktoren und korrekter Überwachung ist jedoch frühzeitige Selektion Gefährdeter möglich. Nur ausnahmsweise darf heute ein nach dem 1. Lebenstag verlegtes Kind in der Neonatalperiode noch sterben.

Atypisches intrauterines Wachstum. Die Tabelle 7.4 hatte ergeben, daß in allen 3 Tragzeitklassen besonders die untermaßigen Kinder dem Risiko des Todes ante partum und der Frühsterblichkeit ausgesetzt sind. Bei überschweren Kindern war die Totgeburtenrate zwischen 30 und 36

Tabelle 7.19: Frühsterblichkeit auf 1000 Lebendgeborene mit Angabe des 95%-Konfidenzintervalls

Sterblichkeit			
– in den Frauenkliniken (nicht verl.)	2,2	– **2,6**	– 3,1
– in den Kinderkliniken, verlegt			
am 1. Lebenstag	74,8	–**82,8**	–91,6
am 2. Lebenstag	21,1	–**36,8**	–62,5
am 3. Lebenstag	1,5	– **8,4**	–33,4
am 4. Lebenstag	1,9	–**11,0**	–43,3
am 5. und 6. Lebenstag		**0**	

Wochen Tragzeit überdurchschnittlich groß. Daraus läßt sich die große Bedeutung ableiten, die der Überwachung des intrauterinen Wachstums zukommt. Die Beurteilung der intrauterinen Entwicklung setzt die Kenntnis der Tragzeit voraus. Beides, Kontrolle der Tragzeit und Kontrolle des Wachstums, kann mittels Sonographie objektiviert werden (vgl. Hansmann 1976, Kratochwil 1979). Es ist zu empfehlen, davon mehr Gebrauch zu machen (vgl. Lang et al. 1977).

Reliabilität des Apgar-Index. Sofern man die Erhebungszeit einhält und objektiv wertet, ist der Apgar-Index hervorragend geeignet, den Vitalitätszustand des Neugeborenen zu charakterisieren und davon die Notwendigkeit und den Umfang der Erstbetreuungsmaßnahmen abzuleiten (Apgar 1966). Wie wir gesehen haben (z. B. Tab. 7.17 und 7.18) ist eine relevante Asphyxie auch mit relevanten Risiken und mit relevanter Morbidität und Mortalität assoziiert. Der Apgar-Index läßt indessen nur recht ungenau die Spätprognose abschätzen (Drage u. Berendes 1966). Dafür gibt es inzwischen bessere Verfahren (z. B. Prechtl u. Beintema 1976). Daß der Apgar-Index zum Vergleich der geburtshilflichen Leistungen verschiedener Abteilungen ungeeignet ist, da in jeder Klinik die Beurteilungsmodalitäten äußerst unterschiedlich gehandhabt werden, zeigt Tabelle 7.20. In jeder Klinikgruppe findet sich ein Haus, in dem höchstens 1–7% aller Kinder nach einer Minute einen Apgartwert von 10 erhalten, aber ebenso ein anderes, das 70–96% der Neugeborenen die maximale Punktzahl nach 1 min zuerkennt.

Tabelle 7.20: Relative Häufigkeit von Apgar 1 min = 10 bezogen auf Kliniktypen (Mittelwert, Minimum, Maximum)

Universitätskliniken	26,6%	von 6,5 – 75,8%
Chefkliniken über 1000 Geburten	38,3%	von 1,1 – 69,8%
Chefkliniken bis 1000 Geburten	35,1%	von 2,7 – 89,8%
Belegkliniken bis 1000 Geburten	36,9%	von 2,4 – 80,8%
Belegkliniken bis 300 Geburten	31,2%	von 6,7 – 95,9%
⌀	34,6%	von 1,1 – 95,9%

Literatur:

Adelstein, P., J. Fedrich, P. Howat, R. Robinson, A. C. Turnbull: Obstetric practice and infant morbidity. Brit. J. Obstet. Gynaecol. 84, 1977, 721.
Apgar, V.: The newborn (Apgar) scoring system. Pediat. Clin. North Amer. 13, 1966, 645.
Brach, M.: Perinatale Mortalität und Risikofaktoren, Inaugural-Dissertation, München 1978.
Battaglia, F. C., L. O. Lubchenco: A practical classification of newborn infants by weight and gestational age. J. Pediat. 71, 1967, 159.
Bjerkedal, T., L. Bakketeig, E. H. Lehmann: Percentiles of birth weights of single, live births at different gestation periods. Acta Paediat. Scand. 62, 1973, 449.
Braun, F. H. T., K. L. Jones, D. W. Smith: Breech presentation as an indicator of fetal abnormality. J. Pediat. 86, 1975, 419.
Brenner, W. E., R. D. Bruce, C. H. Hendricks: The characteristics and perils of breech presentation. Am. J. Obstet. Gynec. 118, 1974, 700.
Brenner, W. E., D. A. Edelman, C. H. Hendricks: A standard of fetal growth for the United States of America. Amer. J. Obstet. Gynec. 126, 1976, 555.
Bull, M. J. V.: Variation in number of birth and perinatal mortality by day of week. Brit. med. J. 1979 I, 549.
Drage, J. S., H. Berendes: Apgar scores and outcome of the newborn. Pediat. Clin. North Amer. 13, 1966, 635.
Durkin, M. V., E. G. Kaveggia, E. Pendleton, G. Neuhäuser, J. M. Opitz: Analysis of etiologic factors in cerebral palsy with severe mental retardation. I. Analysis of gestational, parturitional and neonatal data. Europ. J. Pediat. 123, 1976, 67.
Harmsen, H. (Hrgb.): Zur demografischen und gesundheitlichen Entwicklung in der DDR, Hamburg 1972.
Hansmann, M.: Ultraschallbiometrie im II. und III. Trimester der Schwangerschaft. Gynäkologe 9, 1976, 1.
Harris, T. R., J. Isamen, H. R. Giles: Improved neonatal survival through maternal transport. Obstet. Gynec. 52, 1978, 294.
Henner, H., O. Wolf-Zimper, H. Rüttgers, U. Haller, F. Kubli: Häufigkeit und Verteilung von Beckenendlagen in der Schwangerschaft und bei Geburt. Z. Geburtsh. Perinat. 179, 1975, 17.

Hinckers, H. J.: Glukosestoffwechsel in der Schwangerschaft. Physiologie, Diagnostik, klinische und experimentelle Untersuchungen zur Bedeutung des fetalen Geschlechts. München - Berlin - Wien: Urban & Schwarzenberg 1977.

Hinckers, H. J.: Geburtshilfliche Risikofaktoren bei perinatal verstorbenen Knaben und Mädchen. Fortschr. Med. 96, 1978, 307.

Höfling, H. J. et al.: Perinatale Letalität bei Gastarbeiterinnen, Geburtsh. u. Frauenheilk. 35, 1975, 169.

Hohenauer, L.: Beurteilung der Reife von Neugeborenen. Z. Geburtsh. Perinat. 180, 1976, 239.

Korporal, J., A. Zink: Epidemiologie der Säuglingssterblichkeit, Thieme, Stuttgart 1978.

Kratochwil, A.: Ultraschall-Diagnostik in der Geburtshilfe. In: E.-J. Hickl, K. Riegel (Hrgb.): Angewandte Perinatologie. München - Berlin - Wien 1979, 2. Aufl.

Kubli, F., H. Rüttgers, M. Meyer-Menk: Die fetale Acidosegefährdung bei vaginaler Geburt aus Beckenendlage. Z. Geburtsh. Perinat. 179, 1975, 1.

Lang, N., O. Bellmann, M. Hansmann, W. Nocke, M. Niesen: Klinik und Diagnostik der intrauterinen Mangelentwicklung. Fortschr. Med. 95, 1977, 482.

Manual of the international statistical classification of diseases, injuries, and causes of death. Band I. Genf: World Health Organization. 1977.

Murphy, B. E. P.: Cortisol: Its role in late pregnancy and labor. Contemp. Obstet. Gynec. 8, 1978, 23.

Naeye, R. L., L. S. Burt, D. L. Wright, W. A. Blanc, D. Tatter: Neonatal mortality, the male disadvantage. Pediatrics 48, 1971, 902.

Naeye, R. L., I. B. Dixon: Distortions in fetal growth standards. Pediat. Res. 12, 1978, 987.

Nwosu, U. C., E. E. Wallach, T. R. Boogs, A. M. Bongiovanni: Possible adrenocortical insufficiency in postmature neonates. Amer. J. Obstet. Gynec. 122, 1975, 969.

Nwosu, U. C., E. E. Wallach, T. R. Boogs, R. L. Nemiroff, A. M. Bongiovanni: Possible role of the fetal adrenal glands in the etiology of postmaturity. Amer. J. Obstet. Gynec. 121, 1975, 366.

Nwosu, U. C., E. E. Wallach, R. J. Bolognese: Initiation of labor by intraamniotic cortisol instillation in prolonged human pregnancy. Obstet. Gynec. 47, 1975, 137.

Nwosu, U. C., L. Johnson, A. M. Bongiovanni, T. R. Boogs, E. E. Wallach: Adrenocortical response to ACTH stimulation in postmature newborns. Obstet. Gynec. 52, 1978, 213.

Piedmont, E.: Mögliche Chancen einer weiteren Senkung der Säuglingssterblichkeit aus geburtshilflicher Sicht, Öff. Ges. Wesen 39, 1977, 499.

Prechtl, H. F. R., D. J. Beintema: Die neurologische Untersuchung des reifen Neugeborenen. Stuttgart: Thieme 1976, 2. Aufl.

Riegel, K., H. K. Selbmann: Perinatale kindliche Mortalität versus Morbidität aus der Sicht des Kinderarztes. Arch. Gynec. 228, 1979, 88.

Riegel, K.: Neugeborenen-Intensivpflege. Z. Geburtsh. Perinat. Im Druck.

Rindfuss, R. R., S. L. Gortmaker, J. L. Ladinsky: Elective induction and stimulation of labor and the health of the infant. Amer. J. Public Health 68, 1978, 872.

Schmidt, E., et al.: Säuglingssterblichkeit 1973. Urban & Schwarzenberg, München - Berlin - Wien 1974.

Schreiber, M. A., H. Elser,: Perinatale Mortalität – Prozente manipuliert?, in: H. K. Selbmann, K. Überla, R. Greiller (Hrgb.), Alternativen medizinischer Datenverarbeitung, Springer, 1976, 48.

Schulze, K. W., J. Fleisch: Die Frühgeburt als soziales Problem, Geburtsh. u. Frauenheilk. 21, 1961, 782.

Sippell, W. G., H. Becker, H. T. Versmold, F. Bidlingmaier, D. Knorr: Longitudinal studies of plasma aldosterone, corticosterone, deoxycorticosterone, progesterone, 17-hydroxyprogesterone, cortisol, and cortisone determined simultaneously in mother and child at birth and during early neonatal period. I. Spontaneous delivery. J. Clin. Endocrin. Metabol. 46, 1978, 971.

Spielmann, W., et al.: Der Einfluß sozialer Faktoren auf die perinatale Mortalität, Wien. klin. Wschr. 1961, 364.

Usher, R., F. Mc Lean: Intrauterine growth of live-born Caucasian infants at sea level. Standards obtained from measurements in 7 dimensions of infants born between 25 and 44 weeks of gestation. J. Pediat. 74, 1969, 901.

Wong, K. S., K. E. Scott: Fetal growth at sea level. Biol. Neonate 20, 1972, 175.

Yerushalmy, J.: The classification of newborn infants by birth weight and gestational age. J. Pediat. 71, 1967, 164.

8 Schlußbetrachtungen und Ausblicke

Reflexionen des Standespolitikers

Wer sich in der heutigen Zeit mit Berufs- und Standespolitik beschäftigt, ist sicher mit dem Ergebnis seiner Arbeit häufig unzufrieden, denn diese Arbeit ist nicht allzuoft mit einem Erfolgserlebnis verbunden. Umsomehr freut es mich natürlich, daß es uns gelungen ist, diesen Band vorzulegen. Bemerkenswert daran finde ich – und dies freut mich besonders –, daß durch die Beschäftigung mit den Problemen, die mit dieser Studie zusammenhängen, das gegenseitige Verständnis aller Beteiligten sehr zugenommen hat. Kinderärzte und Frauenärzte, die an dieser Studie beteiligt waren, haben keine „Verständigungsprobleme" mehr, wie dies leider auch in jüngster Zeit noch immer wieder in Podiumsdiskussionen demonstriert wird. Wir diskutierten oft hart, hatten aber am Ende greifbare Ergebnisse.

Es freut mich weiter, daß es uns gelungen ist, das Vertrauen unserer Kollegen in den Kliniken zu gewinnen. Denn dies war die Voraussetzung für die Bereitschaft, das eigene Tun zu dokumentieren und diese Daten – zwar anonymisiert – weiterzuverarbeiten.

„Systemkritiker" werden sicher feststellen, daß in dem vorliegenden Band viel zu viele Fragen unbeantwortet blieben. Dies wissen wir auch. Doch man möge uns zugute halten, daß nicht „politische Spekulation" die Zielsetzung unserer Arbeit war, sondern der Versuch, durch sachliche Analyse der gewonnen Daten eine solide Basis zu schaffen, von der aus die Diskussion darüber leichter wird, wo Änderungen notwendig sind oder wohin der Weg gehen soll. Mein Wunsch wäre es, daß man uns für dieses innerärztliche Gespräch Zeit läßt und uns auch das Vertrauen entgegenbringt, daß wir dieses Gespräch führen werden.

Das vorliegende Zahlenmaterial erleichtert es uns sicher, manchen – auch schmerzlichen – Denkanstoß zu geben, und ich glaube, daß diese Denkanstöße auf nicht revolutionäre Art uns unserem Ziel näherbringen werden: Die Mortalität und Morbidität der uns anvertrauten Kinder und Mütter weiter zu senken.

E. Koschade

Reflexionen des Geburtshelfers

Übereinstimmend wird die Erfassung von über 100 Merkmalen pro Schwangerschafts- und Geburtsverlauf bei über 55 000 Frauen, die einen Berg von über 5,5 Millionen Daten produzierte, als Dokumentationsleistung beachtet. „Die landläufige Meinung vom gestörten Verhältnis der praktisch tätigen Mediziner zur Dokumentation" ist zumindest hier unzutreffend, denn für die an der Studie Beteiligten war nur über diesen Weg der Einstieg in das anstehende Problem einer selbstverantworteten Eigenkontrolle möglich. Zusätzlich motivierend gewirkt hat ohne Zweifel auch die Anonymität, die dazu beitrug, daß die mitgeteilten Daten nicht aus einer Verteidigungsposition heraus eingebracht wurden.

Die angesprochene Datenfülle des benutzten Dokumentationsbogens allein ist noch kein Gütesiegel. Im Nachhinein sind noch zwingendere Verknüpfungen des Datennetzes denkbar. Ein künftiger Erhebungsbogen kann kürzer werden und dennoch aussagekräftiger sein.

Begrüßt wurden die für jede geburtshilfliche Abteilung erstellten Statistiken als Basis für den internen Leistungsvergleich im zeitlichen Verlauf. Die aus den Daten zu ziehenden Schlüsse sind von den Kliniken selbst zu ziehen. Dem externen Leistungsvergleich als weiteren Schritt in Richtung

Qualitätssicherung stehen gegenwärtig nicht unerhebliche Schwierigkeiten entgegen, die durch unterschiedliche Kollektive, Beobachtungsungleichheiten, zu kleine Geburtszahlen u. a. bedingt sind. Der Hinweis auf interkollegiale und interdisziplinäre Gespräche sozusagen vor Ort, um den beteiligten Kliniken bei eigenen kritischen Bewertungen wie Verfahrensindikationen, Organisationsformen, ausgewählten Einzelfallanalysen zu helfen, klingt wie Zukunftsmusik. Auf dem Boden der vorliegenden Studie lassen sich diese Töne durchaus im Rahmen einer kontinuierlichen Fortbildung in Realität bannen.

K. Holzmann

Reflexionen des Pädiaters

Als Außenstehender, nichtsdestoweniger mit der Sache Verhafteter ist zuallererst mit Hochachtung die mit enormen Mühen erkaufte Leistung anzuerkennen, Mühen beim Dokumentieren, Sammeln, Korrigieren. Die Leistung: Eine Gemeinschaftsaktion, die das Verantwortungsbewußtsein aller Beteiligten beweist und ein großartiges epidemiologisches Datenmaterial, das man hierzulande schwerlich übergehen kann.

Natürlich war es mit ein Ziel der Studie, „Mängel im System" aufzuspüren. Daß man Mängel finden würde, war abzusehen, daß man sie darlegt, zeigt an, daß man sie auch nach Möglichkeit abstellen will. Wer indessen seine Tätigkeit so bereitwillig offenlegt, kann für sich das Recht in Anspruch nehmen, fürs erste nur Kritik aus den eigenen Reihen zuzulassen. Wägt man im übrigen die Mängel ab – und das ist eines der wichtigsten Ergebnisse – dann liegen sie weniger im medizinischen als im organisatorischen, gesellschaftspolitischen, psychosozialen Bereich. Für mich weiterhin bemerkenswert: Jedes Jahr hat eine andere perinatologische Landschaft gebracht; keine Klinik ist vom Klientel her mit den anderen vergleichbar. Dies ist ein gewichtiges Argument dafür, die einheitlich, zentral ausgewertete Dokumentation fortzuführen und weiter zu verbreiten. Ein objektiver Leistungsvergleich ist nur auf diesem Weg möglich.

Die Geburtshelfer haben dem Pädiater einen dringenden Wunsch erfüllt. Die Aufzeichnung essentieller Daten nach einheitlichem Muster ist die Voraussetzung dafür, auch neonatologische Leistungen objektiv beurteilen zu können. Seit 1. 1. 1979 wird in Südbayern nach bewährtem Muster und mit gleicher Zielsetzung eine begleitende Dokumentation neonataler Verläufe durchgeführt. Beide Projekte werden die Grundlage abgeben für eine in Angriff zu nehmende Studie der Langzeitbeobachtung sog. Risikoneugeborener. Wir hoffen damit schließlich mehr Aufschlüsse über die Kausalketten kindlicher Morbidität zu erhalten. Hinweise auf Mängel der Nahtstellen zwischen Geburtshilfe und Pädiatrie wurden bereits aufgegriffen. U. a. wurde in München ein zentraler Neugeborenen-Notarzt-Dienst eingerichtet, und einige diskussionswürdige Ergebnisse wurden in die Thematik von Fortbildungsveranstaltungen aufgenommen. Mithin: Die Studie hat bereits einiges in Bewegung versetzt.

K. Riegel

Reflexionen des Methodikers

Wenn 26 geburtshilfliche Kliniken sich zusammentun und in drei Jahren über 55 000 Geburten nach einheitlichem Muster dokumentieren, dann ist dies eine Leistung, die unser aller Achtung verdient. Nachdem diese 55 000 Geburten auch noch einer gemeinsamen statistischen Analyse unterzogen worden sind, muß man den ersten Schritt auf dem Wege zu einer transparenteren Geburtshilfe als gelungen betrachten. Die Machbarkeitsfrage ist geklärt, der schmale Pfad des Vertrauens hat seine Tragfähigkeit bewiesen.

Als nächstes steht die Frage nach dem Nutzen und der Effektivität im Raum. Wir würden gerne glauben, daß das Absinken der perinatalen kindlichen Mortalität im Laufe der Studie auf die gemeinsame Aktion zurückzuführen ist. Beweisen wird sich dies nie lassen. Viele Fragen warten zudem auf ihre Beantwortung. Wie kann die Validität der Daten auf Dauer sichergestellt werden? Wie hat ein Maß auszusehen, das die Risikobelastung der Schwangeren vor Geburtsbeginn beschreibt, und wie mißt man praktikabel die kindliche Morbidität? Lassen sich allgemein anerkannte Standards der geburtshilflichen Versorgung erarbeiten? Reichen die erfaßten Daten und Methoden aus, damit Kliniken durch Vergleich mit anderen klinikeigene Probleme erkennen und angehen können? Welche kollegiale Hilfestellung sollte der einzelnen Klinik angeboten werden? Diese und andere Fragen stellen sich der interdisziplinären wissenschaftlichen Arbeit, bevor die Münchner Perinatal-Studie zu einem Programm für Qualitätssicherung geburtshilflicher Leistungen wird. Angesichts dieser Aufgaben wirkt das bisher Erreichte, eben noch euphorisch gefeiert, fast schon wieder selbstverständlich.

H. K. Selbmann

9 Klinik- und Mitarbeiter-Verzeichnis

9.1 Beteiligte Kliniken der Münchner Perinatal-Studie

München:

Frauenklinik des Klinikums rechts der Isar der TU München
Direktor Prof. Dr. E. Waidl
Ismaninger Straße 22
8000 München 80

I. Frauenklinik und Hebammenschule der Ludwig-Maximilians-Universität
Direktor Prof. Dr. J. Zander
Maistraße 11
8000 München 2

II. Frauenklinik der Ludwig-Maximilians-Universität München
Direktor Prof. Dr. K. Richter
Lindwurmstraße 2a
8000 München 2

Gynäkologisch-geburtshilfliche Abteilung des Städtischen Krankenhauses Schwabing
Chefarzt Dr. H. Keller
Kölner Platz 1
8000 München 40

Gynäkologisch-geburtshilfliche Abteilung des Städtischen Krankenhauses Harlaching
Chefarzt Prof. Dr. G. Döring
Sanatoriumsplatz 2
8000 München 90

Gynäkologisch-geburtshilfliche Abteilung des Städtischen Krankenhauses Neuperlach
Chefarzt Dr. W. Mehring
Oskar-Maria-Graf-Ring 51
8000 München 83

Gynäkologisch-geburtshilfliche Abteilung des Kreiskrankenhauses Pasing
Chefarzt Prof. Dr. F. Zimmer
Steinerweg 5
8000 München 60

Gynäkologisch-geburtshilfliche Abteilung des Krankenhauses des Dritten Ordens
Leitender Arzt Dr. W. Brunner
Romanstraße 45
8000 München 45

Gynäkologisch-geburtshilfliche Abteilung am Krankenhaus Rotes Kreuz I
Chefarzt Prof. Dr. J. Schuck
Nymphenburger Straße 163
8000 München 19

Frauenklinik vom Roten Kreuz
Leitender Arzt Prof. Dr. J. Breitner
Taxisstraße 3
8000 München 19

Klinik Dr. Haas
Leitender Arzt Dr. T. Weber
Richard-Wagner-Straße 19
8000 München 2

Gynäkologisch-geburtshilfliche Abteilung der Klinik Dr. Krecke
Leitende Ärztin Frau Dr. P. Hartmann
Hubertusstraße 1
8000 München 19

Privatklinik Dr. Spreng
Leitender Arzt Dr. T. Spreng
Mozartstraße 21
8000 München 2

Frauenklinik Dr. Krüsmann
Leitender Arzt Dr. W. Krüsmann
Schmiedwegerl 2–6
8000 München 60

Privatklinik Dr. Geisenhofer
Leitender Arzt Dr. H. L. Geisenhofer
Hirschauer Straße 6
8000 München 22

Privat-Frauenklinik Bogenhausen
Leitender Arzt Dr. M. Boruth
Röntgenstraße 15
8000 München 80

Oberbayern:

Gynäkologisch-geburtshilfliche Abteilung
des Kreiskrankenhauses Dachau
Chefarzt Dr. W. Erdmann
Krankenhausstraße 15
8060 Dachau

Frauenklinik Dr. Koschade
Leitender Arzt Dr. E. Koschade
Konrad-Adenauer-Straße 30
8060 Dachau

Gynäkologisch-geburtshilfliche Abteilung
des Kreiskrankenhauses Freising
Chefarzt Dr. J. Thalmair
Mainburger Straße 29
8050 Freising

Gynäkologisch-geburtshilfliche Abteilung
des Kreiskrankenhauses Fürstenfeldbruck
Chefarzt Dr. S. Keck
Dachauer Straße 33
8080 Fürstenfeldbruck

Gynäkologisch-geburtshilfliche Abteilung
des Kreiskrankenhauses Landsberg
Chefarzt Dr. Weiß
Römerauterrasse 100
8910 Landsberg am Lech

Gynäkologisch-geburtshilfliche Abteilung
des Kreiskrankenhauses Tegernsee
Chefarzt Dr. Berleb
Hochfeldstraße 2
8180 Tegernsee

Gynäkologisch-geburtshilfliche Abteilung
des Kreiskrankenhauses Wolfratshausen
Chefarzt Dr. Kornhas
Mosbauerweg 5–7
8190 Wolfratshausen

Privat-Frauenklinik Dr. Vogel
Leitender Arzt Dr. Vogel
Münchener Straße 33
8024 Furth

Gynäkologisch-geburtshilfliche Abteilung
der Klinik Dr. Wolfart
Leitender Arzt Dr. Bachmann
Waldstraße 7
8032 Gräfelfing

Oberpfalz:

Gynäkologisch-geburtshilfliche Abteilung
des Städtischen Marien-Krankenhauses
Amberg
Chefarzt Prof. Dr. D. Berg
Maria-Hilf-Berg
8450 Amberg

9.2 Mitarbeiter

Dr. med. M. Brach
Institut für med. Informationsverarbeitung,
Statistik und Biomathematik und I. Frauen-
klinik der Universität
Marchioninistraße 15
8000 München 70

Dr. med. F. Conrad
Berufsverband der Frauenärzte
Landesgruppe Bayern
Marienplatz 2/IV
8000 München 2

Dr. med. H. Elser
II. Frauenklinik der Universität
Lindwurmstr. 2a
8000 München 2

Dr. med. W. Erdmann
Kreiskrankenhaus Dachau
Krankenhausstraße 15
8060 Dachau

Dr. med. K. Fürst
Kreiskrankenhaus Freising
Mainburger Straße 29
8050 Freising

Frau Dr. med. B. Groebl
Münchner Perinatal-Studie
Am Stadtpark 60b
8000 München 60

Dr. med. M. Haehl
Krankenhaus Landsberg
Römerauterrasse 100
8910 Landsberg am Lech

Dr. med. P. Heubeck
Kreiskrankenhaus München-Pasing
Steinerweg 5
8000 München 60

Prof. Dr. med. K. Holzmann
I. Frauenklinik der Universität
Maistraße 11
8000 München 2

Dr. med. J. Johannigmann
Frauenklinik der Technischen Universität
Ismaninger Straße 22
8000 München 80

Dr. med. P. Koch
Klinik Dr. Haas
Richard-Wagner-Straße 19
8000 München 2

Dr. med. E. Koschade
Berufsverband der Frauenärzte
Landesgruppe Bayern
Konrad-Adenauer-Straße 30
8060 Dachau

Dr. med. P. Lackner
Klinik Dr. Spreng
Mozartstraße 21
8000 München 2

Dipl.-Kfm. B. Müller
Geschäftsführung der Kassenärztlichen Vereinigung Bayerns
– Zentrale EDV –
Arabellastraße 30
8000 München 81

Dr. med. W. Münnich
Frauenklinik der TU
Ismaninger Straße 22
8000 München 80

Prof. Dr. med. K. Riegel
Dr. v. Haunersches Kinderspital
Abteilung Neonatologie
Lindwurmstraße 4
8000 München 2

Dr. med. K. Scheppe
Kinderkrankenhaus an der Lachnerstraße
Lachnerstraße 19
8000 München 19

Dr. med. F. W. Schwartz
ZI für die kassenärztliche Versorgung
Haedenkampstraße 5
5000 Köln 41

PD. Dr. rer. biol. hum. H. K. Selbmann,
Dipl.-Math.
Institut für med. Informationsverarbeitung, Statistik und Biomathematik der Universität
Marchioninistraße 15
8000 München 70

Dr. med. K. Stordeur
Bayerische Landesärztekammer
Mühlbaurstraße 16
8000 München 80

Prof. Dr. med. H. Welsch
II. Frauenklinik der Universität
Lindwurmstraße 2a
8000 München 2

PD Dr. med. V. Zahn
II. Frauenklinik der Universität
Lindwurmstraße 2a
8000 München 2

Prof. Dr. med. J. Zander
I. Frauenklinik der Universität
Maistraße 11
8000 München 2

10 Schlagwortregister

(FZ = Fragebogenzeile Kapitel 11)

A

Aborte, Z. n. 2 und mehr   73, 85, 109, 126, 137, 140
Acidose   49, 90, 98, 105, 117, 144
Adipositas   48, 85, 96, 126, 137
Alter   84, 97
Alters/Paritätsrisiken   48, 111
Amnioskopie (FZ 14)   88
Amniozentese (FZ 15)
anamnestische Risiken   85f, 95f, 100, 104f, 109ff
Anämie   98, 128
Anästhesieformen   42, 44
Antikörperbestimmungen (FZ 13)
Apgar-Werte (FZ 35)   54, 91f, 130f, 145ff, 149
Auffälligkeit, statistische   36
Ausländerinnen (siehe Nationalität)
Austreibungsperiode (FZ 28)   44, 90
Auswertungssystem   36

B

Basisuntersuchung (siehe Untersuchung)
Beckenendlage   44, 49, 87f, 90, 92f, 97, 105, 117, 130, 145ff
Befundrisiken   53f, 62, 87, 90, 95f, 106f, 111ff, 135f
Berufstätigkeit (FZ 4)   41, 67, 69
Bewertung der Schwangerenüberwachung   53, 62, 73ff
Blasensprengung vor Wehenbeginn (FZ 20)   52, 54, 90
Blasensprung (FZ 19)   89, 96f, 100, 114, 117, 128, 137, 140
Blutdruckanstieg   89, 117, 128f, 140
Blutgruppe bekannt (FZ 12)
Blutgruppen-Inkompatibilität   48f, 98, 112, 128f
Blutungen
–, in der Schwangerschaft   48f, 69, 73, 78, 87, 109, 112, 128, 140
–, unter der Geburt   52, 89, 116f

C

Cervixinsuffizienz   48f, 69, 78, 95, 97, 116, 128, 137, 140

chronologisches Risikogefüge   100ff
CTG
–, ante partum (FZ 14)   43, 88
–, sub partu (FZ 24)   44, 53f, 57, 63, 90, 117, 120ff, 144

D

Datenbank   36
Datenfehler   31, 35
Datenkontrolle   28f
Datenschutz   32
Datenverarbeitung   29
Deutsche (siehe Nationalität)
Diabetes mellitus   48, 73, 78, 87, 98, 100, 128f

E

Einleitung, medikamentöse (FZ 20)   44, 52ff, 63, 90, 120ff
EPH-Gestose   48f, 73, 95, 111ff, 116, 128, 137, 140
Epi- bzw. Periduralanästhesie (FZ 22)   44
Episiotomie (FZ 27)   83
Entbindungsmodus   80ff, 145ff
Entlassung
–, Wochenbettag (FZ 39)
–, des Kindes (FZ 40)
–,– Lebenstag (FZ 40)
Erhebungsbogen   27, 32ff, 118
Erstgebärende   69
–, unter 16 Jahren   48, 73, 78f, 85, 118, 128
–, über 34 Jahre   46, 69, 73, 78, 85, 96, 98, 104f, 109
Erstuntersuchungswoche   35, 68ff

F

Familienstand (FZ 4)   39, 64f, 69, 73
fehlende Angaben   34
Fieber sub partu   49, 52, 89, 97, 117, 128, 144
Finanzierung   28
Fötalblutanalyse (FZ 35)   34, 44, 53, 60

Forzeps (FZ 26)   44, 54, 57, 81
Fruchtwasser, grün 89, 140, 144
Frühgeburt 88, 100, 126
–, vorausgegangene 73, 98, 109, 126, 137
–, als Risiko 49, 89, 98, 106f, 116f,
Frühsterblichkeit 31, 118, 120ff, 125, 132ff, 144ff
Frühzeitigkeit der Schwangerenüberwachung 68ff

G

Gastarbeiter 134
Geburtenkollektive 42, 85, 102ff, 118
Geburtsdauer (FZ 27) 44, 63, 84, 90f, 130
–, über 12 Stunden 52, 97, 117
Geburtsgewicht (FZ 34) 124ff, 139f
Geburtsrisiken 44, 53f, 63, 77, 89f, 105f, 114ff, 136f
–, Anzahl 136
Geburtszeit (FZ 33)
–, Monate 120
–, Wochentage 57, 120
–, Stunden 44, 57, 121
Geradstand, hoher 49, 52, 89
Geschädigtes Kind in Anamnese 73, 78, 85, 96, 109
Geschlecht (FZ 32) 124f, 129ff
Gesichtslage 89, 117
Gewichtswachstum 124f

H

Haltungsanomalien 117, 119
Harnwegsinfekt 48, 73, 98
Herzerkrankung, behandlungsbedürftig 48, 73, 78, 85, 100
Herztonalterationen 44, 49, 52, 90, 96, 105, 113, 117, 131, 144
Hinterhauptslage, vordere (FZ 28)
HPL (FZ 15) 88
Hypothek-Risiken 118
Hypotonie 48f

I

Intensität der Schwangerenüberwachung 69ff
Intubation (FZ 36) 44, 53, 91f,145ff

K

Kindliche Ergebnisse 44, 91
Kindslage, pathologische 73, 87, 98, 117, 128

Kliniken 2, 29f, 154
Klinikstatistiken 29, 52, 54
Kliniktypen 48ff, 57ff, 81f
Klinikvergleiche 52ff
Komplikationen bei früherer Entbindung 85, 98, 126
Kontaktarzt 33

L

Länge (FZ 34)
Lageanomalien 117, 128, 144
Liegezeit (siehe Verweildauer)
Lokalinfiltration (FZ 22)
Lues-Suchreaktion (FZ 10)
Lumbal- bzw. Spinalanästhesie (FZ 23) 44

M

Manualhilfe (FZ 26) 81ff
Medizinalstatistiken 38ff
Mehrgebärende 73
–, über 40 Jahre 46, 78, 109
–, über 4 Kinder 73, 78, 98, 109, 126
Mehrlinge (FZ 1) 30, 87
–, als Risiko 73, 89, 140, 144
Mikroblutuntersuchung (FZ 24) 63, 83, 90
Mißverhältnis zwischen Uterus- bzw. Kindsgröße und Schwangerschaftsdauer 48f, 87, 113, 119
Morbidität
–, kindliche 44, 142ff
–, mütterliche 93
Mortalität
–, des Kindes (FZ 33) (siehe perinatale M.)
–, der Mutter (FZ 38) 93
München 30f, 38f, 65ff, 73
Mutterpaß vorliegend (FZ 9)
Mutterschaftsrichtlinien 40, 43, 71
Mutterschaftsvorsorge 43, 45, 64ff
–, Anzahl (FZ 9) 43, 69
–, Durchführung (FZ 7)
–; Ort 45f, 65, 72, 75f

N

Nabelkatheter (FZ 36) 44, 91f
Nabelschnurvorfall 117, 128, 144
Nationalität (FZ 3) 39, 41, 57, 64f, 69, 73, 96f, 128, 133
neonatologischer Verbund 61ff
Nierenerkrankung, chronische 46, 48, 96, 109, 126
Notfallrisiken 117

O

Operative Entbindung 44, 53, 57, 63, 77, 96f, 102ff, 114, 120ff, 131
Östrogene (FZ 15) 88
Organisation 26f, 28f, 32

P

Parazervikalanästhesie (FZ 21) 44
Parität (FZ 6) 67f, 75, 84, 87, 90, 97f
perinatale Mortalität 31, 44, 60, 77, 92f, 102ff, 109f, 117, 120ff, 125
Petrussa-Index (FZ 34) 35, 44
Plausibilitätsprüfungen 35
Preßperiode (FZ 28) 44, 53
primäre Sectio 83ff, 91ff
Primiparae (siehe Erstgebärende)
Programmierte Geburt 44
Pudendusanästhesie (FZ 22) 44
Pufferung 44, 53f, 61, 63, 91f, 145ff

Q

Qualität geburtshilflicher Leistungen 54f
Querlage 87, 89, 97
Querstand, tiefer 90, 105, 114

R

Regionalisierung 45ff
Repräsentativität 29ff
Rhesusfaktor negativ (FZ 12)
Risikogeburt (FZ 29) 44, 77
Risikoschwangerschaft (FZ 16) 43, 77, 101
Röteln HAH (FZ 11) 43

S

Sakral- bzw. Kaudalanästhesie (FZ 23) 44
Schädellagen 84, 91f, 145f
Schwangerschaftsdauer (s. Tragzeit)
Schwangerschaftsvorsorge (siehe Mutterschaftsvorsorge)
Schwangerschaftsrisiko (FZ 16) 95ff
–, Anzahl Risiken 136
Sectio (FZ 25) 44, 53f, 57, 102ff, 117f
sekundäre Sectio 83ff, 91ff
Selbstkontrolle 26, 52ff
Soziale Gruppen 64ff, 75, 126, 134f
Sozialstatus (FZ 5) 41, 98
Stadt/Land-Unterschiede 65
Standards 54
Sterblichkeit (siehe Mortalität)
Sterilitätsbehandlung, Z.n. 46, 48, 69, 73, 78f, 85, 96, 105, 109
Stichprobe 30
Studienziele 26

T

Termin fraglich 95, 98, 112, 116
Totes Kind in Anamnese 73, 78, 85, 109, 126
Totgeburt (FZ 33) 31, 39, 60, 120ff, 125, 132ff
–, Definition 132
Tragzeit (FZ 18) 35, 124ff, 138, 145

U

Überwachung, antepartual 88
–, intrapartual 90
Ultraschallschnittbild (FZ 14) 43, 88
Untergewichtigkeit 39, 63, 77, 84, 87, 92f, 120ff
Untersuchung, kinderärztliche 44, 63
–, erste (FZ 37) 63
–, zweite (FZ 41) 63, 142
Uterusoperation, Z. n. 69, 73, 78, 85, 104f, 109

V

vaginal operative Entbindung 81ff, 91, 102ff, 105, 118
Vakuumextraktion (FZ 26) 44, 81
Variationsbreiten 53, 55f
Verallgemeinerungsfähigkeit 100
Verlegung
–, der Mutter (FZ 38) 93
–, des Kindes (FZ 42) 44, 53f, 61, 77, 91f, 102ff, 118, 120ff, 125, 129, 131, 145ff
Verlegungsgründe (FZ 42) 129f
Verweildauer 44, 53f, 61
Vollnarkose (FZ 21)
Vorderhauptslage 52, 90, 98, 105, 114
Vorhersehbarkeit von Geburtsrisiken 117

W

Wachstumskurven 123ff, 148f
Wehenmittel (FZ 21) 44, 83
Wehentätigkeit, vorzeitige 48, 69, 73, 78, 87, 95, 98, 112, 114, 116, 128, 140

Z

zeitliche Veränderungen 40ff, 46, 52ff, 58, 69, 71, 81, 84, 87f, 91, 98

11 Anhang

11.1 Übersichtsauswertung ausgewählter Daten des perinatologischen Erhebungsbogens nach Alter und Parität

Die Reihenfolge der Tabellen entspricht dem Auftreten der Variablen im Erhebungsbogen (siehe 11.2).

Als Maß für die Auffälligkeit des Zusammenhangs zwischen dem Alter und den verschiedenen Erhebungsbogenvariablen innerhalb der Paritätsklassen wird das 1%-Niveau des χ^2-Tests verwendet. Die Auffälligkeit ist in Tabellen mit Mehrfachnennungen durch eine Umrandung oder sonst durch ein ,,*" in der untersten Zeile (χ^2-Test) gekennzeichnet.

Von den 55 608 Kindern bzw. 55 089 Geburten der Jahre 1975 bis 1977 konnten 59 Kinder bzw. 58 Geburten wegen fehlender Angaben beim Alter der Mutter oder der Parität nicht berücksichtigt werden.

Nationalität — Bezugsgruppe Mütter

Absolute und Relative Häufigkeiten

	Absol.	%	Erstpara Alter: -19	20-29	30-39	40+	Zweitpara Alter: -19	20-29	30-39	40+	Drittpara+ Alter: -29	30-39	40+
Volle Stichprobe	55031	100.0	2365 100.0	19295 100.0	6699 100.0	243 100.0	246 100.0	10511 100.0	7724 100.0	305 100.0	2675 100.0	4428 100.0	540 100.0
Ohne Angabe	0	0.0	0	0	0	0	0	0	0	0	0	0	0
Nationalität													
1 Deutsche	44306	80.5	1857 78.5	15948 82.7	5924 88.4	215 88.5	149 60.6	7776 74.0	6675 86.4	261 85.6	1600 59.8	3463 78.2	438 81.1
2 Jugoslawin	2378	4.3	73 3.1	866 4.5	143 2.1	7 2.9	20 8.1	792 7.5	201 2.6	11 3.6	162 6.1	91 2.1	12 2.2
3 Türkin	2963	5.4	190 8.0	692 3.6	79 1.2	1 0.4	40 16.3	681 6.5	174 2.3	5 1.6	581 21.7	469 10.6	51 9.4
4 Griechin	1489	2.7	94 4.0	307 1.6	73 1.1	3 1.2	15 6.1	499 4.7	207 2.7	10 3.3	127 4.7	135 3.0	19 3.5
5 Italienerin	530	1.0	38 1.6	189 1.0	34 0.5	3 1.2	6 2.4	133 1.3	44 0.6	3 1.0	34 1.3	40 0.9	6 1.1
6 Sonst. Nation	2748	5.0	75 3.2	1048 5.4	382 5.7	13 5.3	16 6.5	517 4.9	352 4.6	13 4.3	133 5.0	187 4.2	12 2.2
7 Ohne Code	617	1.1	38 1.6	245 1.3	64 1.0	1 0.4	0 0.0	113 1.1	71 0.9	2 0.7	38 1.4	43 1.0	2 0.4
Summe	55031	100.0	2365 100.0	19295 100.0	6699 100.0	243 100.0	246 100.0	10511 100.0	7724 100.0	305 100.0	2675 100.0	4428 100.0	540 100.0
CHI2-Test			**				**				**		

Fragebogen Zeile 3

Wohnort

Bezugsgruppe Mütter

		Absol.	%	Erstpara Alter: -19	20-29	30-39	40	Zweitpara Alter: -19	20-29	30-39	40	Drittpara Alter: -29	30-39	40
	Volle Stichprobe	55031	100.0	2365	19295	6699	243	246	10511	7724	305	2675	4428	540
	Ohne Angabe	0	0.0	0	0	0	0	0	0	0	0	0	0	0
	Wohnort					Absolute und Relative Häufigkeiten									
1	München	27644	50.2	1166 49.3	9860 51.1	3935 58.7	134 55.1	130 52.8	4910 46.7	3890 50.4	165 54.1	1307 48.9	1916 43.3	231 42.8
2	Mü-Umgebung	14508	26.4	511 21.6	5011 26.0	1750 26.1	60 24.7	53 21.5	2787 26.5	2364 30.6	81 26.6	564 21.1	1192 26.9	135 25.0
3	Andere	12290	22.3	656 27.7	4218 21.9	947 14.1	45 18.5	61 24.8	2707 25.8	1393 18.0	57 18.7	772 28.9	1268 28.6	166 30.7
4	ohne Postleitzahl	589	1.1	32 1.	206 1.1	67 1.0	4 1.6	2 0.8	107 1.0	77 1.0	2 0.7	32 1.2	52 1.2	8 1.5
	Summe	55031	100.0	2365 100.0	19295 100.0	6699 100.0	243 100.0	246 100.0	10511 100.0	7724 100.0	305 100.0	2675 100.0	4428 100.0	540 100.0
	CHI2-Test					**				**				**	

Fragebogen Zeile 3

Familienstand — Bezugsgruppe Mütter

	Absol.	%	Erstpara Alter: -19	Erstpara 20-29	Erstpara 30-39	Erstpara 40	Zweitpara Alter: -19	Zweitpara 20-29	Zweitpara 30-39	Zweitpara 40	Drittpara Alter: -29	Drittpara 30-39	Drittpara 40
Volle Stichprobe	55031	100.0	2365	19295	6699	243	246	10511	7724	305	2675	4428	540
Ohne Angabe	120	0.2	11	49	12	1	2	23	13	0	3	4	2
Familienstand													
1 ledig	3658	6.7	929 / 39.5	1680 / 8.7	392 / 5.9	35 / 14.5	34 / 13.9	318 / 3.0	97 / 1.3	3 / 1.0	97 / 3.6	66 / 1.5	7 / 1.3
2 verheiratet	50381	91.8	1423 / 60.5	17402 / 90.4	6180 / 92.4	203 / 83.9	204 / 83.6	10011 / 95.5	7503 / 97.3	287 / 94.1	2481 / 92.9	4187 / 94.6	500 / 92.9
3 verwitwet	270	0.5	2 / 0.1	76 / 0.4	41 / 0.6	2 / 0.8	3 / 1.2	43 / 0.4	38 / 0.5	6 / 2.0	10 / 0.4	40 / 0.9	9 / 1.7
4 geschieden	602	1.1	0 / 0.0	88 / 0.5	74 / 1.1	2 / 0.8	3 / 1.2	116 / 1.1	73 / 0.9	9 / 3.0	84 / 3.1	131 / 3.0	22 / 4.1
Summe	54911	100.0	2354 / 100.0	19246 / 100.0	6687 / 100.0	242 / 100.0	244 / 100.0	10488 / 100.0	7711 / 100.0	305 / 100.0	2672 / 100.0	4424 / 100.0	538 / 100.0
CHI2-Test			**				**				**		

Absolute und Relative Häufigkeiten

Fragebogen Zeile 4

164

Berufstätigkeit

Bezugsgruppe Mütter

	Absol.	%	Erstpara Alter:				Zweitpara Alter:				Drittpara Alter:			
			–19	20–29	30–39	40	–19	20–29	30–39	40	–19	20–29	30–39	40
Volle Stichprobe	55031	100.0	2365	19295	6699	243	246	10511	7724	305		2675	4428	540
Ohne Angabe	1619	2.9	119	606	214	13	8	250	209	12		65	99	24
Berufstätigkeit								Absolute und Relative Häufigkeiten						
1 Nein	22069	41.3	781 34.8	4131 22.1	1387 21.4	53 23.0	161 67.6	5975 58.2	4434 59.0	165 56.3		1696 65.0	2928 67.6	358 69.4
2 Ja	31343	58.7	1465 65.2	14558 77.9	5098 78.6	177 77.0	77 32.4	4286 41.8	3081 41.0	128 43.7		914 35.0	1401 32.4	158 30.6
Summe	53412	100.0	2246 100.0	18689 100.0	6485 100.0	230 100.0	238 100.0	10261 100.0	7515 100.0	293 100.0		2610 100.0	4329 100.0	516 100.0
	CHI2-Test			**										

Fragebogen Zeile 4

Sozialstufe | Bezugsgruppe Mütter

	Absol.	%	Erstpara Alter: -19	20-29	30-39	40	Zweitpara Alter: -19	20-29	30-39	40	Drittpara Alter: -29	30-39	40
Volle Stichprobe	55031	100.0	2365	19295	6699	243	246	10511	7724	305	2675	4428	540
Ohne Angabe	766	1.4	55	250	88	7	7	125	106	8	37	65	18
Sozialstufe							Absolute und Relative Häufigkeiten						
1 Niederste	465	0.9	79 / 3.4	117 / 0.6	18 / 0.3	0 / 0.0	9 / 3.8	81 / 0.8	23 / 0.3	2 / 0.7	65 / 2.5	56 / 1.3	15 / 2.9
2 Niedere	10710	19.7	858 / 37.1	2984 / 15.7	451 / 6.8	33 / 14.0	116 / 48.5	2649 / 25.5	867 / 11.4	47 / 15.8	1258 / 47.7	1259 / 28.9	188 / 36.0
3 Gehobene	31263	57.6	1333 / 57.7	12765 / 67.0	3584 / 54.2	132 / 55.9	109 / 45.6	6097 / 58.7	3855 / 50.6	157 / 52.9	1092 / 41.4	1922 / 44.1	217 / 41.6
4 Höchste	11827	21.8	40 / 1.7	3179 / 16.7	2558 / 38.7	71 / 30.1	5 / 2.1	1559 / 15.0	2873 / 37.7	91 / 30.6	223 / 8.5	1126 / 25.8	102 / 19.5
Summe	54265	100.0	2310 / 100.0	19045 / 100.0	6611 / 100.0	236 / 100.0	239 / 100.0	10386 / 100.0	7618 / 100.0	297 / 100.0	2638 / 100.0	4363 / 100.0	522 / 100.0
CHI2-Test				**				**				**	

Fragebogen Zeile 5

Teilnahme an der Mutterschaftsvorsorge (mindestens einmal)

Bezugsgruppe Mütter

	Absol.	%	Erstpara Alter: -19	Erstpara Alter: 20-29	Erstpara Alter: 30-39	Erstpara Alter: 40+	Zweitpara Alter: -19	Zweitpara Alter: 20-29	Zweitpara Alter: 30-39	Zweitpara Alter: 40+	Drittpara+ Alter: -29	Drittpara+ Alter: 30-39	Drittpara+ Alter: 40+
Volle Stichprobe	55031	100.0	2365	19295	6699	243	246	10511	7724	305	2675	4428	540
Ohne Angabe	61	0.1	3	18	5	0	0	14	8	0	6	7	0
Teilnahme							Absolute und Relative Häufigkeiten						
1 Nein	594	1.1	51 / 2.2	135 / 0.7	21 / 0.3	4 / 1.6	8 / 3.3	114 / 1.1	40 / 0.5	1 / 0.3	95 / 3.6	101 / 2.3	24 / 4.4
2 Ja	54376	98.9	2311 / 97.8	19142 / 99.3	6673 / 99.7	239 / 98.4	238 / 96.7	10383 / 98.9	7676 / 99.5	304 / 99.7	2574 / 96.4	4320 / 97.7	516 / 95.6
Summe	54970	100.0	2362 / 100.0	19277 / 100.0	6694 / 100.0	243 / 100.0	246 / 100.0	10497 / 100.0	7716 / 100.0	305 / 100.0	2669 / 100.0	4421 / 100.0	540 / 100.0
CHI2-Test			**				**				**		

Fragebogen Zeile 7

Mutterschaftsvorsorge in Klinikambulanz (KL)
(* FA = Niedergelassener Gynäkologe)

Bezugsgruppe Mütter

	Absol.	%	Erstpara Alter: -19	20-29	30-39	40+	Zweitpara Alter: -19	20-29	30-39	40+	Drittpara+ Alter: -29	30-39	40+
Volle Stichprobe	55031	100.0	2365	19295	6699	243	246	10511	7724	305	2675	4428	540
Ohne Angabe	1524	2.8	108	409	126	9	15	290	162	6	154	204	41

Absolute und Relative Häufigkeiten

MV/Klinik

	Absol.	%	-19	20-29	30-39	40+	-19	20-29	30-39	40+	-29	30-39	40+
1 Ausschl. KL	11474	21.4	395 17.5	3320 17.6	1501 22.8	72 30.8	48 20.8	2162 21.2	1906 25.2	84 28.1	674 26.7	1170 27.7	142 28.5
2 KL + FA*	15494	29.0	506 22.4	5883 31.2	2278 34.7	78 33.3	49 21.2	2735 26.8	2247 29.7	92 30.8	511 20.3	1001 23.7	114 22.8
3 KL + andere	1897	3.5	106 4.7	641 3.4	187 2.8	1 0.4	11 4.8	391 3.8	227 3.0	10 3.3	110 4.4	185 4.4	28 5.6
4 Nur andere	24642	46.1	1250 55.4	9042 47.9	2607 39.7	83 35.5	123 53.2	4933 48.3	3182 42.1	113 37.8	1226 48.6	1868 44.2	215 43.1
Summe	53507	100.0	2257 100.0	18886 100.0	6573 100.0	234 100.0	231 100.0	10221 100.0	7562 100.0	299 100.0	2521 100.0	4224 100.0	499 100.0
CHI2-Test				**				**				**	

Fragebogen Zeile 7

Mutterschaftsvorsorge beim entbindenden gynäkologischen Belegarzt (BA)

Bezugsgruppe Mütter

	Absol.	%	Erstpara Alter: -19	20–29	30–39	40+	Zweitpara Alter: -19	20–29	30–39	40+	Drittpara+ Alter: -29	30–39	40+
Volle Stichprobe	55031	100.0	2365	19295	6699	243	246	10511	7724	305	2675	4428	540
Ohne Angabe	1472	2.7	106	401	126	7	15	271	149	2	152	203	40
MV/Belegarzt							Absolute und Relative Häufigkeiten						
1 Ausschl. BA	9993	18.7	389 17.2	3758 19.9	1333 20.3	43 18.2	30 13.0	1829 17.9	1513 20.0	48 15.8	312 12.4	673 15.9	65 13.0
2 BA + andere	2771	5.2	106 4.7	1040 5.5	406 6.2	9 3.8	9 3.9	469 4.6	420 5.5	21 6.9	97 3.8	178 4.2	16 3.2
3 Nur andere	40795	76.2	1764 78.1	14096 74.6	4834 73.5	184 78.0	192 83.1	7942 77.6	5642 74.5	234 77.2	2114 83.8	3374 79.9	419 83.8
Summe	53559	100.0	2259 100.0	18894 100.0	6573 100.0	236 100.0	231 100.0	10240 100.0	7575 100.0	303 100.0	2523 100.0	4225 100.0	500 100.0
CHI2-Test			**				**				**		

Fragebogen Zeile 8

Mutterschaftsvorsorge beim niedergelassenen Gynäkologen (FA)
(* KL = Klinikambulanz)

Bezugsgruppe Mütter

			Erstpara Alter:				Zweitpara Alter:				Drittpara⁺ Alter:			
	Absol.	%	−19	20–29	30–39	40⁺	−19	20–29	30–39	40⁺	−29	30–39	40⁺
Volle Stichprobe	55031	100.0	2365	19295	6699	243	246	10511	7724	305	2675	4428	540
Ohne Angabe	1672	3.0	111	473	138	8	16	315	180	5	157	224	45
MV/Facharzt													
1 Ausschl. FA	9795	18.4	567 25.2	3686 19.6	838 12.8	28 11.9	66 28.7	2073 20.3	1103 14.6	39 13.0	577 22.9	729 17.3	89 18.0
2 FA + KL*	15494	29.0	506 22.4	5883 31.3	2278 34.7	78 33.2	49 21.3	2735 26.8	2247 29.8	92 30.7	511 20.3	1001 23.8	114 23.0
3 FA + andere	2018	3.8	83 3.7	748 4.0	294 4.5	9 3.8	9 3.9	347 3.4	304 4.0	19 6.3	68 2.7	125 3.0	12 2.4
4 Nur andere	26052	48.8	1098 48.7	8505 45.2	3151 48.0	120 51.1	106 46.1	5041 49.4	3890 51.6	150 50.0	1362 54.1	2349 55.9	280 56.6
Summe	53359	100.0	2254 100.0	18822 100.0	6561 100.0	235 100.0	230 100.0	10196 100.0	7544 100.0	300 100.0	2518 100.0	4204 100.0	495 100.0
CHI2-Test			**				**				**		

Absolute und Relative Häufigkeiten

Fragebogen Zeile 8

Mutterschaftsvorsorge beim Allgemeinarzt (AA)

Bezugsgruppe Mütter

Absolute und Relative Häufigkeiten

	Volle Stichprobe		Erstpara Alter:				Zweitpara Alter:				Drittpara⁺ Alter:			
	Absol.	%	-19	20-29	30-39	40⁺	-19	20-29	30-39	40⁺	-29	30-39	40⁺
Volle Stichprobe	55031	100.0	2365	19295	6699	243	246	10511	7724	305	2675	4428	540
Ohne Angabe	1555	2.8	103	437	126	8	14	293	166	3	152	212	41
MV/Prakt. Arzt													
1 Ausschl. AA	2515	4.7	198 8.8	729 3.9	109 1.7	3 1.3	17 7.3	628 6.1	223 3.0	7 2.3	253 10.0	304 7.2	44 8.8
2 AA + andere	1722	3.2	113 5.0	583 3.1	136 2.1	3 1.3	12 5.2	375 3.7	185 2.4	10 3.3	109 4.3	167 4.0	29 5.8
3 Nur andere	49239	92.1	1951 86.3	17546 93.0	6328 96.3	229 97.4	203 87.5	9215 90.2	7150 94.6	285 94.4	2161 85.7	3745 88.8	426 85.4
Summe	53476	100.0	2262 100.0	18858 100.0	6573 100.0	235 100.0	232 100.0	10218 100.0	7558 100.0	302 100.0	2523 100.0	4216 100.0	499 100.0
CHI2-Test				**				**				**	

Fragebogen Zeile 8

Mutterpaß liegt vor

Bezugsgruppe Mütter

	Absol.	%	Erstpara Alter:				Zweitpara Alter:				Drittpara⁺ Alter:			
			−19	20−29	30−39	40⁺	−19	20−29	30−39	40⁺	−29	30−39	40⁺
Volle Stichprobe	55031	100.0	2365	19295	6699	243	246	10511	7724	305	2675	4428	540
Ohne Angabe	207	0.4	14	57	25	2	2	43	23	1	19	20	1
Mu-Paß liegt vor							Absolute und Relative Häufigkeiten						
1 Nein	1884	3.4	121 5.1	464 2.4	200 3.0	10 4.1	18 7.4	313 3.0	242 3.1	11 3.6	185 7.0	267 6.1	53 9.8
2 Ja	52940	96.6	2230 94.9	18774 97.6	6474 97.0	231 95.9	226 92.6	10155 97.0	7459 96.9	293 96.4	2471 93.0	4141 93.9	486 90.2
Summe	54824	100.0	2351 100.0	19238 100.0	6674 100.0	241 100.0	244 100.0	10468 100.0	7701 100.0	304 100.0	2656 100.0	4408 100.0	539 100.0
	CHI2-Test		**				**				**		

Fragebogen Zeile 9

Erstuntersuchung – Schwangerschaftswoche

			Bezugsgruppe Mütter								
			Erstpara Alter:				Zweitpara Alter:				Drittpara Alter:
	Absol.	%	-19	20-29	30-39	40+	-19	20-29	30-39	40+	-29	30-39	40+
Volle Stichprobe	55031	100.0	2365	19295	6699	243	246	10511	7724	305	2675	4428	540
Ohne Angabe	2262	4.1	140	658	224	11	23	406	234	9	217	281	59
Erstu.-SS-Wo.			Absolute und Relative Häufigkeiten										
1 1.-8. Woche	7756	13.4	170 / 7.6	2585 / 13.9	1056 / 16.3	37 / 15.9	13 / 5.8	1289 / 12.8	1146 / 15.3	39 / 13.2	217 / 8.8	461 / 11.1	43 / 8.9
2 9.-12. Woche	21097	40.0	604 / 27.1	7890 / 42.3	2911 / 45.0	94 / 40.5	64 / 28.7	3926 / 38.9	3276 / 43.7	130 / 43.9	671 / 27.3	1385 / 33.4	146 / 30.4
3 13.-16. Woche	12574	23.8	511 / 23.0	4506 / 24.2	1492 / 23.0	45 / 19.4	36 / 16.1	2519 / 24.9	1773 / 23.7	66 / 22.3	540 / 22.0	983 / 23.7	103 / 21.4
4 17.-20. Woche	6146	11.6	379 / 17.0	1990 / 10.7	605 / 9.3	26 / 11.2	40 / 17.9	1245 / 12.3	777 / 10.4	33 / 11.1	408 / 16.6	579 / 14.0	64 / 13.3
5 21.-24. Woche	2538	4.8	196 / 8.8	784 / 4.2	211 / 3.3	16 / 6.9	15 / 6.7	509 / 5.0	251 / 3.4	14 / 4.7	202 / 8.2	299 / 7.2	41 / 8.5
6 25.-28. Woche	1515	2.9	157 / 7.1	397 / 2.1	111 / 1.7	9 / 3.9	20 / 9.0	292 / 2.9	141 / 1.9	4 / 1.4	143 / 5.8	209 / 5.0	32 / 6.7
7 29.-32. Woche Fortsetzung	954	1.8	120 / 5.4	272 / 1.5	49 / 0.8	3 / 1.3	17 / 7.6	164 / 1.6	52 / 0.7	7 / 2.4	132 / 5.4	111 / 2.7	27 / 5.6
Summe	52769	100.0	2225 / 100.0	18637 / 100.0	6475 / 100.0	232 / 100.0	223 / 100.0	10105 / 100.0	7490 / 100.0	296 / 100.0	2458 / 100.0	4147 / 100.0	481 / 100.0
	CHI2-Test		**				**				**		

Fragebogen Zeile 9

Erstuntersuchung – Schwangerschaftswoche
– Fortsetzung –

Bezugsgruppe Mütter

	Absol.	%	Erstpara Alter:				Zweitpara Alter:				Drittpara+ Alter:			
			-19	20-29	30-39	40+	-19	20-29	30-39	40+	-19	20-29	30-39	40+
Volle Stichprobe	55031	100.0	2365	19295	6699	243	246	10511	7724	305	2675	4428	540
Ohne Angabe	2262	4.1	140	658	224	11	23	406	234	9	217	281	59
Erstu.-SS-Wo.													
8 33.-36. Woche	578	1.1	53 / 2.4	151 / 0.8	29 / 0.4	2 / 0.9	11 / 4.9	101 / 1.0	48 / 0.6	0 / 0.0	95 / 3.9	77 / 1.9	11 / 2.3
9 >= 37. Woche	311	0.6	35 / 1.6	62 / 0.3	11 / 0.2	0 / 0.0	7 / 3.1	60 / 0.6	26 / 0.3	3 / 1.0	50 / 2.0	43 / 1.0	14 / 2.9
Summe	52769	100.0	2225 / 100.0	18637 / 100.0	6475 / 100.0	232 / 100.0	223 / 100.0	10105 / 100.0	7490 / 100.0	296 / 100.0	2458 / 100.0	4147 / 100.0	481 / 100.0
CHI2-Test			**				**				**			

Absolute und Relative Häufigkeiten

Fragebogen Zeile 9

Erstuntersuchung – Schwangerschaftswoche

Bezugsgruppe Mütter

	Absol.	%	Erstpara Alter:				Zweitpara Alter:				Drittpara Alter:		
			-19	20–29	30–39	40+	-19	20–29	30–39	40+	-29	30–39	40+
Volle Stichprobe	55031	100.0	2365	19295	6699	243	246	10511	7724	305	2675	4428	540
Ohne Angabe	2262	4.1	140	658	224	11	23	406	234	9	217	281	59
Min	1		2	1	1	4	5	2	1	4	1	2	3
10 P.	8.6		9.6	8.5	8.3	8.3	9.9	8.6	8.4	8.6	9.3	8.8	9.2
Median	12.8		15.9	12.6	12.3	12.4	16.9	12.9	12.5	12.6	15.8	14.0	15.4
90 P.	22.0		28.7	20.7	19.6	22.5	32.5	21.8	20.1	20.8	30.2	25.5	29.5
Max	42		42	42	40	35	41	42	41	40	40	42	42

Fragebogen Zeile 9

Gesamtzahl der Vorsorgeuntersuchungen pro Schwangere

Bezugsgruppe Mütter

Absolute und Relative Häufigkeiten

			Erstpara Alter:				Zweitpara Alter:				Drittpara⁺ Alter:		
Volle Stichprobe	Absol.	%	−19	20−29	30−39	40⁺	−19	20−29	30−39	40⁺	−29	30−39	40⁺
	55031	100.0	2365	19295	6699	243	246	10511	7724	305	2675	4428	540
Ohne Angabe	2314	4.2	146	696	238	15	23	415	246	15	200	268	52
Anzahl Untersuch.													
1 1−3	2140	4.1	188 8.5	464 2.5	88 1.4	2 0.9	42 18.8	442 4.4	170 2.3	16 5.5	346 14.0	318 7.6	64 13.1
2 4−6	8785	16.7	604 27.2	2503 13.5	677 10.5	33 14.5	67 30.0	1865 18.5	1067 14.3	52 17.9	710 28.7	1062 25.5	145 29.7
3 7−9	20330	38.6	863 38.9	7280 39.1	2352 36.4	70 30.7	70 31.4	4132 40.9	2950 39.4	97 33.4	846 34.2	1538 37.0	132 27.0
4 10−12	16156	30.6	461 20.8	6316 34.0	2357 36.5	79 34.6	35 15.7	2813 27.9	2501 33.4	92 31.7	433 17.5	964 23.2	105 21.5
5 >=13	5306	10.1	103 4.6	2036 10.9	987 15.3	44 19.3	9 4.0	844 8.4	790 10.6	33 11.4	140 5.7	278 6.7	42 8.6
Summe	52717	100.0	2219 100.0	18599 100.0	6461 100.0	228 100.0	223 100.0	10096 100.0	7478 100.0	290 100.0	2475 100.0	4160 100.0	488 100.0
CHI2-Test			**				**				**		

Fragebogen Zeile 9

Gesamtzahl der Vorsorgeuntersuchungen pro Schwangere

Bezugsgruppe Mütter

	Absol.	%	Erstpara Alter:				Zweitpara Alter:				Drittpara+ Alter:		
			-19	20-29	30-39	40+	-19	20-29	30-39	40+	-29	30-39	40+
Volle Stichprobe	55031	100.0	2365	19295	6699	243	246	10511	7724	305	2675	4428	540
Ohne Angabe	2314	4.2	146	696	238	15	23	415	246	15	200	268	52
Min	1		1	1	1	2	1	1	1	1	1	1	1
x̄	8.9		7.6	9.2	9.8	9.8	6.8	8.6	9.1	8.9	7.2	7.9	7.5
Max	40		28	31	33	20	40	36	35	20	30	30	24

Fragebogen Zeile 9

Unbedingte Laborbestimmungen laut Mutterschaftsrichtlinien
(Mehrfachnennungen)

	Absol.	%	Erstpara Alter: -19	20-29	30-39	40+	Zweitpara Alter: -19	20-29	30-39	40+	Drittpara+ Alter: -29	30-39	40+
Volle Stichprobe	55031	100.0	2365	19295	6699	243	246	10511	7724	305	2675	4428	540
Ohne Angabe	184–430	(0.3–0.7%)					.	.	.	.	.	.	.
Bestimmungen				Absolute und Relative Häufigkeiten									
Blutgruppe bekannt	54294	99.0	2289 97.3	19123 99.3	6656 99.6	240 98.8	235 96.3	10369 99.0	7668 99.5	304 99.7	2581 97.0	4315 98.2	514 95.9
Antikörper bestimmt	51880	94.7	2244 95.7	18749 97.5	6531 97.8	230 95.0	215 88.1	9695 92.7	7187 93.4	286 94.1	2330 88.0	3954 90.2	459 86.1
LSR durchgeführt	49808	91.2	2169 93.0	18138 94.6	6231 93.6	223 92.5	205 84.4	9354 89.6	6788 88.6	277 90.8	2232 84.4	3753 85.8	438 82.5
Röteltiter bestimmt	49269	90.2	2113 90.3	18070 94.1	6262 94.0	218 90.8	196 80.7	9188 88.1	6749 87.9	274 89.8	2139 80.9	3638 83.2	422 79.6
	CHI2-Test		☐ 1%-Niveau auffällig										

Fragebogen Zeile 10–13

Durchgeführte pränatale diagnostische Maßnahmen
(Mehrfachnennungen)

Bezugsgruppe Mütter

	Absol.	%	Erstpara Alter: -19	20–29	30–39	40+	Zweitpara Alter: -19	20–29	30–39	40+	Drittpara+ Alter: -29	30–39	40+
Volle Stichprobe	55031	100.0	2365	19295	6699	243	246	10511	7724	305	2675	4428	540
Ohne Angabe	274–503	(0.5 – 0.9%)					.			.		.	.
Maßnahmen							Absolute und Relative Häufigkeiten						
Ultraschall-Schnittbild	36227	66.2	1484 / 63.1	12831 / 66.8	4799 / 72.0	184 / 76.0	136 / 55.7	6671 / 63.8	5212 / 67.6	230 / 75.9	1583 / 59.7	2757 / 62.7	340 / 63.2
CTG ante partum	19825	36.3	897 / 38.3	7352 / 38.4	2513 / 37.8	103 / 42.7	75 / 31.0	3549 / 34.1	2498 / 32.5	120 / 40.0	921 / 34.8	1592 / 36.3	205 / 38.3
Amnioskopie	13743	25.2	592 / 25.2	5331 / 27.8	1700 / 25.6	56 / 23.1	44 / 18.3	2586 / 24.8	1680 / 21.9	61 / 20.2	557 / 21.1	1010 / 23.1	126 / 23.5
Östrogene bestimmt	6565	12.0	241 / 10.3	2196 / 11.5	1090 / 16.4	73 / 30.3	21 / 8.6	1021 / 9.8	975 / 12.7	61 / 20.1	253 / 9.5	558 / 12.7	76 / 14.1
HPL bestimmt	3619	6.6	133 / 5.7	1269 / 6.6	589 / 8.9	36 / 15.1	14 / 5.8	594 / 5.7	500 / 6.5	35 / 11.6	124 / 4.7	285 / 6.5	40 / 7.5
Amniozentese	765	1.4	21 / 0.9	202 / 1.1	101 / 1.5	26 / 10.8	1 / 0.4	121 / 1.2	97 / 1.3	36 / 11.8	40 / 1.5	86 / 2.0	34 / 6.3
CHI2-Test			1%-Niveau auffällig										

Fragebogen Zeile 14 und 15

Gesamtzahl der Schwangerschaftsrisiken pro Schwangere

Bezugsgruppe Mütter

	Absol.	%	Erstpara Alter: -19	Erstpara Alter: 20-29	Erstpara Alter: 30-39	Erstpara Alter: 40+	Zweitpara Alter: -19	Zweitpara Alter: 20-29	Zweitpara Alter: 30-39	Zweitpara Alter: 40+	Drittpara+ Alter: -29	Drittpara+ Alter: 30-39	Drittpara+ Alter: 40+
Volle Stichprobe	55031	100.0	2365	19295	6699	243	246	10511	7724	305	2675	4428	540
Ohne Angabe	0	0.0	0	0	0	0	0	0	0	0	0	0	0

Absolute und Relative Häufigkeiten

Anzahl SS-Risiken

	Absol.	%	-19	20-29	30-39	40+	-19	20-29	30-39	40+	-29	30-39	40+
1 Keine	29047	52.8	1294 / 54.7	11572 / 60.0	2849 / 42.5	0 / 0.0	123 / 50.0	5957 / 56.7	3987 / 51.6	56 / 18.4	1239 / 46.3	1906 / 43.0	64 / 11.9
2 Ein	15657	28.4	739 / 31.2	5151 / 26.7	2214 / 33.0	131 / 3.9	81 / 32.9	2795 / 26.6	2196 / 28.4	116 / 38.0	750 / 28.0	1343 / 30.3	141 / 26.1
3 Zwei	6534	11.9	236 / 10.0	1779 / 9.2	1061 / 15.8	65 / 26.7	27 / 11.0	1120 / 10.7	975 / 12.6	74 / 24.3	387 / 14.5	660 / 14.9	150 / 27.8
4 Drei	2510	4.6	70 / 3.0	604 / 3.1	373 / 5.6	26 / 10.7	6 / 2.4	435 / 4.1	369 / 4.8	26 / 8.5	191 / 7.1	306 / 6.9	104 / 19.3
5 Vier und mehr	1283	2.3	26 / 1.1	189 / 1.0	202 / 3.0	21 / 8.6	9 / 3.7	204 / 1.9	197 / 2.6	33 / 10.8	108 / 4.0	213 / 4.8	81 / 15.0
Summe	55031	100.0	2365 / 100.0	19295 / 100.0	6699 / 100.0	243 / 100.0	246 / 100.0	10511 / 100.0	7724 / 100.0	305 / 100.0	2675 / 100.0	4428 / 100.0	540 / 100.0
CHI2-Test				**				**				**	

Fragebogen Zeile 16

Einzelrisiken in der Schwangerschaft
(Mehrfachnennungen)

		Absol.	%	Erstpara Alter: -19	20-29	30-39	40+	Zweitpara Alter: -19	20-29	30-39	40+	Drittpara+ Alter: -29	30-39	40+
	Volle Stichprobe	55031	100.0	2365	19295	6699	243	246	10511	7724	305	2675	4428	540
	Ohne Angabe	0	0.	0	0	0	0	0	0	0	0	0	0	0
1	Unklarer Termin	6827	12.4	493 / 20.8	2516 / 13.0	670 / 10.0	20 / 8.2	46 / 18.7	1232 / 11.7	637 / 8.2	25 / 8.2	512 / 19.1	573 / 12.9	103 / 19.1
2	Vorzeitige Wehen	5699	10.4	267 / 11.3	2011 / 10.4	799 / 11.9	27 / 11.1	31 / 12.6	967 / 9.2	788 / 10.2	45 / 14.8	275 / 10.3	437 / 9.9	52 / 9.6
3	Cervixinsuffizienz	3860	7.0	118 / 5.0	1166 / 6.0	454 / 6.8	12 / 4.9	19 / 7.7	856 / 8.1	720 / 9.3	25 / 8.2	159 / 5.9	303 / 6.8	28 / 5.2
4	EPH-Gestose	3609	6.6	163 / 6.9	1450 / 7.5	532 / 7.9	35 / 14.4	6 / 2.4	488 / 4.6	427 / 5.5	24 / 7.9	120 / 4.5	305 / 6.9	59 / 10.9
5	Uterus-Operation	2597	4.7	6 / 0.3	155 / 0.8	153 / 2.3	13 / 5.3	13 / 5.3	792 / 7.5	911 / 11.8	51 / 16.7	154 / 5.8	316 / 7.1	33 / 6.1
6	Pathologische Kindslage	2541	4.6	78 / 3.3	960 / 5.0	408 / 6.1	12 / 4.9	13 / 5.3	362 / 3.4	353 / 4.6	19 / 6.2	117 / 4.4	184 / 4.2	35 / 6.5

Bezugsgruppe Mütter

Absolute und Relative Häufigkeiten

CHI2-Test ☐ 1%-Niveau auffällig

Fragebogen Zeile 17

Einzelrisiken in der Schwangerschaft
(Fortsetzung 1)

Bezugsgruppe Mütter

Absolute und Relative Häufigkeiten

		Absol.	%	Erstpara Alter: -19	20–29	30–39	40+	Zweitpara Alter: -19	20–29	30–39	40+	Drittpara+ Alter: -29	30–39	40+
	Volle Stichprobe	55031	100.0	2365	19295	6699	243	246	10511	7724	305	2675	4428	540
	Ohne Angabe	0	0.	0	0	0	0	0	0	0	0	0	0	0
7	>= 2 Aborte	2165	3.9	7 / 0.3	356 / 1.8	397 / 5.9	26 / 10.7	2 / 0.8	320 / 3.0	463 / 6.0	33 / 10.8	138 / 5.2	355 / 8.0	68 / 12.6
8	EG > 34 J.	1929	3.5			1686 / 25.2	243 / 100.0							
9	Blutungen	1662	3.0	42 / 1.8	564 / 2.9	282 / 4.2	6 / 2.5	4 / 1.6	272 / 2.6	278 / 3.6	5 / 1.6	60 / 2.2	136 / 3.1	13 / 2.4
10	Tot. Kind i. Anamnese	1441	2.6					14 / 5.7	340 / 3.2	271 / 3.5	13 / 4.3	317 / 11.9	435 / 9.8	51 / 9.4
11	Adipositas	1342	2.4	70 / 3.0	474 / 2.5	132 / 2.0	9 / 3.7	6 / 2.4	244 / 2.3	141 / 1.8	11 / 3.6	82 / 3.1	140 / 3.2	33 / 6.1
12	Vorausgangene Frühgeburt	1049	1.9					17 / 6.9	358 / 3.4	236 / 3.1	18 / 5.9	180 / 6.7	219 / 4.9	21 / 3.9
	CHI2-Test													

☐ 1%-Niveau auffällig

Fragebogen Zeile 17

Einzelrisiken in der Schwangerschaft
(Fortsetzung 2)

Bezugsgruppe Mütter

Absolute und Relative Häufigkeiten

		Absol.	%	Erstpara Alter: -19	20-29	30-39	40+	Zweitpara Alter: -19	20-29	30-39	40+	Drittpara+ Alter: -29	30-39	40+
	Volle Stichprobe	55031	100.0	2365	19295	6699	243	246	10511	7724	305	2675	4428	540
	Ohne Angabe	0	0.	0	0	0	0	0	0	0	0	0	0	0
13	Uterus-Mißverhältnis	1045	1.9	42 / 1.8	424 / 2.2	142 / 2.1	10 / 4.1	4 / 1.6	170 / 1.6	121 / 1.6	3 / 1.0	44 / 1.6	68 / 1.5	17 / 3.1
14	Harnwegsinfekt	999	1.8	69 / 2.9	397 / 2.1	110 / 1.6	4 / 1.6	6 / 2.4	186 / 1.8	100 / 1.3	3 / 1.0	40 / 1.5	79 / 1.8	5 / 0.9
15	> 4 Kinder	938	1.7									171 / 6.4	588 / 13.3	179 / 33.1
16	Sterilitäts-Behandlung	754	1.4	5 / 0.2	279 / 1.4	313 / 4.7	11 / 4.5	0 / 0.0	47 / 0.4	74 / 1.0	4 / 1.3	4 / 0.1	14 / 0.3	3 / 0.6
17	Komplizierte Geburt i. A.	625	1.1					1 / 0.4	176 / 1.7	228 / 3.0	11 / 3.6	61 / 2.3	129 / 2.9	19 / 3.5
18	MG > 40 J.	573	1.0								190 / 62.3			383 / 70.9

CHI2-Test   ☐ 1%-Niveau auffällig

Fragebogen Zeile 17

Einzelrisiken in der Schwangerschaft
(Fortsetzung 3)

Bezugsgruppe Mütter

			Erstpara Alter:				Zweitpara Alter:				Drittpara+ Alter:			
	Absol.	%	-19	20-29	30-39	40+	-19	20-29	30-39	40+	-19	20-29	30-39	40+
Volle Stichprobe	55031	100.0	2365	19295	6699	243	246	10511	7724	305	0	2675	4428	540
Ohne Angabe	0	0.	0	0	0	0	0	0	0	0	0	0	0	0

Absolute und Relative Häufigkeiten

19 Blutgruppen-Inkompatibilität	442	0.8	20 / 0.8	100 / 0.5	33 / 0.5	0 / 0.0	2 / 0.8	100 / 1.0	58 / 0.8	2 / 0.7		42 / 1.6	72 / 1.6	13 / 2.4
20 Diabetes	365	0.7	5 / 0.2	102 / 0.5	71 / 1.1	5 / 2.1	0 / 0.0	62 / 0.6	62 / 0.8	7 / 2.3		11 / 0.4	38 / 0.9	2 / 0.4
21 Anämie	360	0.7	25 / 1.1	96 / 0.5	30 / 0.4	2 / 0.8	1 / 0.4	74 / 0.7	47 / 0.6	2 / 0.7		34 / 1.3	39 / 0.9	10 / 1.9
22 Chr. Nierenerkrankung	346	0.6	12 / 0.5	116 / 0.6	47 / 0.7	3 / 1.2	2 / 0.8	61 / 0.6	56 / 0.7	2 / 0.7		13 / 0.5	31 / 0.7	3 / 0.6
23 Geschädigtes Kind i. A.	293	0.5					1 / 0.4	79 / 0.8	85 / 1.1	5 / 1.6		37 / 1.4	71 / 1.6	15 / 2.8
24 Beh. Herzerkrankung	153	0.3	6 / 0.3	53 / 0.3	23 / 0.3	0 / 0.0	1 / 0.4	19 / 0.2	27 / 0.3	1 / 0.3		6 / 0.2	12 / 0.3	5 / 0.9

CHI2-Test   ☐ 1%-Niveau auffällig

Einzelkrisen in der Schwangerschaft
(Fortsetzung 4)

Bezugsgruppe Mütter

	Absol.	%	Erstpara Alter:				Zweitpara Alter:				Drittpara+ Alter:			
			−19	20−29	30−39	40+	−19	20−29	30−39	40+	−29	30−39	40+
Volle Stichprobe	55031	100.0	2365	19295	6699	243	246	10511	7724	305	2675	4428	540
Ohne Angabe	0	0.0	0	0	0	0	0	0	0	0	0	0	0
			Absolute und Relative Häufigkeiten										
25 Hypotonie	138	0.3	12 / 0.5	41 / 0.2	15 / 0.2	0 / 0.0	1 / 0.4	30 / 0.3	17 / 0.2	1 / 0.3	8 / 0.3	12 / 0.3	1 / 0.2
26 EG < 16 J.	89	0.1	89 / 3.8										
CHI2-Test													

☐ 1%-Niveau auffällig

Fragebogen Zeile 17

Termin der letzten Periode verwertbar

Bezugsgruppe Mütter

Term. d. l. Per. verw.		Absol.	%	Alter:	Erstpara			Alter:	Zweitpara			Alter:	Drittpara		
				–19	20–29	30–39	40+	–19	20–29	30–39	40+	–29	30–39	40+
Volle Stichprobe		55031	100.0		2365	19295	6699	243	246	10511	7724	305	2675	4428	540
Ohne Angabe		123	0.2		5	45	11	1	1	21	15	3	6	13	2

Absolute und Relative Häufigkeiten

1	Nein	5484	10.0		435 18.4	1919 10.0	487 7.3	18 7.4	40 16.3	1027 9.8	501 6.5	26 8.6	432 16.2	509 11.5	90 16.7
2	Ja	49424	90.0		1925 81.6	17331 90.0	6201 92.7	224 92.6	205 83.7	9463 90.2	7208 93.5	276 91.4	2237 83.8	3906 88.5	448 83.3
Summe		54908	100.0		2360 100.0	19250 100.0	6688 100.0	242 100.0	245 100.0	10490 100.0	7709 100.0	302 100.0	2669 100.0	4415 100.0	538 100.0
		CHI2-Test				**				**				**	

Fragebogen Zeile 18

Tragzeit in Wochen

	Absol.	%	Alter: -19	Erstpara 20-29	Erstpara 30-39	Erstpara 40+	Alter: -19	Zweitpara 20-29	Zweitpara 30-39	Zweitpara 40+	Alter: -29	Drittpara+ 30-39	Drittpara+ 40+
Volle Stichprobe	55549	100.0	2373	19446	6754	243	249	10596	7823	311	2714	4489	551
Ohne Angabe	8	0.0	0	2	2	0	0	1	1	0	1	1	0
Tragzeit in Wo.							Absolute und Relative Häufigkeiten						
1 -31	463	0.8	19 / 0.8	144 / 0.7	53 / 0.8	2 / 0.8	3 / 1.2	86 / 0.8	63 / 0.8	4 / 1.3	34 / 1.3	46 / 1.0	9 / 1.6
2 32-36	1756	3.2	107 / 4.5	575 / 3.0	256 / 3.8	12 / 4.9	10 / 4.0	304 / 2.9	215 / 2.7	21 / 6.8	92 / 3.4	138 / 3.1	26 / 4.7
3 37-39	12468	22.4	423 / 17.8	4104 / 21.1	1587 / 23.5	58 / 23.9	65 / 26.1	2280 / 21.5	2023 / 25.9	91 / 29.3	586 / 21.6	1123 / 25.0	128 / 23.2
4 40+	34180	61.5	1338 / 56.4	12258 / 63.0	4218 / 62.5	147 / 60.5	129 / 51.8	6692 / 63.2	4871 / 62.3	167 / 53.7	1506 / 55.5	2573 / 57.3	281 / 51.0
5 K.A./ -2499 g	618	1.1	47 / 2.0	196 / 1.0	64 / 0.9	8 / 3.3	9 / 3.6	114 / 1.1	64 / 0.8	3 / 1.0	38 / 1.4	59 / 1.3	16 / 2.9
6 K.A./ >= 2500 g	6056	10.9	439 / 18.5	2167 / 11.1	574 / 8.5	16 / 6.6	33 / 13.3	1119 / 10.6	586 / 7.5	25 / 8.0	457 / 16.8	549 / 12.2	91 / 16.5
Summe	55541	100.0	2373 / 100.0	19444 / 100.0	6752 / 100.0	243 / 100.0	249 / 100.0	10595 / 100.0	7822 / 100.0	311 / 100.0	2713 / 100.0	4488 / 100.0	551 / 100.0
	CHI2-Test		**					**				**	

Bezugsgruppe Kinder

Fragebogen Zeile 18

Blasensprung vor Wehenbeginn

Bezugsgruppe Kinder

	Absol.	%	Erstpara Alter:				Zweitpara Alter:				Drittpara+ Alter:			
			−19	20−29	30−39	40+	−19	20−29	30−39	40+	−29	30−39	40+
Volle Stichprobe	55549	100.0	2373	19446	6754	243	249	10596	7823	311	2714	4489	551
Ohne Angabe	124	0.2	4	47	11	0	1	17	17	1	11	12	3

Blasenspr. v. Wehenb. — Absolute und Relative Häufigkeiten

1 Über 48 Std.	1170	2.1	45 1.9	402 2.1	210 3.1	5 2.1	4 1.6	175 1.7	138 1.8	15 4.8	47 1.7	111 2.5	18 3.3
2 Unter 48 Std.	10269	18.5	372 15.7	4067 21.0	1656 24.6	57 23.5	38 15.3	1463 13.8	1361 17.4	70 22.6	352 13.0	733 16.4	100 18.2
3 Keiner	43986	79.4	1952 82.4	14930 77.0	4877 72.3	181 74.5	206 83.1	8941 84.5	6307 80.8	225 72.6	2304 85.2	3633 81.1	430 78.5
Summe	55425	100.0	2369 100.0	19399 100.0	6743 100.0	243 100.0	248 100.0	10579 100.0	7806 100.0	310 100.0	2703 100.0	4477 100.0	548 100.0
CHI2-Test			**				**				**		

Fragebogen Zeile 19

Grünes Fruchtwasser

Bezugsgruppe Kinder

	Absol.	%	Erstpara Alter:				Zweitpara Alter:				Drittpara⁺ Alter:			
			-19	20-29	30-39	40⁺	-19	20-29	30-39	40⁺	-29	30-39	40⁺
Volle Stichprobe	55549	100.0	2373	19446	6754	243	249	10596	7823	311	2714	4489	551
Ohne Angabe	246	0.5	16	81	24	0	1	49	46	1	14	28	4
Grünes Fruchtw.					Absolute und Relative Häufigkeiten									
1 Nein	48462	87.7	2043 86.7	16904 87.3	5797 86.1	202 83.1	228 91.9	9418 89.3	6945 89.3	271 87.4	2343 86.8	3869 86.7	442 80.8
2 Ja	6823	12.3	314 13.3	2461 12.7	933 13.9	41 16.9	20 8.1	1129 10.7	832 10.7	39 12.6	357 13.2	592 13.3	105 19.2
Summe	55285	100.0	2357 100.0	19365 100.0	6730 100.0	243 100.0	248 100.0	10547 100.0	7777 100.0	310 100.0	2700 100.0	4461 100.0	547 100.0
	CHI2-Test										**		

Fragebogen Zeile 20

Blasensprengung vor Wehenbeginn

Bezugsgruppe Kinder

	Absol.	%	Erstpara Alter:				Zweitpara Alter:				Drittpara+ Alter:			
			-19	20-29	30-39	40+	-19	20-29	30-39	40+	-29	30-39	40+
Volle Stichprobe	55549	100.0	2373	19446	6754	243	249	10596	7823	311	2714	4489	551
Ohne Angabe	258	0.5	10	98	28	0	1	53	32	1	9	21	5

Absolute und Relative Häufigkeiten

Blas.spr. v. W'beg.

1 Nein	52792	95.5	2257 95.5	18539 95.8	6469 96.2	231 95.1	238 96.0	9996 94.8	7420 95.2	305 98.4	2576 95.2	4238 94.9	523 95.8
2 Ja	2499	4.5	106 4.5	809 4.2	257 3.8	12 4.9	10 4.0	547 5.2	371 4.8	5 1.6	129 4.8	230 5.1	23 4.2
Summe	55291	100.0	2363 100.0	19348 100.0	6726 100.0	243 100.0	248 100.0	10543 100.0	7791 100.0	310 100.0	2705 100.0	4468 100.0	546 100.0
	CHI2-Test													

Fragebogen Zeile 20

Medikamentöse Einleitung und Wehenmittel
(Mehrfachnennungen)

			Bezugsgruppe Mütter										
			Erstpara				Zweitpara				Drittpara+		
			Alter:				Alter:				Alter:		
	Absol.	%	−19	20–29	30–39	40+	−19	20–29	30–39	40+	−29	30–39	40+
Volle Stichprobe	55031	100.0	2365	19295	6699	243	246	10511	7724	305	2675	4428	540
Ohne Angabe	174–199		(0.3–0,4%)										
Einleit., Wehenm.			Absolute und Relative Häufigkeiten										
Medikam. Einleitung	12721	23.2	478 20.3	4472 23.3	1732 26.0	49 20.2	37 15.2	2271 21.7	1887 24.5	75 24.6	497 18.6	1106 25.1	117 21.8
Wehenmittel bei Geburt	31682	57.8	1322 56.0	12065 62.8	4436 66.4	139 57.2	97 39.4	5435 51.8	4174 54.2	147 48.2	1206 45.3	2377 53.9	284 52.9
CHI2-Test													

☐ 1%-Niveau möglich

Fragebogen Zeile 20 und 21

Anaesthesieformen (Mehrfachnennungen)

Bezugsgruppe Mütter

	Absol.	%	Erstpara Alter: -19	20-29	30-39	40+	Zweitpara Alter: -19	20-29	30-39	40+	Drittpara+ Alter: -29	30-39	40+
Volle Stichprobe	55031	100.0	2365	19295	6699	243	246	10511	7724	305	2675	4428	540
Ohne Angabe	193-298	(0.3-0.5%)											
Anästhesieformen			Absolute und Relative Häufigkeiten										
Vollnarkose b. d. Geburt	10237	18.7	293 / 12.5	3595 / 18.7	1989 / 29.9	119 / 49.9	24 / 9.9	1383 / 13.2	1670 / 21.7	95 / 31.3	267 / 10.0	694 / 15.7	108 / 20.1
Parazervikal	1666	3.0	52 / 2.2	692 / 3.6	280 / 4.2	8 / 3.3	4 / 1.7	238 / 2.3	252 / 3.3	8 / 2.6	30 / 1.1	94 / 2.1	8 / 1.5
Pudendus	27714	50.6	1175 / 49.9	10398 / 54.1	3647 / 54.7	98 / 40.3	102 / 41.6	5089 / 48.6	4084 / 53.1	145 / 47.5	954 / 35.8	1815 / 41.2	207 / 38.5
Lokalinfiltration	15776	28.8	749 / 31.8	6182 / 32.2	1740 / 26.1	45 / 18.6	76 / 31.3	3195 / 30.5	2226 / 29.0	66 / 21.7	518 / 19.5	906 / 20.5	73 / 13.6
Epi/peridural	4071	7.6	247 / 10.5	1780 / 9.3	323 / 4.8	11 / 4.6	11 / 4.5	833 / 8.0	387 / 5.0	14 / 4.6	136 / 5.1	302 / 6.8	27 / 5.0
Sakral/kaudal	295	0.5	27 / 1.1	133 / 0.7	23 / 0.3	1 / 0.4	1 / 0.4	50 / 0.5	24 / 0.3	1 / 0.3	15 / 0.6	19 / 0.4	1 / 0.2
Lumbal/spinal	108	0.2	6 / 0.3	29 / 0.2	23 / 0.3	1 / 0.4	0 / 0.0	17 / 0.2	13 / 0.2	1 / 0.3	8 / 0.3	9 / 0.2	1 / 0.2

CHI2-Test ☐ 1%-Niveau auffällig

Fragebogen Zeile 21-23

CTG sub partu extern

Bezugsgruppe Mütter

Absolute und Relative Häufigkeiten

	Absol.	%	Erstpara Alter: -19	Erstpara Alter: 20–29	Erstpara Alter: 30–39	Erstpara Alter: 40+	Zweitpara Alter: -19	Zweitpara Alter: 20–29	Zweitpara Alter: 30–39	Zweitpara Alter: 40+	Drittpara+ Alter: -29	Drittpara+ Alter: 30–39	Drittpara+ Alter: 40+
Volle Stichprobe	55031	100.0	2365	19295	6699	243	246	10511	7724	305	2675	4428	540
Ohne Angabe	173	0.3	10	60	18	1	0	28	25	1	10	16	4
CTG s.p. extern													
1 Nein	25037	45.6	1009 42.8	8303 43.2	2858 42.8	117 48.3	118 48.0	5059 48.3	3819 49.6	149 49.0	1233 46.3	2129 48.3	243 45.3
2 Ja	29821	54.4	1346 57.2	1 932 56.8	3823 57.2	125 51.7	128 52.0	5424 51.7	3880 50.4	155 51.0	1432 53.7	2283 51.7	293 54.7
Summe	54858	100.0	2355 100.0	19235 100.0	6681 100.0	242 100.0	246 100.0	10483 100.0	7699 100.0	304 100.0	2665 100.0	4412 100.0	536 100.0
	CHI2-Test												

Fragebogen Zeile 24

Intrapartale Überwachung (Mehrfachnennungen)

Bezugsgruppe Kinder

	Absol.	%	Erstpara Alter:				Zweitpara Alter:				Drittpara Alter:		
			-19	20–29	30–39	40+	-19	20–29	30–39	40+	-29	30–39	40+
Volle Stichprobe	55549	100.0	2373	19446	6754	243	249	10596	7823	311	2714	4489	551
Ohne Angabe	234–438	(0.4–0,8%)											
Intr. Überwachung			Absolute und Relative Häufigkeiten										
CTG s.p. intern	22452	40.6	1170 / 49.5	8344 / 43.1	2622 / 39.0	79 / 32.6	91 / 36.5	4295 / 40.6	2684 / 34.4	102 / 33.0	1149 / 42.6	1710 / 38.3	206 / 37.9
Mikroblut-Untersuchung	1205	2.2	65 / 2.8	496 / 2.6	193 / 2.9	8 / 3.3	3 / 1.2	179 / 1.7	116 / 1.5	6 / 2.0	48 / 1.8	73 / 1.6	18 / 3.3

CHI2-Test — ▯ 1%-Niveau möglich

Fragebogen Zeile 24

Sectio

			Bezugsgruppe Mütter											
			Erstpara				Zweitpara				Drittpara+			
	Absol.	%	Alter: -19	20–29	30–39	40+	Alter: -19	20–29	30–39	40+	Alter: -29	30–39	40+
Volle Stichprobe	55031	100.0	2365	19295	6699	243	246	10511	7724	305	2675	4428	540
Ohne Angabe	3	0.0	0	1	1	0	0	0	0	0	0	1	0
Sectio						Absolute und Relative Häufigkeiten							
1 Nein	47808	86.9	2164 91.5	16729 86.7	5207 77.7	138 56.8	229 93.1	9593 91.3	6565 85.0	232 76.1	2499 93.4	3991 90.2	461 85.4
2 Ja	7220	13.1	201 8.5	2565 13.3	1491 22.3	105 43.2	17 6.9	918 8.7	1159 15.0	73 23.9	176 6.6	436 9.8	79 14.6
Summe	55028	100.0	2365 100.0	19294 100.0	6698 100.0	243 100.0	246 100.0	10511 100.0	7724 100.0	305 100.0	2675 100.0	4427 100.0	540 100.0
	CHI2-Test		**				**				**		

Fragebogen Zeile 25

Durchgeführte operative Entbindungsformen
(Mehrfachnennungen)

	Absol.	%	Alter:	Erstpara			Alter:	Zweitpara			Alter:	Drittpara+		
				−19	20−29	30−39	40+	−19	20−29	30−39	40+	−29	30−39	40+
Volle Stichprobe	55549	100.0		2373	19446	6754	243	249	10596	7823	311	2714	4489	551
Ohne Angabe	2	−4		(0.0)										
Durchg. op. Entb.				Absolute und Relative Häufigkeiten										
Manual-hilfe/BEL	1060	1.9		28 / 1.2	308 / 1.6	99 / 1.5	2 / 0.8	11 / 4.4	216 / 2.0	176 / 2.2	4 / 1.3	87 / 3.2	110 / 2.5	19 / 3.4
Vakuum/ Versuch	6310	11.4		293 / 12.3	3164 / 16.3	1444 / 21.4	52 / 21.4	6 / 2.4	475 / 4.5	567 / 7.2	25 / 8.0	56 / 2.1	206 / 4.6	22 / 4.0
Forceps/ Versuch	1174	2.1		78 / 3.3	627 / 3.2	223 / 3.3	7 / 2.9	1 / 0.4	81 / 0.8	89 / 1.1	9 / 2.9	8 / 0.3	46 / 1.0	5 / 0.9
CHI2-Test														

Bezugsgruppe Kinder

☐ 1%-Niveau auffällig

Fragebogen Zeile 26

Episiotomie

			Bezugsgruppe vaginal entbundene Mütter											
	Absol.	%	Erstpara Alter:				Zweitpara Alter:				Drittpara Alter:			
			-19	20-29	30-39	40+	-19	20-29	30-39	40+	-29	30-39	40+
Volle Stichprobe	47811	100.0	2164	16730	5208	138	229	9593	6565	232	2499	3992	461
Ohne Angabe	177	0.4	5	63	16	0	2	32	20	2	12	22	3
Episiotomie							Absolute und Relative Häufigkeiten						
1 Nein	7806	16.4	174 8.1	767 4.6	185 3.6	5 3.6	73 32.2	2064 21.6	875 13.4	45 19.6	1439 57.9	1908 48.1	271 59.2
2 Ja	39828	83.6	1985 91.9	15900 95.4	5007 96.4	133 96.4	154 67.8	7497 78.4	5670 86.6	185 80.4	1048 42.1	2062 51.9	187 40.8
Summe	47634	100.0	2159 100.0	16667 100.0	5192 100.0	138 100.0	227 100.0	9561 100.0	6545 100.0	230 100.0	2487 100.0	3970 100.0	458 100.0
		CHI2-Test	**				**				**		

Fragebogen Zeile 27

Geburtsdauer (Std.)

Bezugsgruppe vaginal geborene Kinder

Geburtsdauer (Std.)	Absol.	%	Erstpara Alter: -19	Erstpara Alter: 20-29	Erstpara Alter: 30-39	Erstpara Alter: 40+	Zweitpara Alter: -19	Zweitpara Alter: 20-29	Zweitpara Alter: 30-39	Zweitpara Alter: 40+	Drittpara+ Alter: -29	Drittpara+ Alter: 30-39	Drittpara+ Alter: 40+
Volle Stichprobe	48211	100.0	2170	16835	5247	138	232	9668	6639	235	2535	4041	471
Ohne Angabe	286	0.6	16	92	24	1	4	53	33	3	22	36	2

Absolute und Relative Häufigkeiten

Geburtsdauer (Std.)	Absol.	%	-19	20-29	30-39	40+	-19	20-29	30-39	40+	-29	30-39	40+
1 1+2	7182	15.0	151 / 7.0	988 / 5.9	339 / 6.5	8 / 5.8	50 / 21.9	2030 / 21.1	1543 / 23.4	51 / 22.0	727 / 28.9	1165 / 29.1	130 / 27.7
2 3+4	16183	33.8	559 / 26.0	4357 / 26.0	1400 / 26.8	37 / 27.0	92 / 40.4	3980 / 41.4	2751 / 41.6	104 / 44.8	1062 / 42.3	1636 / 40.8	205 / 43.7
3 5+6	12440	26.0	649 / 30.1	5140 / 30.7	1592 / 30.5	47 / 34.3	46 / 20.2	2261 / 23.5	1399 / 21.2	47 / 20.3	435 / 17.3	745 / 18.6	79 / 16.8
4 7+8	6387	13.3	431 / 20.0	3172 / 18.9	918 / 17.6	20 / 14.6	20 / 8.8	802 / 8.3	538 / 8.1	14 / 6.0	162 / 6.4	279 / 7.0	31 / 6.6
5 9+10	2917	6.1	191 / 8.9	1548 / 9.2	469 / 9.0	10 / 7.3	14 / 6.1	295 / 3.1	211 / 3.2	9 / 3.9	65 / 2.6	89 / 2.2	16 / 3.4
6 11+12	1401	2.9	83 / 3.9	764 / 4.6	236 / 4.5	6 / 4.4	3 / 1.3	148 / 1.5	86 / 1.3	2 / 0.9	29 / 1.2	42 / 1.0	2 / 0.4
7 >=13	1415	3.0	90 / 4.2	774 / 4.6	269 / 5.2	9 / 6.6	3 / 1.3	99 / 1.0	78 / 1.2	5 / 2.2	33 / 1.3	49 / 1.2	6 / 1.3
Summe	47925	100.0	2145 / 100.0	16743 / 100.0	5223 / 100.0	137 / 100.0	228 / 100.0	9615 / 100.0	6606 / 100.0	232 / 100.0	2513 / 100.0	4005 / 100.0	469 / 100.0

CHI2-Test

Fragebogen Zeile 27

Geburtsdauer (Std.)

Bezugsgruppe vaginal geborene Kinder

	Absol.	%	Erstpara Alter:				Zweitpara Alter:				Drittpara+ Alter:		
			-19	20-29	30-39	40+	-19	20-29	30-39	40+	-29	30-39	40+
Volle Stichprobe	48211	100.0	2170	16835	5247	138	232	9668	6639	235	2535	4041	471
Ohne Angabe	286	0.6	16	92	24	1	4	53	33	3	22	36	2
Min	1		1	1	1	1	1	1	1	1	1	1	1
10 P.	2.5		3.3	3.3	3.3	3.4	2.2	2.3	2.2	2.3	2.1	2.1	2.2
Median	5.1		6.1	6.2	6.1	5.9	4.2	4.3	4.2	4.2	3.9	3.9	3.9
90 P.	9.6		10.4	10.8	10.9	11.6	8.5	7.8	7.8	8.1	7.4	7.4	7.5
Max	90		50	80	51	31	35	50	50	30	90	41	26

Fragebogen Zeile 27

Zeit zwischen dem vollständig verstrichenen Muttermund und der Geburt (Min)

Bezugsgruppe vaginal geborene Kinder

Volle Stichprobe	Absol.	%	Erstpara Alter:				Zweitpara Alter:				Drittpara⁺ Alter:			
			–19	20–29	30–39	40⁺	–19	20–29	30–39	40⁺	–29	30–39	40⁺	
	48211	100.0	2170	16835	5247	138	232	9668	9639	235	2535	4041	471	
Ohne Angabe	1474	3.1	49	460	143	6	10	310	209	12	98	164	13	

Vollst. MM-geb. (Min.) — Absolute und Relative Häufigkeiten

1 1–10 Min.	17271	37.0	479 22.6	3039 18.6	950 18.6	29 22.0	125 56.3	4970 53.1	3381 52.6	108 48.4	1565 64.2	2356 60.8	269 58.7
2 11–20 Min.	15153	32.4	756 35.6	5892 36.0	1752 34.3	38 28.8	62 27.9	2866 30.6	2033 31.6	71 31.8	571 23.4	991 25.6	121 26.4
3 21–30 Min.	6647	14.2	420 19.8	3356 20.5	1068 20.9	22 16.7	15 6.8	779 8.3	528 8.2	15 6.7	159 6.5	244 6.3	41 9.0
4 31–40 Min.	2920	6.2	196 9.2	1492 9.1	478 9.4	16 12.1	9 4.1	321 3.4	197 3.1	8 3.6	60 2.5	128 3.3	15 3.3
5 >= 41 Min.	4746	10.2	270 12.7	2596 15.9	856 16.8	27 20.5	11 5.0	422 4.5	291 4.5	21 9.4	82 3.4	158 4.1	12 2.6
Summe	46737	100.0	2121 100.0	16375 100.0	5104 100.0	132 100.0	222 100.0	9358 100.0	6430 100.0	223 100.0	2437 100.0	3877 100.0	458 100.0
CHI2-Test			**											

Fragebogen Zeile 28

Zeit zwischen dem vollständig verstrichenen Muttermund und der Geburt (Min.)

Bezugsgruppe vaginal geborene Kinder

	Absol.	%	Erstpara Alter:				Zweitpara Alter:				Drittpara[+] Alter:			
			-19	20-29	30-39	40[+]	-19	20-29	30-39	40[+]	-29	30-39	40[+]	
Volle Stichprobe	48211	100.0	2170	16835	5247	138	232	9668	6639	235	2535	4041	471	
Ohne Angabe	1474	3.1	49	460	143	6	10	310	209	12	98	164	13	
Min	1		1	1	1	5	2	1	1	3	1	1	1	
10 P.	5.6		10.0	10.1	10.1	6.0	5.2	5.3	5.4	5.3	5.0	5.1	5.2	
Median	15.5		20.3	20.6	20.6	20.8	10.7	10.8	10.9	11.0	10.3	10.5	10.7	
90 P.	41.0		229.6	377.7	411.4	508.9	30.7	30.5	30.4	40.5	26.6	30.2	30.3	
Max	900		540	870	750	613	195	635	900	200	640	600	110	

Fragebogen Zeile 28

Dauer der Preßperiode (Min)

Bezugsgruppe vaginal geborene Kinder

	Absol.	%	Erstpara Alter: -19	20–29	30–39	40+	Zweitpara Alter: -19	20–29	30–39	40+	Drittpara+ Alter: -29	30–39	40+
Volle Stichprobe	48211	100.0	2170	16835	5247	138	232	9668	9639	235	2535	4041	471
Ohne Angabe	682	1.4	29	243	75	6	6	119	88	8	44	61	3

Dauer d. Preßper. — Absolute und Relative Häufigkeiten

1	1–5 Min.	13038	27.4	340 15.9	2197 13.2	698 13.5	20 15.2	105 46.5	3728 39.0	2436 37.2	78 34.4	1298 52.1	1913 48.1	225 48.1
2	6–10 Min.	16104	33.9	716 33.4	5025 30.3	1546 29.9	37 28.0	81 35.8	3701 38.8	2571 39.2	84 37.0	802 32.2	1381 34.7	160 34.2
3	11–15 Min.	7522	15.8	411 19.2	3375 20.3	1004 19.4	36 27.3	24 10.6	1157 12.1	839 12.8	34 15.0	213 8.6	382 9.6	47 10.0
4	16–20 Min.	4818	10.1	311 14.5	2509 15.1	743 14.4	9 6.8	7 3.1	559 5.9	365 5.6	13 5.7	108 4.3	175 4.4	19 4.1
5	>= 21 Min.	6047	12.7	363 17.0	3486 21.0	1181 22.8	30 22.7	9 4.0	404 4.2	340 5.2	18 7.9	70 2.8	129 3.2	17 3.6
	Summe	47529	100.0	2141 100.0	16592 100.0	5172 100.0	132 100.0	226 100.0	9549 100.0	6551 100.0	227 100.0	2491 100.0	3980 100.0	468 100.0
	CHI2-Test				**				**					

Fragebogen Zeile 28

Dauer der Preßperiode (Min.)

Bezugsgruppe vaginal geborene Kinder

	Absol.	%	Erstpara Alter:				Zweitpara Alter:				Drittpara⁺ Alter:			
			-19	20–29	30–39	40⁺	-19	20–29	30–39	40⁺	-29	30–39	40⁺
Volle Stichprobe	48211	100.0	2170	16835	5247	138	232	9668	6639	235	2535	4041	471
Ohne Angabe	682	1.4	29	243	75	6	6	119	88	8	44	61	3
Min	1		1	1	1	3	1	1	1	1	1	1	1
10 P.	4.8		5.4	5.5	5.5	5.2	3.8	3.9	3.9	4.4	3.0	3.2	2.4
Median	10.4		11.1	14.7	14.9	14.3	7.3	8.5	8.8	9.6	5.9	6.4	6.6
90 P.	25.5		92.9	297.6	369.7	294.2	15.5	16.0	17.2	20.3	15.5	15.6	15.7
Max	703		190	610	703	360	45	115	95	102	130	80	45

Fragebogen Zeile 28

Geburt aus vorderer Hinterhauptslage

Bezugsgruppe Kinder

	Absol.	%	Erstpara Alter: -19	20-29	30-39	40+	Zweitpara Alter: -19	20-29	30-39	40+	Drittpara+ Alter: -29	30-39	40+
Volle Stichprobe	55549	100.0	2373	19446	6754	243	249	10596	7823	311	2714	4489	551
Ohne Angabe	411	0.7	7	147	66	6	0	66	60	8	17	31	3
Geb. aus VHHL													
1 Nein	7635	13.8	305 12.9	2943 15.2	1245 18.6	59 24.9	30 12.0	1076 10.2	1042 13.4	45 14.9	276 10.2	530 11.9	84 15.3
2 Ja	47503	86.2	2061 87.1	16356 84.8	5443 81.4	178 75.1	219 88.0	9454 89.8	6721 86.6	258 85.1	2421 89.8	3928 88.1	464 84.7
Summe	55138	100.0	2366 100.0	19299 100.0	6688 100.0	237 100.0	249 100.0	10530 100.0	7763 100.0	303 100.0	2697 100.0	4458 100.0	548 100.0
		CHI2-Test	**				**				**		

Absolute und Relative Häufigkeiten

Fragebogen Zeile 28

Anzahl Komplikationen sub partu ohne das Risiko;
Geburt nach Risikoschwangerschaft

				Erstpara Alter:				Zweitpara Alter:				Drittpara Alter:		
	Absol.	%		-19	20-29	30-39	40+	-19	20-29	30-39	40+	-29	30-39	40+
Volle Stichprobe	55549	100.0		2373	19446	6754	243	249	10596	7823	311	2714	4489	551
Ohne Angabe	0	0.0		0	0	0	0	0	0	0	0	0	0	0
Anz. Kompl. sub partu			Absolute und Relative Häufigkeiten											
1 Keine	33931	61.1		1441 60.7	10709 55.1	2883 42.7	56 23.0	172 69.1	7827 73.9	5092 65.1	163 52.4	2070 76.3	3171 70.6	347 63.0
2 Ein	12177	21.9		519 21.9	4695 24.1	2092 31.0	114 46.9	49 19.7	1740 16.4	1690 21.6	91 29.3	346 12.7	733 16.3	108 19.6
3 Zwei	7081	12.7		308 13.0	3067 15.8	1384 20.5	60 24.7	22 8.8	751 7.1	785 10.0	40 12.9	197 7.3	410 9.1	57 10.3
4 Drei	1810	3.3		85 3.6	772 4.0	313 4.6	9 3.7	5 2.0	207 2.0	180 2.3	11 3.5	67 2.5	134 3.0	27 4.9
5 Vier +	550	1.0		20 0.8	203 1.0	82 1.2	4 1.6	1 0.4	71 0.7	76 1.0	6 1.9	34 1.3	41 0.9	12 2.2
Summe	55549	100.0		2373 100.0	19446 100.0	6754 100.0	243 100.0	249 100.0	10596 100.0	7823 100.0	311 100.0	2714 100.0	4489 100.0	551 100.0
	CHI2-Test			**				**				**		

Bezugsgruppe Kinder

Fragebogen Zeile 29

Einzelrisiken bei Geburt
(Mehrfachnennungen)

		Absol.	%	Erstpara Alter:				Bezugsgruppe Kinder Zweitpara Alter:				Drittpara⁺ Alter:			
				–19	20–29	30–39	40⁺	–19	20–29	30–39	40⁺	–29	30–39	40⁺
	Volle Stichprobe	55549	100.0	2373	19446	6754	243	249	10596	7823	311	2714	4489	551
	Ohne Angabe	0	0.0	0	0	0	0	0	0	0	0	0	0	0
								Absolute und Relative Häufigkeiten						
1	oper. Entbindung	15446	27.8	584 / 24.6	6482 / 33.3	3179 / 47.1	164 / 67.5	35 / 14.1	1680 / 15.9	1985 / 25.4	113 / 36.3	328 / 12.1	792 / 17.6	124 / 22.5
2	Frühgeburt	4936	8.9	270 / 11.4	1687 / 8.7	656 / 9.7	31 / 12.8	34 / 13.7	841 / 7.9	638 / 8.2	41 / 13.2	264 / 9.7	402 / 9.0	72 / 13.1
3	Herztonalterationen	4908	8.8	248 / 10.5	2168 / 11.1	869 / 12.9	38 / 15.6	11 / 4.4	564 / 5.3	487 / 6.2	22 / 7.1	136 / 5.0	317 / 7.1	48 / 8.7
4	BEL	2436	4.4	81 / 3.4	928 / 4.8	409 / 6.1	11 / 4.5	15 / 6.0	340 / 3.2	331 / 4.2	13 / 4.2	121 / 4.5	163 / 3.6	24 / 4.4
5	Geburtsdauer >= 13 Std.	1766	3.2	106 / 4.5	960 / 4.9	351 / 5.2	12 / 4.9	3 / 1.2	129 / 1.2	98 / 1.3	6 / 1.9	33 / 1.2	60 / 1.3	8 / 1.5
6	Mehrlinge	1010	1.8	15 / 0.6	300 / 1.5	107 / 1.6	0 / 0.0	6 / 2.4	158 / 1.5	193 / 2.5	12 / 3.9	75 / 2.8	120 / 2.7	24 / 4.4

CHI2-Test ☐ 1%-Niveau auffällig

Fragebogen Zeile 29

Einzelrisiken bei Geburt
– Fortsetzung 1 –

			Alter:	Erstpara			Alter:	Zweitpara			Alter:	Drittpara+		
	Absol.	%	-19	20-29	30-39	40+	-19	20-29	30-39	40+	-29	30-39	40+
Volle Stichprobe	55549	100.0	2373	19446	6754	243	249	10596	7823	311	2714	4489	551
Ohne Angabe	0	0.0	0	0	0	0	0	0	0	0	0	0	0
						Absolute und Relative Häufigkeiten								
7 VHL	723	1.3	51 / 2.1	321 / 1.7	123 / 1.8	2 / 0.8	0 / 0.0	85 / 0.8	69 / 0.9	2 / 0.6	16 / 0.6	47 / 1.0	7 / 1.3
8 RR-Anstieg	549	1.0	28 / 1.1	207 / 1.1	94 / 1.4	8 / 3.3	1 / 0.4	59 / 0.6	66 / 0.8	4 / 1.3	12 / 0.4	54 / 1.2	16 / 2.9
9 Blutung	536	1.0	17 / 0.7	187 / 1.0	60 / 0.9	3 / 1.2	2 / 0.8	80 / 0.8	75 / 1.0	4 / 1.3	31 / 1.1	65 / 1.4	12 / 2.2
10 H. Gradstand	396	0.7	8 / 0.3	206 / 1.1	86 / 1.3	1 / 0.4	1 / 0.4	38 / 0.4	31 / 0.4	1 / 0.3	6 / 0.2	17 / 0.4	1 / 0.2
11 Fieber	313	0.6	22 / 0.9	126 / 0.6	44 / 0.7	3 / 1.2	2 / 0.8	46 / 0.4	30 / 0.4	1 / 0.3	20 / 0.7	17 / 0.4	2 / 0.4
12 T. Querstand	295	0.5	23 / 1.0	167 / 0.9	52 / 0.8	1 / 0.4	1 / 0.4	21 / 0.2	18 / 0.2	1 / 0.3	2 / 0.1	9 / 0.2	0 / 0.0

CHI2-Test   ☐ 1%-Niveau auffällig

Bezugsgruppe Kinder

Fragebogen Zeile 29

Einzelrisiken bei Geburt
– Fortsetzung 2 –

Bezugsgruppe Kinder

Absolute und Relative Häufigkeiten

		Absol.	%	Erstpara Alter: -19	Erstpara Alter: 20–29	Erstpara Alter: 30–39	Erstpara Alter: 40+	Zweitpara Alter: -19	Zweitpara Alter: 20–29	Zweitpara Alter: 30–39	Zweitpara Alter: 40+	Drittpara+ Alter: -29	Drittpara+ Alter: 30–39	Drittpara+ Alter: 40+
	Volle Stichprobe	55549	100.0	2373	19446	6754	243	249	10596	7823	311	2714	4439	551
	Ohne Angabe	0	0.0	0	0	0	0	0	0	0	0	0	0	0
13	Acidose	289	0.5	8 / 0.3	118 / 0.6	47 / 0.7	4 / 1.6	1 / 0.4	45 / 0.4	28 / 0.4	2 / 0.6	10 / 0.4	21 / 0.5	5 / 0.9
14	Querlage	152	0.3	3 / 0.1	34 / 0.2	17 / 0.3	1 / 0.4	0 / 0.0	22 / 0.2	30 / 0.4	2 / 0.6	15 / 0.6	19 / 0.4	9 / 1.6
15	Gesichtslage	146	0.3	5 / 0.2	61 / 0.3	20 / 0.3	0 / 0.0	0 / 0.0	19 / 0.2	17 / 0.2	3 / 1.0	6 / 0.2	13 / 0.3	2 / 0.4
16	Nabelschnurvorfall	131	0.2	2 / 0.1	42 / 0.2	18 / 0.3	0 / 0.0	0 / 0.0	25 / 0.2	21 / 0.3	1 / 0.3	8 / 0.3	11 / 0.2	3 / 0.5
	CHI2-Test													

☐ 1%-Niveau auffällig

Fragebogen Zeile 29

Geburtsgewicht in Gramm

			Erstpara Alter:				Bezugsgruppe Kinder Zweitpara Alter:				Drittpara⁺ Alter:		
	Absol.	%	-19	20-29	30-39	40⁺	-19	20-29	30-39	40⁺	-29	30-39	40⁺
Volle Stichprobe	55549	100.0	2373	19446	6754	243	249	10596	7823	311	2714	4489	551
Ohne Angabe	18	0.0	0	4	2	0	0	4	6	0	1	1	0
Geb-Gew. in Gramm							Absolute und Relative Häufigkeiten						
1 -1499 g	560	1.0	19 / 0.8	164 / 0.8	83 / 1.2	5 / 2.1	8 / 3.2	103 / 1.0	75 / 1.0	6 / 1.9	36 / 1.3	51 / 1.1	10 / 1.8
2 1500-1999 g	746	1.3	40 / 1.7	270 / 1.4	86 / 1.3	4 / 1.6	5 / 2.0	125 / 1.2	69 / 0.9	8 / 2.6	48 / 1.8	73 / 1.6	18 / 3.3
3 2000-2499 g	2275	4.1	146 / 6.2	822 / 4.2	295 / 4.4	11 / 4.5	13 / 5.2	377 / 3.6	280 / 3.6	17 / 5.5	111 / 4.1	172 / 3.8	31 / 5.6
4 2500-2999 g	9870	17.8	536 / 22.6	3899 / 20.1	1274 / 18.9	34 / 14.0	57 / 22.9	1704 / 16.1	1152 / 14.7	60 / 19.3	448 / 16.5	624 / 13.9	82 / 14.9
5 3000-3499 g	22794	41.0	992 / 41.8	8370 / 43.1	2876 / 42.6	99 / 40.7	100 / 40.2	4210 / 39.7	3188 / 40.8	113 / 36.3	1037 / 38.2	1631 / 36.3	178 / 32.3
6 3500-3999 g	15269	27.5	538 / 22.7	4910 / 25.3	1711 / 25.3	70 / 28.8	53 / 21.3	3172 / 29.9	2385 / 30.5	93 / 29.9	769 / 28.3	1387 / 30.9	181 / 32.8
Fortsetzung													
Summe	55531	100.0	2373 / 100.0	19442 / 100.0	6752 / 100.0	243 / 100.0	249 / 100.0	10592 / 100.0	7817 / 100.0	311 / 100.0	2713 / 100.0	4488 / 100.0	551 / 100.0
	CHI2-Test		**				**				**		

Fragebogen Zeile 34

Geburtsgewicht in Gramm
– Fortsetzung –

Bezugsgruppe Kinder

			Erstpara Alter:				Zweitpara Alter:				Drittpara Alter:			
Volle Stichprobe	Absol.	%	–19	20–29	30–39	40⁺	–19	20–29	30–39	40⁺	–29	30–39	40⁺
	55549	100.0	2373	19446	6754	243	249	10596	7823	311	2714	4489	551
Ohne Angabe	18	0.0	0	4	2	0	0	4	6	0	1	1	0
Geb.-Gew. in Gramm			Absolute und Relative Häufigkeiten										
7 4000–4499 g	3555	6.4	95 4.0	902 4.6	392 5.8	18 7.4	11 4.4	790 7.5	592 7.6	11 3.5	236 8.7	464 10.3	44 8.0
8 >= 4500 g	462	0.8	7 0.3	105 0.5	35 0.5	2 0.8	2 0.8	111 1.0	76 1.0	3 1.0	28 1.0	86 1.9	7 1.3
Summe	55531	100.0	2373 100.0	19442 100.0	6752 100.0	243 100.0	249 100.0	10592 100.0	7817 100.0	311 100.0	2713 100.0	4488 100.0	551 100.0
	CHI2-Test			**				**				**	

Fragebogen Zeile 34

Geburtsgewicht (Gramm)

			Bezugsgruppe Kinder											
			Erstpara				Zweitpara				Drittpara⁺			
			Alter:				Alter:				Alter:			
Volle Stichprobe	Absol.	%	-19	20-29	30-39	40⁺	-19	20-29	30-39	40⁺	-29	30-39	40⁺	
	55549	100.0	2373	19446	6754	243	249	10596	7823	311	2714	4489	551	
Ohne Angabe	18	0.0	0	4	2	0	0	4	6	0	1	1	0	
Min	200		490	200	400	680	900	308	220	850	600	250	620	
10 P.	2671		2557	2659	2636	2557	2489	2718	2731	2502	2652	2706	2472	
Median	3318		3221	3270	3292	3352	3164	3355	3380	3298	3347	3416	3366	
90 P.	3913		3786	3835	3873	3969	3809	3950	3960	3888	3991	4045	3971	
Max	6700		4850	5850	5375	5000	4650	5850	5430	5000	5090	5410	6700	

Fragebogen Zeile 34

Länge des Kindes (cm)

Bezugsgruppe Kinder

Absolute und Relative Häufigkeiten

			Erstpara Alter:				Zweitpara Alter:				Drittpara+ Alter:			
	Absol.	%	-19	20-29	30-39	40+	-19	20-29	30-39	40+	-29	30-39	40+
Volle Stichprobe	55549	100.0	2373	19446	6754	243	249	10596	7823	311	2714	4489	551
Ohne Angabe	80	0.1	3	19	9	2	0	15	16	0	4	12	0
Länge d. Ki. (cm)													
1 <= 34 cm	172	0.3	7 0.3	48 0.2	20 0.3	0 0.0	1 0.4	43 0.4	25 0.3	1 0.3	10 0.4	16 0.4	1 0.2
2 35-48 cm	7431	13.4	400 16.9	2717 14.0	961 14.2	32 13.3	52 20.9	1339 12.7	894 11.5	54 17.4	364 13.4	526 11.7	92 16.7
3 49 cm	5455	9.8	267 11.3	2137 11.0	673 10.0	19 7.9	28 11.2	997 9.4	661 8.5	28 9.0	263 9.7	344 7.7	38 6.9
4 50 cm	10111	18.2	455 19.2	3723 19.2	1205 17.9	40 16.6	49 19.7	1892 17.9	1389 17.8	51 16.4	496 18.3	722 16.1	89 16.2
5 51 cm	9428	17.0	426 18.0	3352 17.3	1172 17.4	43 17.8	46 18.5	1720 16.3	1366 17.5	52 16.7	445 16.4	727 16.2	79 14.3
6 52 cm	9064	16.3	337 14.2	3109 16.0	1103 16.4	43 17.8	31 12.4	1737 16.4	1357 17.4	47 15.1	412 15.2	788 17.6	100 18.1
7 53 cm	6371	11.5	238 10.0	2100 10.8	759 11.3	31 12.9	19 7.6	1274 12.0	996 12.8	42 13.5	307 11.3	549 12.3	56 10.2
Fortsetzung													
Summe	55469	100.0	2370 100.0	19427 100.0	6745 100.0	241 100.0	249 100.0	10581 100.0	7807 100.0	311 100.0	2710 100.0	4477 100.0	551 100.0
CHI2-Test			**				**				**		

Fragebogen Zeile 34

Länge des Kindes (cm)
– Fortsetzung –

			Bezugsgruppe Kinder									
			Erstpara				Zweitpara				Drittpara⁺	
	Absol.	%	Alter:				Alter:				Alter:	
			−19	20−29	30−39	40⁺	−19	20−29	30−39	40⁺	−29	30−39	40⁺
Volle Stichprobe	55549	100.0	2373	19446	6754	243	249	10596	7823	311	2714	4489	551
Ohne Angabe	80	0.1	3	19	9	2	0	15	16	0	4	12	0
Länge d. Ki. (cm)			Absolute und Relative Häufigkeiten										
8 54 cm	4051	7.3	136 / 5.7	1289 / 6.6	502 / 7.4	21 / 8.7	13 / 5.2	843 / 8.0	588 / 7.5	20 / 6.4	213 / 7.9	381 / 8.5	45 / 8.2
9 > = 55 cm	3386	6.1	104 / 4.4	952 / 4.9	350 / 5.2	12 / 5.0	10 / 4.0	736 / 7.0	531 / 6.8	16 / 5.1	200 / 7.4	424 / 9.5	51 / 9.3
Summe	55469	100.0	2370 / 100.0	19427 / 100.0	6745 / 100.0	241 / 100.0	249 / 100.0	10581 / 100.0	7807 / 100.0	311 / 100.0	2710 / 100.0	4477 / 100.0	551 / 100.0
	CHI2-Test		**				**				**		

Fragebogen Zeile 34

Länge des Kindes (cm)

Bezugsgruppe Kinder

	Absol.	%	Erstpara Alter: -19	20–29	30–39	40+	Zweitpara Alter: -19	20–29	30–39	40+	Drittpara+ Alter: -29	30–39	40+
Volle Stichprobe	55549	100.0	2373	19446	6754	243	249	10596	7823	311	2714	4489	551
Ohne Angabe	80	0.1	3	19	9	2	0	15	16	0	4	12	0
Min	16		24	21	28	37	34	20	16	33	29	25	32
10 P.	48.4		48.0	48.3	48.3	48.2	46.7	48.5	48.6	47.7	48.3	48.5	48.0
Median	51.4		51.1	51.3	51.4	51.7	50.9	51.6	51.7	51.4	51.5	51.9	51.7
90 P.	54.5		54.0	54.2	54.4	54.4	53.9	54.2	54.6	54.2	54.7	54.9	54.9
Max	62		60	62	60	60	58	62	61	58	60	62	59

Fragebogen Zeile 34

Petrussa – Index (Wochen)

Bezugsgruppe Kinder

Volle Stichprobe	Absol.	%	Erstpara Alter: -19	20–29	30–39	40+	Zweitpara Alter: -19	20–29	30–39	40+	Drittpara+ Alter: -29	30–39	40+
	55549	100.0	2373	19446	6754	243	249	10596	7823	311	2714	4489	551
Ohne Angabe	3908	7.0	176	1335	452	15	22	758	545	20	222	322	41

Petrussa-Index (Wo.) — Absolute und Relative Häufigkeiten

			-19	20–29	30–39	40+	-19	20–29	30–39	40+	-29	30–39	40+
1 30	300	0.6	12 / 0.5	86 / 0.5	39 / 0.6	4 / 1.8	3 / 1.3	67 / 0.7	32 / 0.4	2 / 0.7	14 / 0.6	33 / 0.8	8 / 1.6
2 31–32	267	0.5	17 / 0.8	91 / 0.5	29 / 0.5	2 / 0.9	1 / 0.4	46 / 0.5	29 / 0.4	2 / 0.7	21 / 0.8	23 / 0.6	6 / 1.2
3 33–36	1666	3.2	98 / 4.5	606 / 3.3	207 / 3.3	7 / 3.1	17 / 7.5	270 / 2.7	197 / 2.7	16 / 5.5	97 / 3.9	124 / 3.0	27 / 5.3
4 37–39	11652	22.6	520 / 23.7	4027 / 22.2	1419 / 22.5	43 / 18.9	65 / 28.6	2212 / 22.5	1659 / 22.8	84 / 28.9	595 / 23.9	914 / 21.9	114 / 22.4
5 40	37756	73.1	1550 / 70.6	13301 / 73.4	4608 / 73.1	172 / 75.4	141 / 62.1	7243 / 73.6	5361 / 73.7	187 / 64.3	1765 / 70.8	3073 / 73.7	355 / 69.6
Summe	51641	100.0	2197 / 100.0	18111 / 100.0	6302 / 100.0	228 / 100.0	227 / 100.0	9838 / 100.0	7278 / 100.0	291 / 100.0	2492 / 100.0	4167 / 100.0	510 / 100.0
CHI2-Test						**				**			**

Fragebogen Zeile 34

Apgar-Score nach 1 Minute

Bezugsgruppe lebend geborene Kinder

	Absol.	%	Erstpara Alter:				Zweitpara Alter:				Drittpara⁺ Alter:			
			-19	20-29	30-39	40⁺	-19	20-29	30-39	40⁺	-19	20-29	30-39	40⁺
Volle Stichprobe	55216	100.0	2360	19334	6712	241	249	10535	7783	307	2700	4449	546
Ohne Angabe	0	0.0	0	0	0	0	0	0	0	0	0	0	0	0
Apgar-Score n. 1 Min.							Absolute und Relative Häufigkeiten							
1 00/K.A.	159	0.3	7 / 0.3	48 / 0.2	22 / 0.3	0 / 0.0	1 / 0.4	28 / 0.3	17 / 0.2	0 / 0.0	14 / 0.5	22 / 0.5	0 / 0.0
2 1-4	993	1.8	40 / 1.7	338 / 1.7	150 / 2.2	8 / 3.3	6 / 2.4	143 / 1.4	135 / 1.7	8 / 2.6	47 / 1.7	92 / 2.1	26 / 4.8
3 5+6	1566	2.8	96 / 4.1	605 / 3.1	249 / 3.7	12 / 5.0	12 / 4.8	203 / 1.9	182 / 2.3	9 / 2.9	64 / 2.4	114 / 2.6	20 / 3.7
4 7+8	7842	14.2	388 / 16.4	3324 / 17.2	1097 / 16.3	37 / 15.4	28 / 11.2	1172 / 11.1	869 / 11.2	43 / 14.0	281 / 10.4	524 / 11.8	79 / 14.5
5 9+10	44656	80.9	1829 / 77.5	15019 / 77.7	5194 / 77.4	184 / 76.3	202 / 81.1	8989 / 85.3	6580 / 84.5	247 / 80.5	2294 / 85.0	3697 / 83.1	421 / 77.1
Summe	55216	100.0	2360 / 100.0	19334 / 100.0	6712 / 100.0	241 / 100.0	249 / 100.0	10535 / 100.0	7783 / 100.0	307 / 100.0	2700 / 100.0	4449 / 100.0	546 / 100.0
	CHI2-Test													

Fragebogen Zeile 35

Apgar-Score nach 5 Minuten

			Bezugsgruppe lebend geborene Kinder										
			Erstpara Alter:				Zweitpara Alter:				Drittpara⁺ Alter:		
	Absol.	%	-19	20-29	30-39	40⁺	-19	20-29	30-39	40⁺	-29	30-39	40⁺
Volle Stichprobe	55216	100.0	2360	19334	6712	241	249	10535	7783	307	2700	4449	546
Ohne Angabe	2	0.0	0	0	0	0	0	1	0	0	1	0	0
Apgar-Score n. 5 Min.							Absolute und Relative Häufigkeiten						
1 00/K.A.	984	1.8	45 / 1.9	360 / 1.9	105 / 1.6	3 / 1.2	4 / 1.6	196 / 1.9	113 / 1.5	6 / 2.0	50 / 1.9	93 / 2.1	9 / 1.6
2 1-4	289	0.5	13 / 0.6	80 / 0.4	36 / 0.5	1 / 0.4	3 / 1.2	60 / 0.6	38 / 0.5	5 / 1.6	14 / 0.5	33 / 0.7	6 / 1.1
3 5+6	424	0.8	19 / 0.8	145 / 0.7	57 / 0.8	3 / 1.2	3 / 1.2	68 / 0.6	53 / 0.7	1 / 0.3	31 / 1.1	35 / 0.8	9 / 1.6
4 7+8	1823	3.3	102 / 4.3	730 / 3.8	229 / 3.4	14 / 5.8	5 / 2.0	281 / 2.7	222 / 2.9	7 / 2.3	57 / 2.1	153 / 3.4	23 / 4.2
5 9+10	51694	93.8	2181 / 92.4	18019 / 93.2	6285 / 93.6	220 / 91.3	234 / 94.0	9929 / 94.3	7357 / 94.5	288 / 93.8	2547 / 94.4	4135 / 92.9	499 / 91.4
Summe	55214	100.0	2360 / 100.0	19334 / 100.0	6712 / 100.0	241 / 100.0	249 / 100.0	10534 / 100.0	7783 / 100.0	307 / 100.0	2699 / 100.0	4449 / 100.0	546 / 100.0
	CHI2-Test									**			

Fragebogen Zeile 35

Durchgeführte postpartale Maßnahmen
(Mehrfachnennungen)

Bezugsgruppe lebend geborene Kinder

	Absol.	%	Erstpara Alter:				Zweitpara Alter:				Drittpara+ Alter:			
			−19	20–29	30–39	40+	−19	20–29	30–39	40+	−29	30–39	40+	
Volle Stichprobe	55216	100.0	2360	19334	6712	241	249	10535	7783	307	2700	4439	551	
Ohne Angabe	125–766		(0.2–1.4%)											
			Absolute und Relative Häufigkeiten											
Fötalblut-analyse	12738	23.4	654 / 28.1	4528 / 23.8	1392 / 21.0	48 / 17.9	66 / 26.5	2580 / 24.8	1468 / 19.1	76 / 25.2	724 / 27.3	1065 / 24.2	142 / 26.4	
Pufferung	8694	15.8	333 / 14.1	3482 / 18.1	1389 / 20.8	61 / 25.4	32 / 12.9	1298 / 12.4	1145 / 14.7	40 / 13.1	272 / 10.1	559 / 12.6	83 / 15.3	
Intubation	1092	2.0	57 / 2.4	390 / 2.0	156 / 2.3	8 / 3.3	8 / 3.2	165 / 1.6	139 / 1.8	5 / 1.6	51 / 1.9	94 / 2.1	19 / 3.5	
Nabel-katheter	958	1.7	49 / 2.1	329 / 1.7	125 / 1.9	11 / 4.6	6 / 2.4	161 / 1.5	96 / 1.2	6 / 2.0	61 / 2.3	94 / 2.1	20 / 3.7	
CHI2-Test														1%-Niveau auffällig

Fragebogen Zeile 35 + 36

Lebenstag der ersten kinderärztlichen Untersuchung

			\multicolumn{4}{c	}{Erstpara}	\multicolumn{4}{c	}{Bezugsgruppe lebend geborene Kinder Zweitpara}	\multicolumn{4}{c	}{Drittpara}
	Absol.	%	\multicolumn{4}{c	}{Alter:}	\multicolumn{4}{c	}{Alter:}	\multicolumn{4}{c	}{Alter:}
			–19	20–29	30–39	40+	–19	20–29	30–39	40+	–29	30–39	40+
Volle Stichprobe	55216	100.0	2360	19334	6712	241	249	10535	7783	307	2700	4449	546
Ohne Angabe	2178	3.9	89	750	256	14	10	411	300	11	104	203	30
Lebenst. d. 1. ki.-ärztl. U.			\multicolumn{12}{c	}{Absolute und Relative Häufigkeiten}
1 1. Tag	34821	65.7	1344 59.2	11935 64.2	4674 72.4	180 79.3	153 64.0	6387 63.1	5304 70.9	216 73.0	1572 60.6	2720 64.1	336 65.1
2 2. Tag	4273	8.1	212 9.3	1547 8.3	403 6.2	11 4.8	23 9.6	876 8.7	531 7.1	24 8.1	240 9.2	352 8.3	54 10.5
3 3. Tag	2842	5.4	147 6.5	993 5.3	262 4.1	6 2.6	11 4.6	586 5.8	365 4.9	12 4.1	189 7.3	252 5.9	19 3.7
4 4. Tag	2742	5.2	139 6.1	1001 5.4	291 4.5	8 3.5	10 4.2	565 5.6	322 4.3	11 3.7	163 6.3	210 4.9	22 4.3
5 5. Tag	3259	6.1	186 8.2	1106 6.0	253 3.9	5 2.2	20 8.4	723 7.1	376 5.0	16 5.4	211 8.1	324 7.6	39 7.6
6 6. Tag	4193	7.9	198 8.7	1669 9.0	494 7.7	15 6.6	20 8.4	789 7.8	493 6.6	13 4.4	163 6.3	305 7.2	34 6.6
Fortsetzung													
Summe	53038	100.0	2271 100.0	18584 100.0	6456 100.0	227 100.0	239 100.0	10124 100.0	7483 100.0	296 100.0	2596 100.0	4246 100.0	516 100.0
	CHI2-Test		\multicolumn{4}{c	}{**}	\multicolumn{4}{c	}{**}	\multicolumn{3}{c	}{**}

Fragebogen Zeile 37

Lebenstag der ersten kinderärztlichen Untersuchung
– Fortsetzung –

Bezugsgruppe lebend geborene Kinder

	Absol.	%	Erstpara Alter:				Zweitpara Alter:				Drittpara⁺ Alter:			
			–19	20–29	30–39	40⁺	–19	20–29	30–39	40⁺	–29	30–39	40⁺
Volle Stichprobe	55216	100.0	2360	19334	6712	241	249	10535	7783	307	2700	4449	546
Ohne Angabe	2178	3.9	89	750	256	14	10	411	300	11	104	203	30
Lebenst. d. 1. ki.-ärztl. U.						Absolute und Relative Häufigkeiten								
7 7. Tag	527	1.0	24 / 1.1	210 / 1.1	40 / 0.6	1 / 0.4	2 / 0.8	112 / 1.1	50 / 0.7	3 / 1.0	38 / 1.5	39 / 0.9	8 / 1.6
8 >=8. Tag	381	0.7	21 / 0.9	123 / 0.7	39 / 0.6	1 / 0.4	0 / 0.0	86 / 0.8	42 / 0.6	1 / 0.3	20 / 0.8	44 / 1.0	4 / 0.8
Summe	53038	100.0	2271 / 100.0	18584 / 100.0	6456 / 100.0	227 / 100.0	239 / 100.0	10124 / 100.0	7483 / 100.0	296 / 100.0	2596 / 100.0	4246 / 100.0	516 / 100.0
	CHI2-Test		**				**				**		

Fragebogen Zeile 37

Epikrise der Mutter

Bezugsgruppe Mütter

	Absol.	%	Erstpara Alter: -19	20-29	30-39	40+	Zweitpara Alter: -19	20-29	30-39	40+	Drittpara+ Alter: -29	30-39	40+
Volle Stichprobe	55031	100.0	2365	19295	6699	243	246	10511	7724	305	2675	4428	540
Ohne Angabe	15	0.0	0	4	2	0	0	2	4	0	1	2	0

Absolute und Relative Häufigkeiten

Epikr. d. Mutter	Absol.	%	-19	20-29	30-39	40+	-19	20-29	30-39	40+	-29	30-39	40+
1 direkt entlassen	54785	99.6	2353 / 99.5	19223 / 99.6	6663 / 99.5	240 / 98.8	245 / 99.6	10472 / 99.6	7693 / 99.7	301 / 98.7	2669 / 99.8	4391 / 99.2	535 / 99.1
2 verlegt	200	0.4	8 / 0.3	58 / 0.3	31 / 0.5	2 / 0.8	0 / 0.0	34 / 0.3	24 / 0.3	4 / 1.3	5 / 0.2	30 / 0.7	4 / 0.7
3 verstorben	31	0.1	4 / 0.2	10 / 0.1	3 / 0.0	1 / 0.4	1 / 0.4	3 / 0.0	3 / 0.0	0 / 0.0	0 / 0.0	5 / 0.1	1 / 0.2
Summe	55016	100.0	2365 / 100.0	19291 / 100.0	6697 / 100.0	243 / 100.0	246 / 100.0	10509 / 100.0	7720 / 100.0	305 / 100.0	2674 / 100.0	4426 / 100.0	540 / 100.0
CHI2-Test								**					

Fragebogen Zeile 38 + 39

Verweilzeit nach der Geburt in der Klinik (Tage)

Bezugsgruppe vaginal entbundene Mütter

			Alter:	Erstpara			Alter:	Zweitpara			Alter:	Drittpara+		
	Absol.	%	−19	20−29	30−39	40+	−19	20−29	30−39	40+	−29	30−39	40+
Volle Stichprobe	47811	100.0	2164	16730	5208	138	229	9593	6565	232	2499	3992	461
Ohne Angabe	92	0.2	5	28	7	1	0	15	12	2	2	19	1

Absolute und Relative Häufigkeiten

Tage														
1 −5	1435	3.0	84 / 3.9	310 / 1.9	45 / 0.9	2 / 1.5	20 / 8.7	420 / 4.4	116 / 1.8	3 / 1.3	229 / 9.2	190 / 4.8	16 / 3.5
2 6−7	11579	24.3	541 / 25.1	3754 / 22.5	805 / 15.5	23 / 16.8	69 / 30.1	2910 / 30.4	1476 / 22.5	61 / 26.5	839 / 33.6	991 / 24.9	110 / 23.9
3 8	13608	28.5	635 / 29.4	4834 / 28.9	1315 / 25.3	33 / 24.1	.74 / 32.3	2864 / 29.9	1940 / 29.6	51 / 22.2	671 / 26.9	1079 / 27.2	112 / 24.3
4 9	9253	19.4	408 / 18.9	3405 / 20.4	1096 / 20.6	22 / 16.1	34 / 14.8	1820 / 19.0	1285 / 19.6	36 / 15.7	377 / 15.1	715 / 18.0	82 / 17.8
5 10−12	9771	20.5	391 / 18.1	3643 / 21.8	1556 / 29.9	43 / 31.4	29 / 12.7	1343 / 14.0	1459 / 22.3	64 / 27.8	320 / 12.8	808 / 20.3	115 / 25.0
6 >=13	2073	4.3	100 / 4.6	756 / 4.5	411 / 7.9	14 / 10.2	3 / 1.3	221 / 2.3	277 / 4.2	15 / 6.5	61 / 2.4	190 / 4.8	25 / 5.4
Summe	47719	100.0	2159 / 100.0	16702 / 100.0	5201 / 100.0	137 / 100.0	229 / 100.0	9578 / 100.0	6553 / 100.0	230 / 100.0	2497 / 100.0	3973 / 100.0	460 / 100.0
	CHI2-Test			**				**				**	

Fortsetzung

Fragebogen Zeile 39

Verweilzeit nach der Geburt in der Klinik (Tage)

Bezugsgruppe vaginal entbundene Mütter

	Absol.	%	Erstpara Alter:				Zweitpara Alter:				Drittpara⁺ Alter:			
			-19	20-29	30-39	40⁺	-19	20-29	30-39	40⁺	-29	30-39	40⁺
Volle Stichprobe	47811	100.0	2164	16730	5208	138	229	9593	6565	232	2499	3992	461
Ohne Angabe	92	0.2	5	28	7	1	0	15	12	2	2	19	1
Min	1		2	1	2	2	2	1	1	4	1	1	1
10 P.	7.1		7.0	7.2	7.5	7.4	6.1	6.7	7.2	7.1	6.1	6.7	6.9
Median	8.8		8.7	8.9	9.4	9.5	8.3	8.5	8.9	9.0	8.3	8.7	8.9
90 P.	11.4		11.0	11.4	12.5	13.1	10.5	10.7	11.5	12.3	10.6	11.5	11.9
Max	92		82	68	72	40	19	37	92	21	70	40	78

Fragebogen Zeile 39

Verweilzeit nach der Geburt in der Klinik (Tage)

Bezugsgruppe abdominal entbundene Mütter

		Absol.	%	Erstpara Alter: -19	20–29	30–39	40+	Zweitpara Alter: -19	20–29	30–39	40+	Drittpara+ Alter: -29	30–39	40+
Volle Stichprobe		7220	100.0	201	2565	1491	105	17	918	1159	73	176	436	79
Ohne Angabe		65	0.9	1	16	14	1	1	10	6	1	0	14	1
Tage								Absolute und Relative Häufigkeiten						
1	-10	422	5.9	13 / 6.5	153 / 6.0	68 / 4.6	3 / 2.9	2 / 12.5	78 / 8.6	61 / 5.3	2 / 2.8	14 / 8.0	27 / 6.4	1 / 1.3
2	11–12	944	13.2	21 / 10.5	358 / 14.0	180 / 12.2	14 / 13.5	0 / 0.0	123 / 13.5	171 / 14.8	10 / 13.9	22 / 12.5	39 / 9.2	6 / 7.7
3	13–14	2419	33.8	72 / 36.0	891 / 35.0	466 / 31.6	28 / 26.9	5 / 31.3	323 / 35.6	382 / 33.1	24 / 33.3	61 / 34.7	141 / 33.4	26 / 33.3
4	15–16	1822	25.5	54 / 27.0	645 / 25.3	395 / 26.7	26 / 25.0	7 / 43.8	221 / 24.3	288 / 25.0	18 / 25.0	39 / 22.2	108 / 25.6	21 / 26.9
5	17–18	756	10.6	19 / 9.5	247 / 9.7	175 / 11.8	12 / 11.5	0 / 0.0	100 / 11.0	129 / 11.2	9 / 12.5	13 / 7.4	43 / 10.2	9 / 11.5
6	19–20	333	4.7	5 / 2.5	96 / 3.8	97 / 6.6	11 / 10.6	1 / 6.3	23 / 2.5	54 / 4.7	1 / 1.4	14 / 8.0	29 / 6.9	2 / 2.6
7	21+	459	6.4	16 / 8.0	159 / 6.2	96 / 6.5	10 / 9.6	1 / 6.3	40 / 4.4	68 / 5.9	8 / 11.1	13 / 7.4	35 / 8.3	13 / 16.7
Summe		7155	100.0	200 / 100.0	2549 / 100.0	1477 / 100.0	104 / 100.0	16 / 100.0	908 / 100.0	1153 / 100.0	72 / 100.0	176 / 100.0	422 / 100.0	78 / 100.0
		CHI2-Test				**								

Fragebogen Zeile 39

Verweilzeit nach der Geburt in der Klinik (Tage)

Bezugsgruppe abdominal entbundene Mütter

	Absol.	%	Erstpara Alter:				Zweitpara Alter:				Drittpara+ Alter:			
			-19	20–29	30–39	40+	-19	20–29	30–39	40+	-29	30–39	40+
Volle Stichprobe	7220	100.0	201	2565	1491	105	17	918	1159	73	176	436	79
Ohne Angabe	65	0.9	1	16	14	1	1	10	6	1	0	14	1
Min	1		7	2	6	9	7	6	1	9	3	6	9
10 P.	12.0		11.9	12.0	12.2	12.4	10.6	11.3	12.0	12.3	11.5	12.2	13.1
Median	14.9		14.9	14.8	15.1	15.6	15.2	14.7	14.9	15.0	14.7	15.1	15.6
90 P.	19.4		19.3	19.0	19.9	20.9	20.4	18.2	19.3	21.4	20.4	20.4	22.1
Max	67		67	67	49	28	22	45	47	35	35	56	31

Fragebogen Zeile 39

Zweite kinderärztliche Untersuchung durchgeführt (U2)

Bezugsgruppe lebend geborene Kinder

			Erstpara Alter:				Zweitpara Alter:				Drittpara⁺ Alter:		
	Absol.	%	−19	20−29	30−39	40⁺	−19	20−29	30−39	40⁺	−29	30−39	40⁺
Volle Stichprobe	55216	100.0	2360	19334	6712	241	249	10535	7783	307	2700	4449	546
Ohne Angabe	109	0.2	3	42	6	0	1	21	11	1	10	12	2
2. ki.-ärztl. U. durchgef							Absolute und Relative Häufigkeiten						
1 Nein	3599	6.5	182 / 7.7	1164 / 6.0	447 / 6.7	22 / 9.1	23 / 9.3	669 / 6.4	459 / 5.9	21 / 6.9	217 / 8.1	342 / 7.7	53 / 9.7
2 Ja	51508	93.5	2175 / 92.3	18128 / 94.0	6259 / 93.3	219 / 90.9	225 / 90.7	9845 / 93.6	7313 / 94.1	285 / 93.1	2473 / 91.9	4095 / 92.3	491 / 90.3
Summe	55107	100.0	2357 / 100.0	19292 / 100.0	6706 / 100.0	241 / 100.0	248 / 100.0	10514 / 100.0	7772 / 100.0	306 / 100.0	2690 / 100.0	4437 / 100.0	544 / 100.0
	CHI2-Test				**								

Fragebogen Zeile 41

Auffällige zweite kinderärztliche Untersuchung

Bezugsgruppe U 2 durchgeführt

	Absol.	%	Erstpara Alter:				Zweitpara Alter:				Drittpara Alter:		
			–19	20–29	30–39	40+	–19	20–29	30–39	40+	–29	30–39	40+
Volle Stichprobe	51509	100.0	2175	18128	6260	219	225	9845	7313	285	2473	4095	491
Ohne Angabe	296	0.6	20	100	36	1	0	48	48	3	12	24	4
Auffällige U 2							Absolute und Relative Häufigkeiten						
1 Nein	40524	79.1	1598 74.2	14127 78.4	4909 78.9	166 76.1	168 74.7	7868 80.3	5941 81.8	225 79.8	1918 77.9	3248 79.8	356 73.1
2 Ja	10689	20.9	557 25.8	3901 21.6	1315 21.1	52 23.9	57 25.3	1929 19.7	1324 18.2	57 20.2	543 22.1	823 20.2	131 26.9
Summe	51213	100.0	2155 100.0	18028 100.0	6224 100.0	218 100.0	225 100.0	9797 100.0	7265 100.0	282 100.0	2461 100.0	4071 100.0	487 100.0
CHI2-Test				**				**				**	

Fragebogen Zeile 41

Verlegungsgründe des Kindes (Mehrfachnennungen)

Bezugsgruppe verlegte Kinder

	Absol.	%	Erstpara Alter:				Zweitpara Alter:				Drittpara⁺ Alter:			
			−19	20−29	30−39	40⁺	−19	20−29	30−39	40⁺	−19	20−29	30−39	40⁺
Volle Stichprobe	5560	100.0	312	1908	676	29	32	974	671	31	0	292	535	100
Ohne Angabe	0	0.0	0	0	0	0	0	0	0	0	0	0	0	0

Absolute und Relative Häufigkeiten

1 Unreife	2708	48.7	159 51.0	941 49.3	338 50.0	19 65.5	21 65.6	474 48.7	308 45.9	20 64.5		148 50.7	231 43.2	49 49.0
2 Atem-insuffizienz	1558	28.0	75 24.0	536 28.1	178 26.3	9 31.0	10 31.3	277 28.4	212 31.6	10 32.3		80 27.4	141 26.4	30 30.0
3 Cyanose	835	15.0	47 15.1	287 15.0	82 12.1	8 27.6	4 12.5	154 15.8	97 14.5	3 9.7		48 16.4	93 17.4	12 12.0
4 Ikterus	480	8.6	21 6.7	153 8.0	65 9.6	3 10.3	2 6.3	77 7.9	72 10.7	3 9.7		21 7.2	56 10.5	7 7.0
5 Mißbildung	423	7.6	30 9.6	130 6.8	52 7.7	1 3.4	2 6.3	69 7.1	63 9.4	1 3.2		15 5.1	46 8.6	14 14.0
6 Infektion	266	4.8	17 5.4	106 5.6	29 4.3	0 0.0	2 6.3	47 4.8	22 3.3	1 3.2		11 3.8	24 4.5	7 7.0

CHI2-Test ☐ 1%-Niveau auffällig

Fragebogen Zeile 42

Verlegungsgründe des Kindes
– Fortsetzung 1 –

			Erstpara Alter:				Bezugsgruppe verlegte Kinder Zweitpara Alter:				Drittpara⁺ Alter:		
	Absol.	%	-19	20-29	30-39	40⁺	-19	20-29	30-39	40⁺	-29	30-39	40⁺
Volle Stichprobe	5560	100.0	312	1908	676	29	32	974	671	31	292	535	100
Ohne Angabe	0	0.0	0	0	0	0	0	0	0	0	0	0	0
					Absolute und Relative Häufigkeiten									
7 Erbrechen	150	2.7	9 / 2.9	59 / 3.1	16 / 2.4	1 / 3.4	0 / 0.0	31 / 3.2	19 / 2.8	0 / 0.0	5 / 1.7	9 / 1.7	1 / 1.0
8 Stoffwechsel-Anomalie	120	2.2	4 / 1.3	42 / 2.2	11 / 1.6	1 / 3.4	0 / 0.0	28 / 2.9	17 / 2.5	1 / 3.2	5 / 1.7	7 / 1.3	4 / 4.0
9 Krämpfe	119	2.1	7 / 2.2	40 / 2.1	16 / 2.4	1 / 3.4	0 / 0.0	21 / 2.2	11 / 1.6	0 / 0.0	7 / 2.4	15 / 2.8	1 / 1.0
10 Blutgruppen-inkompatibil.	117	2.1	3 / 1.0	21 / 1.1	5 / 0.7	0 / 0.0	0 / 0.0	27 / 2.8	14 / 2.1	1 / 3.2	14 / 4.8	26 / 4.9	6 / 6.0
11 Anämie	94	1.7	6 / 1.9	33 / 1.7	15 / 2.2	0 / 0.0	1 / 3.1	18 / 1.8	8 / 1.2	0 / 0.0	3 / 1.0	6 / 1.1	4 / 4.0
12 Verletzungen	87	1.6	2 / 0.6	34 / 1.8	7 / 1.0	0 / 0.0	0 / 0.0	15 / 1.5	10 / 1.5	0 / 0.0	6 / 2.1	13 / 2.4	0 / 0.0

CHI2-Test ☐ 1%-Niveau auffällig

Fragebogen Zeile 42

Verlegungsgründe des Kindes
– Fortsetzung 2 –

Bezugsgruppe verlegte Kinder

	Absol.	%	Erstpara Alter: -19	20–29	30–39	40+	Zweitpara Alter: -19	20–29	30–39	40+	Drittpara+ Alter: -29	30–39	40+
Volle Stichprobe	5560	100.0	312	1908	676	29	32	574	671	31	292	535	100
Ohne Angabe	0	0.0	0	0		0	0	0	0	0	0	0	0
13 Ödeme	61	1.1	4 / 1.3	19 / 1.0	8 / 1.2	0 / 0.0	1 / 3.1	8 / 0.8	10 / 1.5	0 / 0.0	4 / 1.4	5 / 0.9	2 / 2.0
14 Darm-erkrankung	48	0.9	2 / 0.6	12 / 0.6	8 / 1.2	0 / 0.0	0 / 0.0	9 / 0.9	6 / 0.9	1 / 3.2	2 / 0.7	6 / 1.1	2 / 2.0

Absolute und Relative Häufigkeiten

CHI2-Test ☐ 1%-Niveau möglich

Fragebogen Zeile 42

Ungereinigte perinatale Mortalität

			Bezugsgruppe Kinder											
			Alter:	Erstpara			Alter:	Zweitpara			Alter:	Drittpara+		
	Absol.	%	-19	20-29	30-39	40+	-19	20-29	30-39	40+	-29	30-39	40+
Volle Stichprobe	55549	100.0	2373	19446	6754	243	249	10596	7823	311	2714	4489	551
Ohne Angabe	0	0.0	0	0	0	0	0	0	0	0	0	0	0
Unger. perin. Mort.			Absolute und Relative Häufigkeiten											
1 Totgeburt	333	0.6	13 0.5	112 0.6	42 0.6	2 0.8	0 0.0	61 0.6	40 0.5	4 1.3	14 0.5	40 0.9	5 0.9
2 –7. Tag verst.	496	0.9	18 0.8	143 0.7	55 0.8	8 3.3	3 1.2	107 1.0	64 0.8	3 1.0	36 1.3	51 1.1	8 1.5
3 7. Tag überlebt	54720	98.5	2342 98.7	19191 98.7	6657 98.6	233 95.9	246 98.8	10428 98.4	7719 98.7	304 97.7	2664 98.2	4398 98.0	538 97.6
Summe	55549	100.0	2373 100.0	19446 100.0	6754 100.0	243 100.0	249 100.0	10596 100.0	7823 100.0	311 100.0	2714 100.0	4489 100.0	551 100.0
	CHI2-Test					**								

Fragebogen Zeile 33 + 43

Epikrise des Kindes

	Volle Stichprobe		Bezugsgruppe lebend geborene Kinder											
			Erstpara				Zweitpara				Drittpara+			
			Alter:				Alter:				Alter:			
	Absol.	%	-19	20-29	30-39	40+	-19	20-29	30-39	40+	-29	30-39	40+
	55216	100.0	2360	19334	6712	241	249	10535	7783	307	2700	4449	546
Ohne Angabe	0	0.0	0	0	0	0	0	0	0	0	0	0	0
Epikr. d. Kindes							Absolute und Relative Häufigkeiten						
1 entlassen aus Geburtsklinik	49526	89.7	2046 / 86.7	17395 / 90.0	6022 / 89.7	209 / 86.7	216 / 86.7	9535 / 90.5	7092 / 91.1	274 / 89.3	2402 / 89.0	3892 / 87.5	443 / 81.1
2 verlegt/entlassen	5194	9.4	296 / 12.5	1796 / 9.3	635 / 9.5	24 / 10.0	30 / 12.0	893 / 8.5	627 / 8.1	30 / 9.8	262 / 9.7	509 / 11.4	95 / 17.4
3 verlegt/verstorben	366	0.7	16 / 0.7	112 / 0.6	41 / 0.6	5 / 2.1	2 / 0.8	81 / 0.8	44 / 0.6	1 / 0.3	30 / 1.1	29 / 0.7	5 / 0.9
4 verstorben in Geburtsklinik	130	0.2	2 / 0.1	31 / 0.2	14 / 0.2	3 / 1.2	1 / 0.4	26 / 0.2	20 / 0.3	2 / 0.7	6 / 0.2	22 / 0.5	3 / 0.5
Summe	55216	100.0	2360 / 100.0	19334 / 100.0	6712 / 100.0	241 / 100.0	249 / 100.0	10535 / 100.0	7783 / 100.0	307 / 100.0	2700 / 100.0	4449 / 100.0	546 / 100.0
	CHI2-Test		**				**				**		

Fragebogen Zeile 40, 42 + 43

11.2 Herausklappbarer Erhebungsbogen der Münchner Perinatal-Studie 1975–77 einschließlich der Risikokataloge

SCHLÜSSEL

Nationalität

Deutschland	D	Österreich	A	
Frankreich	F	Portugal	P	
Griechenland	GR	Schweiz	CH	
Großbritannien	GB	Spanien	E	
Italien	I	Türkei	TR	
Jugoslawien	YU	Tunesien	TN	
		USA	USA	

– andere Staaten nach internationalen Autokennzeichen
Staatenlos Ø

Sozialstatus

1 Niederste Sozialstufe z. B. Sozialhilfeempfänger
2 Niedere Sozialstufe z. B. ungelernter Arbeiter, Kleinlandwirt
3 Gehobene Sozialstufe z. B. Facharbeiter, Angestellter, Beamter
4 Höchste Sozialstufe z. B. Akademiker, Selbständige, Höhere Beamte, Leitende Angestellte

Gestationsalter nach Petrussa: 30 + Ziffernsumme = Wochen

Parameter	0	1	2
Haut	rot, dünn + Ödem	rot oder Ödem	rosig
Ohr	formlos, weich	Helix nur oben umgeschlagen	fest, voll ausgeformt (Helix vorne umgeschlagen)
Brust	Punkt	Warzenhof < 5 mm	Warzenhof > 5 mm
Testes	inguinal	hoch i. Skrotum	voll deszendiert
Labia majora	< Labia minora	= Labia minora	> Labia minora
Sohlenfalten	distal nur 1–2	distale Hälfte	ganze Sohle

Katalog A zu Zeile 17 (Risikoschwangerschaften)

Risiken, feststellbar aufgrund anamnestischer Angaben:

Kennziffer
01 Chronische Nierenerkrankungen
02 Erhebliche Adipositas (20 % über Gravidität-Sollgewicht)
03 Behandlungsbedürftige Herzerkrankungen
04 Zustand nach Sterilitätsbehandlung
05 Zustand nach 2 oder mehr Aborten
06 Vorausgegangene Frühgeburt (Geburtsgewicht unter 2500 g oder rechnerisch vor der 38. SSW
07 Totes Kind in der Anamnese
08 Geschädigtes Kind in der Anamnese
09 Zustand nach Uterusoperation (z. B. Fehlbildungen, Myomoperation, Sectio caesarea usw.)
10 Zustand nach Komplikation bei vorausgegangenen Entbindungen (z. B. schwere Blutungen, Thromboembolien)
11 Erstgebärende unter 16 Jahren
12 Erstgebärende über 34 Jahre
13 Mehrgebärende über 40 Jahre
14 Vielgebärende (mehr als 4 Kinder)

Risikoschwangerschaften nach Befund in der jetzigen Schwangerschaft:

Kennziffer
15 EPH-Gestose (Blutdruck über 140/90, Eiweißausscheidung 1‰ oder mehr, mittelgradige Oedeme oder Gewichtszunahme pro Woche von 500 g oder mehr)
16 Harnwegsinfekt, auch Bakteriurie mit Keimzahlen über 100 000 pro ml
17 Diabetes mellitus, internistisch behandlungsbedürftig
18 Blutungen in der Schwangerschaft
19 Blutgruppen-Inkompatibilität
20 Mißverhältnis zwischen Uterus bzw. Kindsgröße und Schwangerschaftsdauer
21 Vorzeitige Wehentätigkeit (vor 38. Woche)
22 Cervixinsuffizienz
23 Mehrlinge bzw. pathologische Kindslage
24 Hypotonie im 3. Trimenon (systolischer Blutdruck unter 100)
25 Anämie in graviditate (Hb unter 10 g % gleich 62 %)
26 Überschreitung des Geburtstermines (mehr als 9 Tage über ET) bzw. Unklarheit über den Termin.

Kinderkliniken

Kliniknummer
01 Kinderabteilung des Städt. Krankenhauses München-Harlaching
02 Kinderklinik der Universität München Hauner'sches Kinderspital
03 Kinderkrankenhaus an der Lachnerstraße, München
04 Kinderabteilung des Städt. Krankenhauses Schwabing, München
05 Kinderpoliklinik der Universität München
06 Kinderklinik des Städt. Krankenhauses München-Schwabing
07 Kinderklinik in Neuburg a. d. Donau

Katalog B zu Zeile 29 (Risiko-Geburten)

Kennziffer
01 Geburt nach Risiko-Schwangerschaft
02 Frühgeburt (Gewicht des Kindes unter 2500 g bzw. rechnerisch vor der 38. Schwangerschaftswoche)
03 Geburtsdauer über 12 Stunden
04 Fieber unter der Geburt
05 Blutungen unter der Geburt
06 Querlage
07 Beckenendlage
08 Vorderhauptslage
09 Gesichtslage
10 Tiefer Querstand
11 Hoher Gradstand
12 Nabelschnurvorfall
13 Mehrlingsgeburt
14 Operative Entbindung
15 Herztonalterationen
16 Acidose sub partu (pH < 7,20)
17 Blutdruckanstieg sub partu (RR syst > 140, diastolisch > 90)

Katalog C zu Zeile 42 (Verlegungsgründe)

Es handelt sich hier um keine Diagnosen, die gestellt werden, sondern nur um eine Aufreihung von Symptomen, die zur Verlegung des Kindes von der geburtshilflichen Klinik in die Kinderklinik Anlaß geben.

Kennziffer
01 Unreife
02 Ateminsuffizienz
03 Cyanose
04 Ikterus
05 Ödeme
06 Krämpfe
07 Erbrechen
08 Blutung, Anämie
09 Infektion
10 Verletzung
11 Mißbildung
12 Darmerkrankungen (Durchfälle)
13 Verdacht auf Stoffwechselanomalien
14 Blutgruppenunverträglichkeit

Bayerische Landesärztekammer
8000 München 80, Mühlbaurstraße 16

Erhebungsbogen

| 1 | Klinik | | | | Geburtsnummer | | | | Einling nein ☐ ja ☐ | Mehrlinge Anzahl | | |

2 Patientin

3	Geburtsjahr			Nationalität lt. Schlüssel			Postleitzahl des Wohnortes			
4	Familienstand ledig ☐ verh. ☐ verw. ☐ gesch. ☐ noch berufstätig nein ☐ ja ☐						Beruf..........			
5	Sozialstatus lt. Schlüssel			Beruf d. Ehemannes, bzw. falls Patientin nicht verheiratet, Beruf des Vaters der Pat.						
6	Gravida	Anzahl			Para	Anzahl				

7	Mutterschaftsvorsorge				durchgeführt nein ☐ ja ☐			in Klinikambulanz	nein ☐ ja ☐	
8	bei entb. gynäkol. Belegarzt	nein ☐ ja ☐		bei FA gyn. außerhalb	nein ☐ ja ☐		bei Allgemeinarzt	nein ☐ ja ☐		
9	Mutterpaß liegt vor	nein ☐ ja ☐		Erstuntersuchung SS-Woche			Gesamtzahl d. Untersuchungen			
10	Lues-Suchreaktion bestimmt	nein ☐ ja ☐		Lues-Suchreaktion pos. nein ☐ ja ☐						
11	Röteln HAH bestimmt	nein ☐ ja ☐		Titer 1:16 und mehr	nein ☐ ja ☐					
12	Blutgruppe bekannt	nein ☐ ja ☐		Rhesusfaktor negativ	nein ☐ ja ☐					
13	Antikörper bestimmt	nein ☐ ja ☐		wie oft			Antikörper positiv	nein ☐ ja ☐		
14	Ultraschallschnittbild	nein ☐ ja ☐		Amnioskopie	nein ☐ ja ☐		CTG ante partum	nein ☐ ja ☐		
15	Amniozentese	nein ☐ ja ☐		Östrogene bestimmt	nein ☐ ja ☐		HPL bestimmt	nein ☐ ja ☐		
16	Risikokatalog zutreffend				nein ☐ ja ☐		Gesamtzahl der Risiken			
17	wenn ja, Risikokatalog A	Nr.:	Nr.:	Nr.:	Nr.:	Nr.:	Nr.:	Nr.:		
18	Termin n. letzt. Periode verwertbar nein ☐ ja ☐						wenn ja, Tragzeit in Wochen			

19	Geburtsverlauf	Blasensprung vor regelm. Wehen	nein ☐ ja ☐	über 48 Stunden	nein ☐ ja ☐
20	Fruchtwasser grün	nein ☐ ja ☐	Blasenspreng. v. W.-Beg. nein ☐ ja ☐	medikament. Einleitung	nein ☐ ja ☐
21	Wehenmittel bei der Geburt	nein ☐ ja ☐	Vollnark. b. d. Geburt nein ☐ ja ☐	Parazervikalanästhesie	nein ☐ ja ☐
22	Pudendusanästhesie	nein ☐ ja ☐	Lokalinfiltration nein ☐ ja ☐	Epi- bzw. Periduralanä.	nein ☐ ja ☐
23	Sakral- bzw. Kaudalanästhesie	nein ☐ ja ☐	Lumbal- bzw. Spinalanä. nein ☐ ja ☐		
24	CTG sub partu extern	nein ☐ ja ☐	CTG sub partu intern nein ☐ ja ☐	Mikroblutuntersuchung	nein ☐ ja ☐

25	Operative Entbindung		Sectio nein ☐ ja ☐		
26	Manualhilfe	nein ☐ ja ☐	Vakuum oder -Versuch nein ☐ ja ☐	Forzeps oder -Versuch	nein ☐ ja ☐
27	Episiotomie	nein ☐ ja ☐	Geburtsdauer (ab Beginn regelmäßiger Wehen)	Std.	
28	Zeit vollst. MM bis z. Geburt Min.		Dauer d. Preßperiode Min.	Geburt aus vHHlage	nein ☐ ja ☐
29	Risikogeburt	nein ☐ ja ☐	wenn ja, Katal. B Nr.	Nr.: Nr.: Nr.: Nr.:	
30	Geburtshilfe durch Arzt		nein ☐ ja ☐ Nr.:		
31	Geburtshilfe durch Hebamme		nein ☐ ja ☐ Nr.:		

32	Kind	männl. ☐ weibl. ☐		Mehrlingsgeburt laufende Nr.:	
33	Datum der Geburt		Uhrzeit h min	Totgeburt	nein ☐ ja ☐
34	Geburtsgewicht g		Länge cm	Petrussa-Index Wochen	
35	Apgar nach 1 Min.	n. 5 Min.	n. 10 Min.	Fötalblutanalyse p. partum.	nein ☐ ja ☐
36	Intubation	nein ☐ ja ☐	Pufferung nein ☐ ja ☐	Nabelkatheter	nein ☐ ja ☐
37	erste kinderärztliche Untersuchung am Lebenstag				

38	Epikrise	Mutter verlegt	nein ☐ ja ☐	verstorben	nein ☐ ja ☐
39	Mutter entlassen		nein ☐ ja ☐	am Wochenbettag	
40	Kind aus Geburtsklinik entlassen		nein ☐ ja ☐	Lebenstag	
41	Basisuntersuchung (U 2) durchgeführt		nein ☐ ja ☐	wenn ja, auffällig	nein ☐ ja ☐
42	in Kinderklin. verlegt nein ☐ ja ☐	Leb.Tg.	i. welche (Kl.Nr.)	Verl. Gründe Katal. C Nr. Nr.: Nr.:	
43	Kind innerhalb der ersten 28 Lebenstage verstorben		nein ☐ ja ☐	Lebenstag	

11.3 Perinatologischer Basis-Erhebungsbogen der Bayerischen Perinatologischen Erhebung ab 1978

Bayerische Landesärztekammer
Kassenärztliche Vereinigung Bayerns
Mühlbaurstraße 16, 8000 München 80

Perinatologischer Basis-Erhebungsbogen

Name der Patientin: ....

1 Klinik ☐☐☐ Geburtsnummer ☐☐☐ Mehrlinge Anzahl ☐ lfd. Nr. des Mehrlings ☐

2 Patientin
Geburtsjahr ☐☐ Nationalität lt. Schlüssel ☐☐ PLZ des Wohnortes ☐☐☐
3 Sozialstatus lt. Schlüssel ☐ Beruf des Ehemannes, bei Alleinsteh. der Patientin ....
4 Familienstand ledig ○ verh. ○ verw. ○ gesch. ○ berufstätig während jetziger Schwangerschaft nein ○ ja ○
5 Gravida (incl. jetziger Schwangersch.) Anzahl ☐☐ Para (incl. jetziger Schwangersch.) Anz. ☐☐ Spontanaborte Anz. ☐☐ Abbrüche Anz. ☐☐

6 Jetzige Schwangerschaft
durchschnittlich. Zigarettenkonsum/Tag ☐☐
7 Dauer des stationären Aufenthaltes in graviditate in Wochen ☐☐ Tokolyse nein ○ ja ○
8 Cerclage nein ○ ja ○ äußere Wendung o. Versuch nein ○ ja ○ Lungenreifebehandlung nein ○ ja ○
9 Mutterpaß liegt vor nein ○ ja ○ Patientin in dieser Schwangerschaft in Geburtsklinik untersucht nein ○ ja ○
10 Erstuntersuchung Schwangerschafts-Woche ☐☐ Zahl der Untersuchungen ☐☐
11 Termin der letzten Periode verwertbar ja ○ errechneter Geburtstermin Datum ☐☐☐☐☐☐
12   nein ○ klinisch geschätzte Tragzeit in Wochen ☐☐
13 Ultraschallschnittbild nein ○ ja ○ CTG ante partum nein ○ ja ○ Amniozentese nein ○ ja ○
14 Östrogene bestimmt nein ○ ja ○ Lungenreifebestimmung nein ○ ja ○ Amnioskopie nein ○ ja ○
15 Risikoschwangerschaft lt. Kat. A Nr.☐ Nr.☐ Nr.☐ Nr.☐ Nr.☐ Nr.☐

16 Entbindung
Datum der Aufnahme zur Geburt ☐☐☐☐☐☐
17 Geburt programmiert nein ○ ja ○ indizierte medik. Einleitung nein ○ ja ○ Wehenmittel b. Geburt nein ○ ja ○
18 Blasenspreng. vor Wehenbeg. nein ○ ja ○ Blasensprung v. regelm. Weh. nein ○ ja ○ wenn ja Std. zuvor ☐☐
19 Pudendusanästhesie nein ○ ja ○ Lokalinfiltration bei Geburt nein ○ ja ○ Epi/Periduralanästh. nein ○ ja ○
20 Vollnarkose bei Geburt nein ○ ja ○ Parazervikalanästhesie nein ○ ja ○ Opiatanalgesie nein ○ ja ○
21 Sonstige Anästhesien nein ○ ja ○
22 CTG sub partu extern nein ○ ja ○ CTG sub partu intern nein ○ ja ○
23 Sectio nein ○ ja ○ Vakuum oder Versuch nein ○ ja ○
24 Forceps oder Versuch nein ○ ja ○ vagin. Beckenendlagen-Entb. nein ○ ja ○
25 Indikationen zur operativen Entbindung lt. Katalog B Nr.☐ Nr.☐ Nr.☐ Nr.☐
26 Geburtsdauer ab Beginn regelm. Wehen h/min ☐☐ Zeit vollst. MM min. ☐☐ Dauer der Pressperiode min. ☐☐
27 Episiotomie nein ○ ja ○ Vater bei der Geburt dabei nein ○ ja ○
28 Risikogeburt lt. Katalog C Nr.☐ Nr.☐ Nr.☐ Nr.☐
29 Hebamme anwesend nein ○ ja ○ Nr.☐ Arzt anwesend nein ○ ja ○ Nr.☐ Pädiater anw. nein ○ ja ○

30 Mutter
Tag/Monat   Tag/Monat
31 nach Hause entlassen Datum ☐☐ verlegt Datum ☐☐ verstorb. innerh. der ersten 7 Wochenbett-Tg. nein ○ ja ○

32 Kind
33 Geschlecht männl. ○ weibl. ○ Tag der Geburt ☐☐ Uhrzeit h ☐☐ min ☐☐
34 APGAR 1 min ☐ 5 min ☐ 10. min ☐ Tod ante partum nein ○ ja ○ Tod sub partu nein ○ ja ○
35 Nabelschnurarterien-pH-Bestimmung nein ○ ja ○ wenn ja, pH ☐,☐ Intubation nein ○ ja ○ Pufferung nein ○ ja ○
36 Geburtsgewicht g ☐☐☐☐ Länge cm ☐☐ Kopfumfang cm ☐☐,☐ biparietaler Durchmesser cm ☐,☐

Tag/Monat
37 1. kinderärztl. Untersuchung Datum ☐☐ auffällig während Klinikaufenthalt, wenn ja, Kat. D Nr.☐ Nr.☐ Nr.☐
38 Kind aus Geburtsklinik n. H. entl. Datum ☐☐ auffällig nein ○ ja ○ wenn ja, Kat. D Nr.☐ Nr.☐ Nr.☐
39 Kind in Kinderklinik verlegt Datum ☐☐ in welche ☐☐ Gründe Kat. D Nr.☐ Nr.☐ Nr.☐ Nr.☐
40 Kind innerh. d. ersten 7 LT verst. Datum ☐☐ Todesursache(n) Kat. D Nr.☐ Nr.☐ Nr.☐ Nr.☐

Ergänzungen: ....

SCHLÜSSEL

Nationalität
Deutschland	D	Österreich	A
Frankreich	F	Portugal	P
Griechenland	GR	Schweiz	CH
Großbritannien	GB	Spanien	E
Italien	I	Türkei	TR
Jugoslawien	YU	Tunesien	TN
		USA	USA

andere Staaten nach internationalen Autokennzeichen
Staatenlos ∅

Sozialstatus
1 Niederste Sozialstufe z.B. Sozialhilfeempfänger
2 Niedere Sozialstufe z.B. ungelernter Arbeiter, Kleinlandwirt
3 Gehobene Sozialstufe z.B. Facharbeiter, Angestellter, Beamter
4 Höchste Sozialstufe z.B. Akademiker, Selbständige, Höhere Beamte, Leitende Angestellte

Katalog A zu Zeile 15 Risikoschwangerschaften

Risiken, feststellbar aufgrund anamnestischer Angaben

Kennziffer
01 Chronische Nierenerkrankungen
02 Erhebliche Adipositas (20% über Schwangerschafts-Sollgewicht)
03 Behandlungsbedürftige Herzerkrankungen
04 Zustand nach Sterilitätsbehandlung
05 Zustand nach 2 oder mehr Aborten
06 Vorausgegangene Frühgeburt (Geburtsgewicht unter 2500 g oder rechnerisch vor Ende der 37. Schwangerschaftswoche)
07 Totes Kind in der Anamnese
08 Geschädigtes Kind in der Anamnese
09 Zustand nach Sectio
10 Zustand nach anderen Uterusoperationen (z.B. Fehlbildungen, Myomoperation)
11 Zustand nach Komplikation bei vorausgegangenen Entbindungen (z.B. schwere Blutungen, Thromboembolien)
12 Erstgebärende unter 16 Jahren
13 Erstgebärende über 34 Jahre
14 Mehrgebärende über 40 Jahre
15 Vielgebärende (mehr als 4 Kinder)
16 Sonstige anamnestische Risiken

Risikoschwangerschaften nach Befund in der jetzigen Schwangerschaft

Kennziffer
30 EPH-Gestose (Blutdruck über 140/90, Eiweißausscheidung 1‰ oder mehr, mittelgradige Oedeme oder Gewichtszunahme pro Woche von 500 g oder mehr)
31 Harnwegsinfekt, auch Bakteriurie mit Keimzahlen über 100 000 pro ml
32 Diabetes mellitus, internistisch behandlungsbedürftig
33 Blutungen in der Schwangerschaft
34 Blutgruppen-Inkompatibilität
35 Mißverhältnis zwischen Uterus- bzw. Kindsgröße und Schwangerschaftsdauer (z.B. Riesenkind, retardiertes Kindswachstum, Hydramnion)
36 Vorzeitige Wehentätigkeit (vor Ende 37. Woche)
37 Cervixinsuffizienz
38 Mehrlinge
39 pathologische Kindslage
40 Hypotonie im 3. Trimenon (systolischer Blutdruck unter 100)
41 Anämie in graviditate (Hb unter 11,2 g% gleich 70 %)
42 Überschreitung des Geburtstermines (mehr als 9 Tage über ET)
43 Unklarheit über den Termin
44 Sonstige befundete Risiken

Katalog B zu Zeile 25
Indikation zur operativen Entbindung
(Sectio, Forceps, Vakuum, vaginale Beckenendlagenentbindung)

Kennziffer
01 Drohende intrauterine Asphyxie
02 pathologische Kardiotokogramme (z.B. Silenz, Spättief, pathologische Frequenz)
03 Acidose sub partu (pH <7,20)
04 Plazenta praevia
05 vorzeitige Plazentalösung
06 Gestose – Eklampsie
07 Nabelschnurvorfall
08 drohende Uterusruptur/Ruptur
09 Zustand nach Sectio
10 Zustand nach anderen Uterusoperationen
11 absolutes oder relatives Mißverhältnis zwischen kindlichem Kopf und mütterlichem Becken
12 Geburtsstillstand
13 Beckenendlage

14 sonstige Lage- oder Stellungsanomalie
15 protrahierte Geburt (Wehenschwäche, Dystokie)
16 Plazentainsuffizienz (chronic fetal distress)
17 Mehrlingsschwangerschaft
18 Rh-Inkompatibilität
19 Diabetes
20 Frühgeburt
21 Sonstige

Katalog C zu Zeile 28 Risiko-Geburten

Kennziffer
01 Grünes Fruchtwasser
02 Frühgeburt (Gewicht des Kindes unter 2500 g bzw. rechnerisch vor Ende der 37. Schwangerschaftswoche)
03 Geburtsdauer über 12 Stunden
04 Fieber unter der Geburt (>38,0° rektal/sublingual)
05 Blutungen unter der Geburt
06 Querlage
07 Beckenendlage
08 Vorderhauptlage
09 Gesichtslage
10 Tiefer Querstand
11 Hoher Gradstand
12 Nabelschnurvorfall
13 Mehrlingsgeburt
14 absolutes od. relatives Mißverhältnis zwischen kindlichem Kopf und mütterlichem Becken
15 Pathologisches Kardiotokogramm (z.B.: Silenz, Spättief, Frequenz <100 oder >180)
16 Acidose sub partu (pH <7,20)
17 Blutdruckanstieg sub partu (RR syst >140, diastolisch >90)
18 Sonstige

Katalog D zu Zeile 37-40 Kindliche Morbidität, Verlegungsgründe, Todesursachen

Kennziffer
01 Frühgeburt
02 Mangelgeburt (Gewicht unter 10er Percentile)
03 protrahierte Asphyxie/Cyanose
04 Ateminsuffizienz
05 Ikterus
06 Rh-Inkompatibilität
07 andere Blutgruppeninkompatibilität
08 Krämpfe
09 andere Störungen des ZNS
10 Blutung (Melaena, Hämatemesis, Nabel)
11 Blutungsschock, Anämie
12 Verletzung, Fraktur, periphere Lähmung
13 Gastrointestinalerkrankungen, Ernährungsschwierigkeiten
14 Hauterkrankungen oder -anomalien
15 gestörte Nabelheilung
16 Infektion
17 Stoffwechselstörung
18 Endokrinopathie
19 Sonstige

20 multiple Anomalien (z.B. M. DOWN)
21 Anomalie ZNS/Neuralrohr
22 Anomalie Gesicht/Sinnesorgane
23 Anomalie Thorax/Thoraxorgane/Zwerchfell
24 Anomalie Abdomen/Gastrointestinaltrakt
25 Anomalie Harntrakt/äußeres Genitale
26 Anomalie Skelett/Muskulatur
27 andere Anomalien oder Störungen

28 zur Beobachtung

Katalog der Nummern der Kinderkliniken siehe gesonderte Aufstellung.

Veröffentlichungen des Zentralinstituts

Stand: März 1980

Wissenschaftliche Reihe*

Band 1: E. Herwig; Krankheitsfrüherkennung Krebs, Frauen und Männer (Aufbereitung und Interpretation der Untersuchungsergebnisse aus den gesetzlichen Früherkennungsmaßnahmen 1972), 1975 (vergriffen)

Band 2: E. Herwig; Krankheitsfrüherkennung Säuglinge und Kleinkinder (Aufbereitung und Interpretation der Untersuchungsergebnisse aus den gesetzlichen Früherkennungsmaßnahmen 1972), 1975 (vergriffen)

Band 3: W. van Eimeren; Multimorbidität in der ärztlichen Allgemeinpraxis, 1976

Band 4: Ph. Herder-Dorneich; Die Kostenexpansion und ihre Steuerung im Gesundheitswesen, 1976

Band 5: H. Salowsky, J. Seffen; System- und Kostenvergleich der Gesundheitssicherung in sechs europäischen Industriestaaten, 1976 (vergriffen)

Band 6: E. Herwig; Krankheitsfrüherkennung Krebs, Frauen und Männer (Aufbereitung und Interpretation der Untersuchungsergebnisse aus den gesetzlichen Früherkennungsmaßnahmen 1973 und 1974), 1977

Band 7: J. R. Moehr, K. D. Haehn (Hrsg.); Verdenstudie (Strukturanalyse allgemeinmedizinischer Praxen), 1977

Band 8: H. K. Selbmann et al.; Münchner Perinatal-Studie 1975, 1977

Band 9: F. W. Schwartz, D. Schwefel (Hrsg.); Diagnosen in der ambulanten Versorgung (Aussagefähigkeit und Auswertbarkeit. Eine Expertenumfrage in der Bundesrepublik Deutschland), 2. unveränderte Auflage 1980

Band 10: P. L. Reichertz, G. v. Gärtner-Holthoff, J. R. Moehr; Struktur und Funktion der Allgemeinmedizinischen Praxis, 1978

Band 11: I. Brüggemann, D. Schwefel, H. Zöllner (Hrsg.); Bedarf und Planung im Gesundheitswesen (Eine internationale Aufsatzsammlung), 1978

Band 12: D. Schwefel, G. Brenner, F. W. Schwartz (Hrsg.); Beiträge zur Analyse der Wirtschaftlichkeit ambulanter Versorgung, 1979

Band 13: H.-J. Soost und B. Bockmühl (Hrsg.); Effektivität zytologischer Krebsvorsorgeuntersuchungen in der Gynäkologie (Vorträge anläßlich der 7. Dreiländertagung für klinische Zytologie vom 11. bis 13. November 1977 in Salzburg), 1979

Band 14: E. Herwig; Das medizinisch-technische Zentrum. Kritik einer Modellvorstellung, 1979

Band 15: W. Goetzke; Betriebswirtschaftliche Kostenrechnung als Grundlage für die Kalkulation des Kassenarzthonorars, 1979

Band 16: P. L. Reichertz et al.; Praxiscomputer im Routinetest (Begleituntersuchung eines Feldversuchs), 1980**

Band 17: H. K. Selbmann et al.; Münchner Perinatal-Studie 1975–1977, 1980

Band 18: H. U. Senftleben; Die Qualität ärztlicher Verrichtungen im ambulanten Versorgungsbereich, 1980**

---

* über den Buchhandel oder die medizinische Fachbuchhandlung im Deutschen Ärzte-Verlag, Postfach 400440, 5000 Köln 40, erhältlich

** in Vorbereitung

Praxis — Technik*

Band 1: *R. Haeckel, A. Rotzler;* Photometer für die ärztliche Praxis (Grundbegriffe und Auswahlkriterien), 1977 (vergriffen)

Tagungsberichte*

Band 1: Herz-Kreislauf-Vorsorgeprogramme in der Bundesrepublik Deutschland (Kritische Diskussion und Empfehlungen. Bericht über die Beratungen des wissenschaftlichen Beirats des Zentralinstituts am 20./21. September 1976), 1977 (vergriffen)

Band 2: Grundprobleme und Prioritäten einer kostenorientierten medizinischen Versorgung. (Kritische Diskussion und Empfehlungen. Bericht über die Bratungen des wissenschaftlichen Beirats des Zentralinstituts am 8./9. Februar 1978), 1979

Diagnose-Therapie

Band 1: *W. Theopold, R. Koeberich;* Vorsorgeuntersuchungen bei Kindern (Hinweise für die Praxis der gesetzlichen Früherkennungsmaßnahmen), 1979

Band 2: *V. Flörkemeier;* Die Rehabilitation Behinderter als neue Aufgabe für den Kassenarzt, 2. überarbeitete Auflage, 1980

Band 3: *A. Kohlrausch, K. Widmer;* Indikations- und Verordnungshinweise für die physikalische Therapie, 1980

Sonderdrucke

Hinweise für eine gezielte Labordiagnostik des niedergelassenen Arztes (Erster Teil: 1. Allgemein, Fährtensuche; 2. Diabetes; 3. Leberkrankheiten; Nierenkrankheiten.

Zentralinstitut: Kostenstrukturanalyse in der Arztpraxis 1976, 1978

---

* über den Buchhandel oder die medizinische Fachbuchhandlung im Deutschen Ärzte-Verlag, Postfach 400440, 5000 Köln 40, erhältlich
** in Vorbereitung

Niederlassungsservice

Band 1: J. v. Troschke, B. Kosanke, R. Liebold; Arzt in freier Praxis, 2. überarbeitete Auflage, 1977

Band 2: R. Liebold; Formalitäten vor der Niederlassung, 4. überarbeitete Auflage, 1979

Band 3: H. Narr; Standortwahl und Raumbeschaffung, 2. überarbeitete Auflage, 1979

Band 4: J. Veigel, H. Holstein, F.W. Schwartz; Empfehlungen zur rationellen Ausstattung der Arztpraxis, 1978

Band 5: R. Haeckel, A. Rotzler; Empfehlungen zur rationellen Ausstattung des Labors, 1978

Band 6: R. Haeckel; Empfehlungen zur rationellen Organisation von ärztlichen Laborgemeinschaften, 2. überarbeitete Auflage, 1978

Band 7: O. Trillinger, K.-H. Kimmel; Rationelle Praxisorganisation, 2. überarbeitete Auflage, 1978

Band 8: R. Deutsch, S. Seibel; Finanzierungsmöglichkeiten einer Praxis, 2. überarbeitete Auflage, 1979

Band 9: H. Narr; Der Arzt als Arbeitgeber (Arbeitsrechtliche, haftungsrechtliche und versicherungsrechtliche Fragen in der Praxis), 4. überarbeitete Auflage, 1978

Band 10*: N.N.; Die Verpflichtung zur Wirtschaftlichkeit in der kassenärztlichen Versorgung

Band 11: U. Kirchhoff, H.H. Reusch, H. Schulte-Mattler; Die Alterssicherung des niedergelassenen Arztes, 2. überarbeitete Auflage, 1979

Band 12: E. Sturm; Die Niederlassung als Allgemeinarzt (Information über die Funktion der Allgemeinmedizin im Rahmen der gegliederten Versorgung über die Weiterbildung zum Allgemeinarzt und über die Vorbereitung auf die Niederlassung), 4. überarbeitete Auflage, 1980

Band 13: B. Kosanke, J. v. Troschke; Die ärztliche Gruppenpraxis (Kooperative Praxisausübung), 2. überarbeitete Auflage, 1980

Heftreihe

Heft 1: A. Boßmann; Gemeinschaftspraxis '73 (Ergebnis einer Umfrage über Struktur und Bedeutung der Gemeinschaftspraxen in der Bundesrepublik), 2. überarbeitete Auflage, Februar 1975 (vergriffen)

Heft 2: M.R. Girardi, U. Schmitt; Der Informations- und Entscheidungsprozeß des Arztes bei der Niederlassung (Ergebnisse einer Meinungsumfrage), 1975 (vergriffen)

Heft 3: J. v. Troschke; Gruppenpraxen in den USA (Erfahrungsbericht und Auswertung einer Studienreise), 1975

Heft 4: R. Liebold; Elektronische Datenverarbeitung und kassenärztliche Praxis, 1975 (vergriffen)

Heft 5: R. Haeckel; Empfehlungen zur rationellen Organisation von ärztlichen Laborgemeinschaften, 1975 (vergriffen)

Heft 6: H. Holstein; Patientenkartei auf Mikrofilm (Anleitung zum Einsatz des Mikrofilms in der Arztpraxis), 1976 (vergriffen)

Heft 7: F.W. Schwartz, G. Vogt, H. Clade; Ärztliche Versorgung in Schweden (Erfahrungsbericht und Auswertung zweier Studienreisen), 1976

Heft 8: Früherkennung bösartiger Neubildungen bei der Frau (Vorträge anläßlich des Symposiums der „Akademie für Sozialmedizin Hannover e.V." im November 1975), 1977

Heft 9: F. Beske; Kassenärztliche Bedarfsplanung (Gutachten zum Entwurf eines Planungsansatzes für die Bedarfsplanung), 1977

---

* in Vorbereitung

Ärzte und Medizinstudenten erhalten die Hefte der Reihe „Niederlassungsservice" **kostenlos bei einer Kassenärztlichen Vereinigung**